20万精神病院長期入院者人権救済申立書

日本の精神科医療の歴史的検証と政策提言

汝・精神病院から出でて再び故郷（街）に帰らん

滝沢武久

精神科ソーシャルワーカー
元全国精神障害者家族会連合会事務局長
元目白大学人間福祉学部教授
元衆議院公設政策秘書
精神障害者福祉モニター

はじめに

　私が日本弁護士連合会の人権擁護委員会に「精神障害者の人権救済申立」
を考えた最初のきっかけは、平成23（2011）年3月に起きた東日本大地震
に伴う東京電力福島原子力発電所の放射能漏れ事故である。一連の地震と
大津波による惨状の報道後、「地元の精神科病院（双葉病院）と老人保健
施設（ドーヴィル双葉）において、原発事故避難中に精神病院入院・施設
入所中の患者50人が死亡」という新聞報道がなされた。この記事を見て驚
いたのは、この50人死亡の経緯が、あの巨大な大津波に巻き込まれたので
はなく、原発事故の放射能漏れからの避難誘導中とその避難直後に、体力
を奪われ死亡したということであった。地震や大津波で亡くなった多くの
人々とともに、精神科病院等に長期入院中の50人が死亡した事実は、私に
大きな衝撃を与えた。それと同時に、未だ全国の精神科病院の奥座敷で今
でもなお生活している全国で約20万人の人々が年単位で入院しているこ
とが、私の脳裏にすぐに浮かんだのである。
　実は、私は12歳の時、11歳上の兄の「精神神経衰弱」診断による精神
科病院入院に立ち会った。私のその後の生活は、「精神科受診を嫌がり必
死に拒みながらも入院した兄」のことが、頭の隅にこびりついて離れない
状態が続いた。私はその後、兄を社会復帰させたいという密やかな志を持っ
て社会福祉系大学に進み、46年の精神科ソーシャルワーカー（PSW）の職
業人生を歩んだ。振り返ると精神科病院に約半年、4ヶ所の保健所に12年
半、精神科リハビリ施設に4年、そして精神障害者家族会全国組織に16年。
この間、欧米十数ヶ国の精神科医療・障害者福祉状況の見聞と映画撮影等
に関わってきた。これらを通じ、国内200ヶ所近くの精神科病院見聞やそ
の後自分の住む地元で複数の精神障害者向け地域作業所やグループホーム
設立運営等に力を注いだ。続けて、「障害者国会議員」の公設と私設の政
策秘書職を10年、大学教員（人間福祉学部教授）に3年勤務。これが私の
46年の職業人生の履歴である。だから、おのずと日本や世界の精神科医療・

障害者福祉問題に関する多くの情報は、公私を問わず私の人生そのものに
強く大きく影響を与えた。私は常に広く、深く、執拗ともいえるほど考え
続け、客観的な情報を学ぶ努力を続けた。

　原発事故から8年、私は「精神医療・障害者福祉モニター」としていく
つかの就労支援施設の創設・運営のボランティア活動をするとともに、精
神障害者のきょうだい・家族向けの出版活動などをしてきた。そして平成
30（2018）年8月20日付毎日新聞の「精神疾患50年以上の入院1773人　90
年超の記録も」という紙面を再度読んだ。その記事が引き金となり、すぐ
日弁連人権擁護委員会に人権救済申立書を書き提出した。しかし1か月後
にもたらされた結果は「本委員会ではこの件には対応できません」という
ことであった。

　アメリカの第35代大統領ジョン・F・ケネディは親族に知的障害者がい
ることから、彼らのかかえる問題に気づき、その対応施策として大統領就
任後「精神障害者及び知的障害者に関する大統領教書」を発表し、直ちに
取り組んだのである。翻って我が日本では、50余年前から精神障害者関連
の不祥事故（社会的事件や精神病院内事件・事故）が起きた時のみ、事件
に繋がった当事者の病歴などが大きく報道されるだけで、国内に今もなお
17万人余に及ぶ1年以上の長期入院者が存在すること、その中には「5年
以上の超長期入院者」となっている者が約10万人もいることなどは有識者
やメディアもほぼ「緘黙状態」であるのが通例であった。精神病・精神障
害問題の客観的な状況を直視しない我が国情に、私は不安と疑問を感じざ
るを得ないのである。

　しかしかつて平成23（2011）年に、厚生労働省は医療計画において国
民が罹患する疾患のうち、ガン・脳卒中・急性心筋梗塞・糖尿病に続いて
精神疾患を五大疾患と発表した。このように事態が変化してきても日本の
精神病院の院内の治療環境は昔と大きな変化がなく、相変わらず長期入院
患者を生み出す病院施設医療構造にも大きな変化はない。今後も精神病院
内で長期入院化する当時者や家族の悲劇は繰り返してはならないという思
いで、平成23年から1年かけて、旧拙著『検証：日本の精神科社会的入院
と家族』（筒井書房（刊行直後に破産））を出版した。そしてその中に公設

政策秘書の経験を生かして「精神医療政策提言書」をまとめた。その結果を当時の厚生労働省村木事務次官や保険局長、医療局長、精神保健課長等に配るとともに当時の全国会議員に「提言書」を配って歩いた。そしてその要旨を今回、日弁連人権擁護委員会に「精神障害者人権救済申立書」として提出したのである。

　従ってこの申立書の具体的根拠は第1章により明らかにしたつもりである。

目 次

第7章

国際機関・WHOなどからの勧告の内容と歴史 …… 201

精神障害者人権救済の申し立てと
その回答

人権救済申立書

2018, 8, 24

日本弁護士連合会人権擁護委員会会長殿

=日本の精神病院入院（在院）者の人権救済申立書=

*申　立　人

〒255-0002　神奈川県中郡大磯町東町1‐12‐39

電話番号　0463-61-6322

メールアドレス　1122takehisa@gmail.com

滝　沢　武　久

*相　手　方

〒100-8916　東京都千代田区霞が関1‐2‐2

電話番号　03‐5253‐1111

厚　生　労　働　大　臣　　加　藤　勝　信

〒100-8917　東京都千代田区霞が関1‐1‐1

電話番号　03‐3580‐4111

法　務　大　臣　　上　川　陽　子

申立て事項

1　国は、日本の精神病（疾患・障害）者の医療・福祉施策における大規模かつ組織構造的・差別的な精神医療政策についてその誤りを認め、現在なお市民生活的な自由を制限（奪われて）いる約20万余人の病院（精神科）入院者の人権救済のために必要な措置を速やかにとること
2　国は、精神障害者の家族に対して精神障害者の医療及び生活前面について他の国民が負担することのない過大な負担を生涯にわたって負担させてきた差別的な医療福祉政策の誤りを認め、精神障害者の家族の負担を解消するために必要な措置を速やかにとることの勧告を求めます。

=申立ての理由=

1　国の精神医療政策の誤り

　わが国の精神科医療制度は大戦前・後から西欧のシステムを導入し始めてきたのにも関わらず、その後、西欧諸国が収容隔離の弊害及び人権無視の実態に気づき、「脱施設化」に方向転換したのに日本は何時までも「病院入院型」の精神医療政策を続けてきている。

　すでに約50年前頃から、先進工業国である日本における精神科医療については、世界の欧米先進諸国と比べ「精神科ベッド数」「長期入院率」「病棟閉鎖率」の比率が世界一と非常に高く、「同意入院」・「医療保護入院」という非自発入院を行ってきた。また世界に類例のない家族の「保護義務者制度」などが、精神科医療関係者の国際会議の中で話題にされ問題視されてきた。

2　精神障害者を治安対象（偏見視）とした誤り

　わが国の精神科医療の特徴を歴史的に見ると、精神障害者を、「社会の厄介者（逸脱者・危険者）（非生産者）（反社会的人間）」として見る公安的視点（警察行政の下請け的視点）から「社会隔離」のための受け皿とし

13

て精神科医療機関を位置づけてきた。

　精神疾患の診断・治療行為に当たる精神科医が行政機関に協力して自傷他害の判断を求める措置診察は精神科医を利用した社会防衛であり、患者が本人の意思に反して行政処分されるシステムは疾病を理由とした差別でもあり精神障害者への偏見を醸成してきたことを気づくべきである。

3　精神医療・福祉施策における公的責任の懈怠

　西欧諸国では、治療のため当事者の「身柄・心身拘束」が必要な場合、ほとんどが公的施策（公的責任・医療機関）として精神科医療がなされてきた。しかし日本の精神科医療は、「公的医療機関ではなく代用病院」として企業性を持つ民間医療機関に委ねてきた。西欧諸国と比べると、公的機関と民間機関の比率が全く逆になっているのだ。この、公・私立医療機関の比率の逆転現象が結果として「余りにも大量な超・長期入院者の現状」になった問題の究明と早急な改善が課題である筈だが、成果を現していない状況が続いている。

4　家族責任と他の医療と比較して明らかに差別的な「精神科特例」の撤廃

　精神の病気や障害を持つ場合でも個人として尊重されるべきであり、成年になれば、個人の権利・義務がその人に帰属するということが人間（人権）尊重の基本形である。しかし日本の法制度では、精神障害者はすべて心神喪失・耗弱者の如く扱われ、家族にその人個人の行動の監視・監督及び連帯責任を課してきた。その役割を課す「保護者規定」は、当事者個人の人権を侵害してきた。

5　国際的な動きと比較した国の政策の立ち遅れ

　国連による「世界人権宣言」(1948年)、「障害者の権利宣言」(1975年)、「国際障害者年決議」（1981年）が次々に打ち出され我が国もそれを批准しながら、国内法制度の改定は実際には表面的かつ僅かにとどまった。従って地域社会内の患者の処遇面では、地域精神科医療・地域福祉施策はわが国

では未だに貧弱である。既に過剰な入院施設の削減だけではなく、地域医療・福祉のためのリハビリテーション機関及び診療報酬制度・福祉（居住・就労支援）サービス制度等を確立することが求められる。

6　国は政策の誤りを認識できる機会にそれを怠ったこと

・クラーク勧告（1968年）等

　日本政府は、過去2度にわたりWHO顧問による日本政府への助言の要請をし、勧告を受けてきた。とりわけ昭和43（1968）年のクラーク勧告は「入院病床をこのまま放置すれば精神科病院は長期入院者であふれる状態になろう。ゆえに早急に地域医療に転換すべし」と指摘した。

・家族会からの請願（1979年）

　昭和54（1979）年、全国精神障害者家族会連合会が、日本政府に「精神障害者福祉法」制定要請活動（50万人請願署名）をした。当時、日本では精神科病院への入院患者が次第に長期化しつつある時であった。身内に患者を抱える家族は、法による保護義務の意識と呪縛に捉われながら、自らの高齢化と共に長期の医療費などの経済的負担にあえぎ始めていた。同時に、発病については「原因不明である」という精神医学論に翻弄され、発病の原因を考え悩み、家族員の行動（身内の患者の症状？）への対応に振り回されていた。内面的には、子育てや養育・療養における親の責任が問われ、他方では、精神薬を勧められてきちんと服用（服薬遵守）しても少ししか治療効果が上がらない状況に直面せねばならなかった。患者の家族は、このような中で、自責の念に駆られながら、経済的には窮地に陥り、物心両面で苦悶していた。そうした立場からの究極的政策ニーズとして、リハビリテーションを含む法制度を病気や障害種別の「福祉法」という形で制定することを政府に要請した。

・国際障害者年決議（1981年）

　昭和56（1981）年、国際障害者年決議があった。WHO内でも、既にICD（疾病分類）、ICIDH（障害分類）が検討され、またアメリカ精神医学会

のDSMなどでも諸概念や診断基準などの変更を検討中という時期だった。日本国内の精神科医療関係者は、「障害=欠陥固定」の救済を福祉と考える日本流解釈に固執し、時代趨勢を考慮することなく反対声明を発表して、障害者家族による施策変更に立ちはだかった。このような場合、日本政府は専門家集団の声に耳を傾けがちで、障害者家族のような非専門家からの声に対する反応が鈍く、さらに10年余福祉法対象化（障害者基本法）が遅れた。

7　申立人個人およびその同胞に対する人権侵害
　申立人は精神障害者の家族として、申立人の同胞である精神障害者は以下の人権侵害を受けてきた。

(1)「保護義務者による同意入院(本人非自発入院)」。本人は保護義務行為(入院手続きをした家族、母・姉）を恨むようになり、以後家族内摩擦の原因となる。

(2)入院中の強制治療（電気ショック。事前事後にも家族にも説明なし）。

(3)警察通報され保護される。

(4)本人にも保護義務者にも治療に関する説明はない（医師のパターナリズム）。

(5)医療法精神科特例（医師・看護師などスタッフが少なく）のために、病院側のルール（病棟管理上）で、服薬を拒否すれば懲罰（保護室）や強制注射される等。

(6)退院・就労を希望するが就労支援策は得られずまた帰留のための地域の住宅支援策もない状況で入院生活を続けざるを得ず「施設病」「社会的入院」状態に陥る。

　※以上の申立人とその同胞の人生のあり方は、国の精神科医療・障害者福祉施策の誤りによって、他の国民と等しく得られるべきであった人生利益を奪われた。

5　申し立ての結論
　以上述べたように「日本の精神病（障害）者の医療・福祉施策における（大規模かつ遷延的・組織的で差別的な政策を歴代に亘って続けられた密室的で不可視的人権侵害状況）」について、対処及び改善勧告を厚生労働大臣・法務大臣におこなって頂きたい。

＝人権救済申立者に対する回答書＝

日弁連人1第753号
2018年（平成30年）9月26日

滝沢武久様

日本弁護士連合会人権擁護委員会
委員長　松本隆行

人権救済申立ての件について（通知）

　2018年8月24日受付の貴方からの人権救済申立てについて、当委員会において慎重に検討した結果、本件については、当委員会としては取り扱うことができないとの結論に至りましたので、通知いたします。
　当委員会にお送りいただいた申立書等は原則として返送しておりません。もし、返送が必要な書面がございましたら、お手数ですが、本通知から3か月以内に書面にて御連絡くださいますようお願いいたします。
　なお、貴方からの申立書に記載されていた精神医療福祉政策に関する御主張は、当委員会の活動に当たり、貴重な御意見として参考とさせていただきます。

第1章 「長期社会的入院」を考える

現代の棄民と言わるる障害のわれ22年を鉄格子に生く

（東瀬戸サダエ『風の歌を聴きながら』）

精神障害者の人権を考えるにあたって、はじめに最も大きな問題である「長期社会的入院」について述べたい。この章では「社会的入院」とはなにか、そしてその歴史的・制度的背景を探る。

長期社会的入院について

　平成23（2011）年、厚生労働省は医療計画に盛り込むべき疾病として従来から指定してきた、がん、脳卒中、急性心筋梗塞、糖尿病に精神疾患を加えた5疾病とすることを発表した。そして平成25（2013）年度からは、精神疾患と在宅医療を加えた「5疾病・5事業および在宅医療」の医療連携体制の構築が進められることになった。精神疾患は国民に広くかかわる疾患として重点的な対策が必要と認められたのだ。

[図1-1-1] 5大疾病患者数の推移

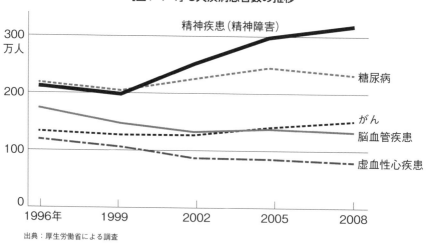

出典：厚生労働省による調査

　ところが、その精神科医療は旧来より大きな問題点を抱えていると言われてきた。それが「長期入院」および「社会的入院」と呼ばれる現象である。本章ではこれを様々な視点で検討していきたい。外来診療等の地域精神医療については、今回は論じない。

[図1-1-2] 精神疾患を有する総患者数の推移

●精神疾患を有する総患者数は
約419.3万人【入院：約30.2万人、外来：約389.1万人】
※うち精神病床における入院患者数は約27.8万人
●入院患者数は過去15年間で減少傾向（約34.5万人→30.2万人【△約4万3千人】）
一方、外来患者数は増加傾向（約223.9万人→389.1万人【約165万2千人】）

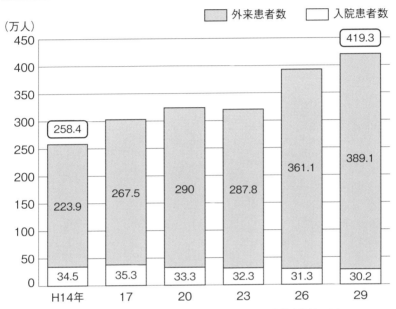

※2011年の調査では宮城県の一部と福島県を除いている　厚生労働省「患者調査」による

　21世紀の日本全体の医療の課題として、印南一路*は『社会的入院の研究』において、進みつつある少子高齢化の時代背景を見据えながら「高齢者医療最大の病理にいかに対処すべきか」と、医療経済学的及び医療社会学的視点の立場から問題提起している。そこで筆者は、印南らの議論を参考にしながら国際障害者年決議（障害者の完全参加と平等・ノーマライゼーション決議、1981年）以来、ようやく日本の社会福祉関係者間にも浸透してきた「精神科病院*における長期入院・社会的入院者」問題に焦点を当てて検討してみた。

[表1-1-1] 非自発的入院に関する各国の制度

国	日本	イングランド	フランス	
決定者	①措置入院 　都道府県知事、指定都市の市長 ②医療保護入院 　精神科病院管理者 ③医療観察法による入院 　裁判官と精神保健審判員の合議体	①緊急評価のための入院（最長72時間） 　医師1名[1] ②入院患者の非同意入院（最長72時間） 　医師1名または国家承認を受けた精神保健従事者[1] ③評価のための入院 　医師2名（うち1名は国家承認を受けた精神科医）[1] ④治療のための入院 　医師2名（うち1名は国家承認を受けた精神科医）[1] ⑤病院命令（医療観察法による入院相当） 　裁判所	①国家代理人決定による治療（措置入院相当） 　知事[2] ②第三者の申請による治療（医療保護入院相当） 　施設管理者 ③非同意移送（処遇困難病棟等への移送）（医療観察法による入院相当）	
判断者	①精神保健指定医2名 ②精神保健指定医1名 ③裁判官1名、精神保健判定医1名	①～④決定者と同じ[1] ⑤医師2名（うち1名は国家承認を受けた精神科医）	精神科医（判断プロセスには裁判所が関与）[2]	
判断の中心となる医師	精神保健指定医 （③は精神保健判定医）	国家承認を受けた精神科医	精神科医	
判断の中心となる医師となるための資格要件	3年以上の精神科歴 3日間の研修 8つのケースレポート	6年以上の精神科歴 2日間の研修 筆記試験 口頭試験	卒後4年間の専門教育 国家試験	
判断の中心となる医師の資格更新	5年毎 研修会への参加	5年毎 必要書類（更新に必要な臨床経験、トレーニング経験を示す履歴書等）の提出 研修会への参加[5]	なし	
判断者に係わる医師数（100万人あたり）	115人 総数は14,707人 （2016年）[6]	192人 精神科専門医数は12,041人[7] （2013年データ） このうちの国家承認を受けた精神科医数は不明	241人 医師総数は15,171人[7] （2015年データ）	

1）厚生労働科学研究 精神障害者への対応への国際比較に関する研究（主任研究者：中根允文）
2）精神保健医療制度に関する法制度の国際比較調査研究（主任研究者：山本輝之）
3）compulsory Admission and involuntary treatment of mental ill patients
4）Psychiatric Emergency Services in the United States

	イタリア	カナダ (アルバータ州)	ドイツ	アメリカ	韓国
	①非同意入院 　地方自治体の長[1] ②保安処分（司法精神病院への収容）（医療観察法による入院に相当する入院） 　執行監督司法官[8]	①非同意入院 　医師2名[2] 　（延長時は医師2名、うち1名は精神科専門医） ②訴訟能力もしくは責任無能力の評決が下された被告人の強制入院 　裁判所[6]	①非同意入院 　裁判官[3] ②精神病院収容処分（刑法） 　裁判所[8]	①非同意入院 　裁判官[4] ②収容命令（保安精神病院への収容） 　裁判所	①保護義務者による入院 　精神医療機関の長[1] ②市・道知事による入院 　市・道知事[1] ③応急入院 　精神医療機関の長[1] ④治療処分（社会保護法） 　裁判官[8]
	①主治医及び別の公立病院の医師[1] ②司法精神科医、司法官	①決定者と同じ[2] ②審査委員会（5名以上の委員、うち最低1名が精神科医）[8]	①ほとんどの州では精神科専門医[3] ①少数の州では医師[3] ②裁判所（精神科医の精神鑑定が必要）	①精神科専門医[4] ②裁判所（2名の精神科医による精神鑑定が必要）	①精神科専門医[1] ②精神科専門医または精神保健専門要員[1] ③医師および警察官[1] ④裁判官
	一般の医師 （②を除く）	精神科専門医	精神科専門医	精神科専門医	精神科専門医
	なし	5年以上の精神科歴 口頭試験 筆記試験	5年間の規定のトレーニング（精神科4年、神経科1年） 30分間の口頭試験	4年以上の精神科歴 筆記試験 口頭試験	1年間のインターンシップ 4年間の精神科専門研修 コース終了後に筆記試験および口頭試験
	なし	研修会への参加	期限なし	10年毎 研修会への参加 筆記試験	研修会への参加
	3,943人 医師総数は234,928人[7] （2013年データ） （海外勤務中、診療に携わっていない医師を除く） 参考：精神科医数10,956人 （2014年データ）	174人 精神科専門医数は5,924人[7] （2014年データ）	133人 精神科専門医数は10,787人[9] （2014年データ）	147人 精神科専門医数は45,698人[7] （2013年データ）	74人 精神科専門医数は3,650人[7] （2014年データ）

5）Royal College of Psychiatrists
6）厚生労働省精神・傷害保健課調べ
7）OECD、OECD Health Statistics 2015. July 2015.
8）町野朔ほか編「触法精神障害者の処遇　増補版」（信山社、2006）

9）ドイツ医師会HP

藤井ほか「精神保健医療に関する制度の国際比較」から引用改編

[図1-1-3] 平均在院日数の国際比較 (2005年)

●精神病床数と平均在院日数 (※) 推移
（諸外国との比較）

	2016年 精神病床数 （床/千人）	2016年 平均在院日数 （日）
ベルギー	1.73	9.4
フランス	0.86	22.7
ドイツ	1.28	25.1
イタリア	0.09	14.2
日本	**2.63**	**269.9**
韓国	1.25	145.7
スイス	0.90	27.5
イギリス	0.54	37.6

●平均在院日数の推移

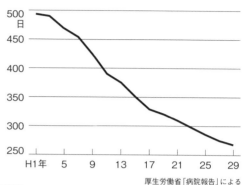

$$※平均在院日数 = \frac{年間在院患者延数}{\frac{1}{2} \times (年間新入院患者数 + 年間退院患者数)}$$

厚生労働省「病院報告」による

OECD Health Data 2016による

　日本の精神科医療で特筆すべき現象は、精神病性障害の罹患率は国によって大きな差はないと考えられているのに、その入院者数が膨大で入院期間が長いことであろう。医療においては、治療の必要があって入院した患者は一定の治療後は退院することが市民常識である。しかし、日本の精神科病院では、なぜかくも入院期間が長いのだろうか？　なぜすみやかに退院できないのだろうか？　このような疑問が湧いてくる。本書はその問題に迫ろうとするものである。

　一般の他科医療では見受けられないほどの膨大な入院者数と長期の入院期間。これらは構造的・病因論的背景があるからこそ生じたものではないだろうか。それこそが、精神科医療とその政策が抱えた最大の課題なのである。

　第2次大戦後の昭和25（1950）年の精神衛生法に始まり昭和60年代にかけて展開された精神医療政策の前提には、他国とは異なる独特の制度があった。自傷他害のおそれのある精神障害者の「措置入院」は他の国にも共通した制度である。しかし、家族の同意に基づく「同意入院」という「本人の意思によらない非自発的な強制入院」は日本にしかなかった。結果として、医療・保護という名目の「精神科病院収容政策による長期在院者の膨大な堆積数」、言いかえれば日本的強制入院に伴う「被行動制限者

群」を生み出したのである。これは世界的視野で捉えると、とても尋常ではない状態である。（ただし、非自発入院の国際比較はきわめて困難である。藤井らによる報告書の表を添付する。日本の課題は非自発入院がきわめて長期にわたることである。）

[表1-1-2] 年間非同意入院患者数の比較

	日本 （2015年）	イングランド （2015年）	フランス （2011年）	ドイツ （2013年）
年間非同意 入院患者数	措置入院 7,106 医療保護入院 177,640 緊急措置入院（措置入院に移行した者を除く、医療保護入院等に移行した者を含む） 467 応急入院（医療保護入院等に移行した者を含む）2,810 医療観察法入院処遇 255 合計 188,278 （出典：衛生行政報告例、保護統計統計表、観察所別、生活環境調査事件の開始及び終結（医療観察法第33条第1項の申立て）	評価のための入院、治療のための入院等 61,926 司法精神科領域の入院 1,696 72時間以内の入院（他の入院形態に移行した者を除く） 24,656 合計 88,278 （出典：Community and Mental Health Team, NHS Digital: In-patients formally detained in hospitals under the Mental Health Act 1983, and patients subject to supervised community treatment: 2015/16, Annual figures）	76,670 （出典：厚生労働科学研究「精神保健医療制度に関する法制度の国際比較調査研究」研究代表者 山本輝之）	世話法による入院 57,176 刑法上の処分による入院 82,435 （出典：Henking und Vollmann: Unterbringungen in Zahlen. In Zwangsbehandlung psychisch Kranker Mensch. Springer 2015）
10万人当たり 非同意 入院患者数	148.1	161.1	121.8	169.9
人口	127,095,000 [1]	54,786,300 [2]	62,960,000 [3]	82,180,000 [4]

1）国立社会保障・人口問題研究所 http://www.ipss.go.jp/　　2）Office for National Statistics　https://www.ons.gov.uk/
3）総務省統計局　　4）外務省
藤井ほか「精神保健医療に関する制度の国際比較」から引用改編

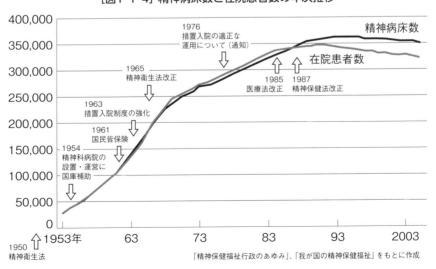

[図1-1-4] 精神病床数と在院患者数の年次推移

「精神保健福祉行政のあゆみ」、「我が国の精神保健福祉」をもとに作成

そこで、まずこの問題を考えるにあたり、「社会的入院」の概念・定義について今一度確認しておきたい。後述する大阪府精神保健福祉審議会においては1年以上の（長期）入院（およそ20万人余）を「社会的入院」と読み、かつ「長期入院は人権侵害」とまで言及している。

　精神科病院入院者の動きについて、歴史を振り返って社会的入院に至るその時代的経緯を辿ってみる。第2次世界大戦により壊滅的打撃を受けた我が国の精神科病院は、その後、昭和25（1950）年の精神衛生法によって私宅監置が禁止されたことを背景に徐々に増え始め、やがて急増した。とりわけ昭和36（1961）年に国民皆保険となり、同年に医療金融公庫が創設されたことにより、雨後の筍のごとく民間による精神科病院建設ラッシュが始まった。
　こうして精神障害者の生活と療養の場所は、地域内の自宅から精神科病院へと移行した。またその後、措置入院の国庫補助率が2分の1から5分の4に高くなったことなどから、患者と家族の福祉のための「経済措置」の

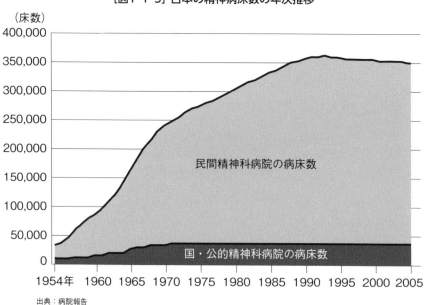

[図1-1-5] 日本の精神病床数の年次推移

出典：病院報告

考え方が取られ、措置入院が大幅に増えた。そして、昭和40年代になり寛解*した患者がなぜか地域や実家に帰ることができず、事実上の入院を継続したため、結核後遺症患者以上に長期入院が増加していった。

　その背景には精神病院における長年の入院生活に伴う患者家族の家庭崩壊や家族の老齢化があり、住む家をなくしてしまった場合も少なくなかった。生活保護担当者のソーシャルワーカーがいくら努力しても、地域で退院後の生活を再構築することは困難で、まさしく社会的入院を継続せざるを得なかったのである。これらの対策について厚生省は、昭和37（1962）年より生活保護法の「緊急救護施設」を設置対応していたが、やがて精神医学界から「医療技術を持たない福祉関係者が施設運営に係わるべきではない」、「精神病院施設外収容禁止条項に触れる」と批判され、後の昭和48（1973）年に緊急救護施設増設は停止した。

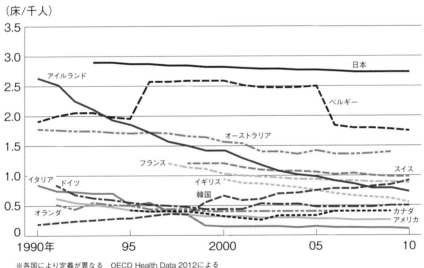

[図1-1-6] 日本と諸外国の精神病床数の推移

（床/千人）

※各国により定義が異なる　OECD Health Data 2012による

　印南によれば、「社会的入院という言葉の起源は、結核治療が終わったが、帰る家がなく入院を継続していた生活保護者に対して戦後間もなく厚生省内で昭和24（1949）年（身体障害者福祉法公布の年）頃から使われだした」という（生活保護費の適正化という財源効率化・医療経済学的視点）。更に、

昭和36（1961）年国民皆保険制度が実施され、多くの国民が受療しやすくなり一般科も含めて療養患者が日本全体でも大幅に増えた。社会的入院の傾向は、精神科医療界では、昭和39（1964）年ライシャワー大使刺傷事件*の報道以後顕著となった。マスメディアによる「野放しの精神障害者」という報道のもとで、病状の軽重などを問わず精神科病院への収容化（精神障害者の医療・保護という名目）がすすみ、また公的病院の代替役として民間精神科病院建設（開設運営）ラッシュが起こり、精神障害者の療養・生活の場所は、ほとんど自宅「監置」（看護ではなく監置）などから精神病院へ移行したのであった。

[表1-1-3] 病床数

	病床数等
1 精神病床数	348,129床
2 入院患者数	316,109人
措置入院	1,849人
医療保護入院	121,868人
任意入院	190,435人
その他	1,957人
3 自立支援医療（精神通院医療）支給決定件数	1,283,849件

出典：1については厚生労働省「病院報告」（平成21年6月末現在）
　　　2については厚生労働省精神・障害保健課調べ（平成19年）及び3については福祉行政報告例（平成20年度）

　もともと、日本の精神医療は明治時代に西欧の精神医学を移入し、診断技術を取りいれていったものであった。しかし治療技術そのものは未発達の状態だったため、とりあえず私宅監置という家庭内軟禁（拘禁・監禁）という方法を制度化したのが明治33年（1900）年の「精神病者監護法」である。次いで大正8（1919）年の「精神病院法」は、開国後近代化を急ぐ日本では、多分に外国との外交上の都合から制定されたのであった。欧米列強との外交面での体裁上、「精神医療」はあまりにも未整備であったにもかかわらず、西欧流の精神医学モデルとして整えられる必要があったのである。やがて、第2次大戦後の昭和25（1950）年にGHQの指導もあって、アメリカモデルの精神衛生法が制定され、またその後の法改正でも民間精神科病院団体のトップ（金子準二*）らが率先して精神医学・精神科医療

の立場から法制化・病院施設整備を強く主張（影響力を行使）し、制度づくりにかかわってきた経緯がある。

　こうした経過の後、昭和30年代中頃に精神医学の革命と言われる抗精神病薬が輸入された。欧米では抗精神病薬は地域医療を前提に使われたが、日本では昭和30年代になり精神科医療施設内で著効がみえる治療技術（化学的鎮静・心身抑制剤）として使われ、より多くの精神障害者が入院治療に導かれることになった。

　一方、「精神科における社会的入院」は、「昭和48（1973）年に老人医療費が無料化されたのを受けて、老人病院が数多く開設されたことなどに触れ、結核患者とは別な意味での社会的入院問題として社会問題として浮上した」としている。つまり、社会的入院という言葉は、最初は既に昭和15（1940）年頃から、結核療養中の生活保護者の医療扶助に関連して保護費節約という発想のうえで使用され始めた。精神医療領域、高齢者医療領域では病院の増設は、同じ医療費の無料化という理由（背景）で生じた現象であった。その後、平成12（2000）年4月には介護保険が実施されたが、介護保険の創設の理由のひとつには、少子高齢化の進むわが国における高齢者の社会的入院の解消が挙げられていた。

　社会的入院は、近年の病床再編論議の焦点である療養病棟に限らず、全ての病棟に存在する可能性があり、介護施設への社会的入所者も生まれてきた。歴史的にみると、知的障害者等の社会福祉施設入所者の問題については、統合教育論議の時期に次第に「社会的入所」という表現が用いられている。社会的入院の発生要因や防止策についての知見は学術文献や実務雑誌に分散している状態であり、問題の重要性と比較すると、総合的な調査研究が非常に少ない。しかも「社会的入院」の定義付けに関する発想は、主として財源効率化・医療経済学的な視点からのものである。「医療」の吟味、すなわち診断・治療の内容（質）そのものや、入院など医療に至る治療導入の医療倫理・社会学的な内容分析の視点が入りこめない領域と思われる。したがって、今般は「入院導入部分からの是非論」、「精神科社会的入院の内容吟味・医療そのものの質の分析」も勘案しなければならないと考えた。

そこで本書では、まず「社会的入院」の定義を「一般的に理解されている医療の必要性が少ないのに社会的理由（背景に経済的ないしは地域・家族介護力の非力や不足）および家族の退院不同意により入院を継続していること」、すなわち「退院遅延」や、それと同義の「結果としての長期入院」と定義する。しかしながら、やはり精神科社会的入院の場合を考えると単に「退院遅延や長期入院」と捉えるだけでは不充分である。この問題を医療社会学的視点及び生命倫理的視点（福祉・人権的視点）からも考え、むしろ「医療」（主として入院生活における治療とケア）としての内容（質）について、幾多の先行論文を確認しつつ実態分析を踏まえ検討する。

　我が国の精神科医療の臨床場面では、従来から多くの医師に付与されてきた「裁量権」のもとで、患者の「身柄拘束・行動制限を強いる強制入院」が展開されてきたのが普通（平均）の光景である。例をあげれば、「インフォームドコンセント少なき自由の拘束」、「人権擁護的視点の不十分」がある。「法律的適正手続き（デュープロセス）なき入院」あるいは、「本人でなく後見人、保護者などの代諾入院（非自発入院）」及び、「入院継続・行動制限（退院制限）・退院困難な状態、日常生活用品の持ち込み制限付の閉鎖病棟集団収容治療」と、それらの結果としての「超長期入院」などがある。果たしてこれが近代国家において医療法規則などに書かれている「良質な医療」と規定できるものかどうか、またこれが「社会的妥当性」のある入院・治療の継続なのかどうかを捉え直すべきだと私は考えている（私が近代国家という表現を使う理由は、日本国憲法・世界人権宣言・障害者の権利宣言、国際障害者年決議などをその国が批准・採択した国家という意味である）。

　筆者の60年に及ぶ精神障害者家族の視点、および46年間の精神科ソーシャルワーカーの職業体験から、日本の精神科医療は、欧米諸国の近代精神医学・精神科医療を取り入れたはずなのに、あまりにも他国とは様相が違う実際的展開（内容・質その他）となっていることをずっと疑問視してきた。そのため私事ではあるが、昭和54年にイギリス・ベルギー、西ドイツ、デンマークの地域精神科医療及び障害者の福祉状況を視察（映画撮影）するため公務員を退職して2ヶ月間渡欧し調査をしてきた。それ以来、筆者

は、「わが国の精神医学・精神科病院は、こころ病む精神障害者の治療に
必要以上の社会保安機能混入のための行動として「保護という名の収容・
隔離・監禁（井上俊宏*）」「日本収容所列島（竹村堅次*）」を行う機関（施設）
として機能し続け、薬物の長期・多剤・大量投与等も加わり、より多くの「ホ
スピタリズム*」を併発させ、大勢の患者・家族の人生を徒に蝕んでしまっ
た」と言わざるを得ない認識にいたった。このような例は、わが国の医療
史の中で「医学管理の名の下に完全隔離・収容政策」（光田健輔*）の下、「社
会的排除」され施設症化したハンセン病医療の歴史と酷似していると考え
る。

　精神科医の金子嗣郎*は「病院こそ現代におけるメディカリゼーション
の象徴である」として、高度経済成長していた日本社会が、経済効率優先
主義の背景の下で労働者になりえない精神状態にある人を「高度に精神医
学化・病院医療化・産業化・市場化」しつつ、数々の患者の人権問題（人
間福祉）を引き起こしてきた」と指摘している。精神科病院内は大量のホ
スピタリズム症候群者で占められ、まさに「精神病者収容所」化が計られ
てしまったといえる。

　皮肉なことだが、昭和43（1968）年日本政府が招聘した世界保健機関
（WHO）顧問医D・H・クラーク博士の勧告があったにもかかわらず、それ
を無視した政策がこのような状況を生じせしめたのである。さらにその上、
政府はわが国の民間精神科病院に公的施策上の代用機能を期待し、「医療
金融公庫」の融資枠を広げ、民間病院増床施策を推し進め、近年ふたたび「病
床近代化資金助成」により新・改築し続けているのである。こうして日本
では「精神病院病」すなわち、古い欧米精神医療・医学を「日本流の路線」
にし、「医原病」（イヴァン・イリイチ*）を大多数の精神病院病床により
再生産し続けている。これが日本の「精神科医療の社会的入院」の実態で
あると言える。

　こうしたなかで、長期入院という状況が、「施設症（ホスピタリズム）」
「精神科病院生活習慣病」や「生活学習障害」「施設神経症」「廃用症候群」
等をさらに発生させていないだろうかというのが、私の疑問であった。残
念ながらわが国には「ホスピタリズム研究」などが少なく、欧米で書かれ

た『施設神経症─病院が精神病をつくる』（ラッセル・バートン）、『アサイラム─施設被収容者の日常世界』（アーヴィング・ゴッフマン）、『ザ・メンタルホスピタル』等のような「精神科医療の問題部分の内容分析」がなされていなかった。そこで、筆者は全家連（精神保健研究所）時代の平成5年に岡上和雄*・大島巌*らと「ホスピタリズムの調査研究」を企画した。調査研究対象者がほとんど民間精神科医療機関に入院・所属しているため、「ホスピタリズム」というマイナスイメージな調査をどのような形で実現するか腐心することとなったが、ようやく若手の精神科医グループ（海精会=海外の精神医療を学ぶ会）の協力を得て、最終的には「長期入院者の施設ケアのあり方に関する研究」報告書として『ぜんかれん保健福祉研究所モノグラフ』を出版した。これは本書に大きく引用する最初の精神科社会的入院に関する研究調査である。また、大阪府においては、大和川病院における入院者虐待（搾取）・不祥事件などの人権侵害事件を教訓にして、大阪府精神保健福祉審議会は「精神科病院への長期入院（社会的入院）はそれ自体が人権侵害」であると意見具申をしている。こうした意見の根拠として、大阪府社会的入院の退院促進化のため独自の調査数年にわたって行い多くの問題点を分析した。以降の章で改めてこの内容を紹介する。

第2節
精神科社会的入院者問題の顕在化

わが国の精神科医療領域においては、昭和39（1964）年のライシャワー大使刺傷事件以来、マスメディアにより「精神障害者野放し論」報道がなされた。その結果、医療保護という名目で、（民間）精神科医療機関へ多数の患者の入院急増化施策（医療金融公庫の病院増設融資制度）が実施・展開され、引き続き入院の長期化がもたらされた。こうして1970年代、違法入院や傷害事件、不正請求などの精神科病院に関わる不祥事が多発した。医療・保護的医療を詠いつつ、医療の「内容・質」において非人権的な「精神科医療」を内在化していることが明らかになり、これが問題顕在化の端緒となった。

　明治・大正期の精神病者監護法及び精神病院法の（治療技術が未開拓の中）自宅（私宅）監置（監禁）という状態から病院監置という状態に変わっただけではないか！　しかも改正された旧精神衛生法では、入院といえども本人の自発的なものではなく、保護者規定のもと、医療及び保護という名称の、「強制治療・入院システム」を保護者による代諾手続きとして強制し、入院治療を合法化していたのではないか！　また「医療法精神科特例」などとしてマンパワー不足を局長通知及び事務次官通知で合理化し、精神科病院の増床化を政策として推し進めてきたのではないか！　しかも当事者の症状の治療を主体にするのでなく社会の保安・治安的視点（金子準二*・中山寿彦*・大阪府他が指摘）を背景として、必ずしも重篤な症状でなくとも収容・保護という名目の身柄拘束（行動制限つき）を図ってきたのではないか！　実際、国は急速な精神科病床増現象を支えるため、自傷・他害を理由にした強制入院を公費負担（措置費）と称し、病院経営支援上「措置」等という名目で財政確保し、変則的に専ら精神科医療機関への収容隔離中心の経営安定化（オーバーベットも容認）政策を展開させてきたのではないか！　と私は見るが如何であろうか？。

　いずれにしろ社会的入院にいたる背景には、精神科病院の大量収容と医師・看護師等のマンパワー不足、および治療技術の少なさによる「低密度医療・非治療的環境」がある。医療は労働集約型産業であり質の高いサービスを提供するには十分なマンパワーが必要である。それにもかかわらず、医療法精神科特例という形でマンパワーが医師は一般科の3分の1、看護者も3分の2に抑えられ続けたのであるから、急増した全国各地の精神科病院は、閉鎖病棟で多数の患者を手がかからないように集団画一型、監視的看護と薬物で管理治療するという方法をとるようになったのではないか。精神科の治療はスタッフと患者の人間関係が一番のポイント等とメディアに登場する医者は言うが、大勢の患者達が生活する病棟で、個々と向き合った面接・精神療法など、たとえ個々の医療者が努力したとしても、医療のシステムとしては困難をきわめることになる。こうしたマンパワーの質量両面の不足があっても精神科病院は医療機関であることを継続しなければ

ならず、そのような状況下で病院経営がされ続ける現実なのである。

　日本の医療サービスは、社会保険診療報酬制度と呼ばれる価格表に依っていて、この点数表は非常に複雑であって、昭和40年代までは入院の期間に関係なく同じ額の医療費であったが、やがて入院早期の点数は高く、入院が長引けば点数は低く設定されるようになった。そのため単純に患者一人ひとりの入院期間を延ばすのではなく、入院期間を短くするかわりに回転率を上げた方が医療収入は増えるようになった。しかし、かつての精神病院では入院期間が長くなることは収入増をもたらしたので、そのことが精神科病院に長期間にわたり入院させ続けた理由と言われてきた（いわば病院経営上の固定資産）。その後入院料による病棟機能の分化が行われたとき多くの精神科病棟は、一般病棟より低い「療養病棟」として多くが位置づけられ包括払い対象だったため手のかからない医療しか提供されない環境となり、患者がホスピタリズムや廃用症候群に陥ることが黙認されてきたのである。平成29年度でも精神療養病棟入院料は精神病床全体の約3割を占める現状である。（精神療養病棟入院料が設けられることによって、精神科医、PSWの配置が進み、精神科病院の医療力強化につながったという側面もある。）

第3節
医療技術の質と内容の問題および精神病院内のQOL

　精神科社会的入院の問題を考える場合、単に入・在院期間だけではなく長期化する入院期間にどのような療養生活環境があるのか、またどのような医療、技術、キュアやケアが提供され、それが精神科の入院者にどのような影響を与えているかを観察し、医療の質を検討する必要があると考えた。

　入院という病院への入り口での「強制治療」「非自発的入院」「閉鎖病棟」「持ち物制限」「行動制限」「長期・多剤服用」「社会的刺激少ない不活発な病棟生活」「簡易手作業中心の作業療法」等数々の環境下で永年のうちに、

[図1-3-1] 精神科病院における在院患者数の推移

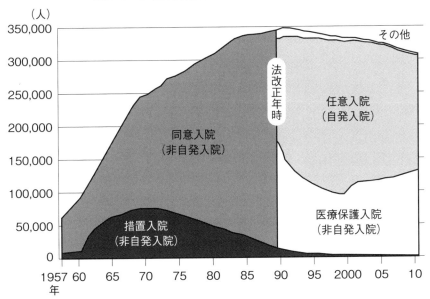

出典：在院患者数（措置入院、医療保護入院、任意入院、その他）については、1957年から1960年までは「わが国における精神障害の現状1965」（措置入院）、「病院報告」（在院患者数）、1961年から1988年までは「我が国の精神衛生」「我が国の精神保護」、1989年からは「目でみる精神保健医療福祉」。なお、1972年までは12月末、1973年からは6月末の数値。

患者はスタッフの言いなりとならざるをえなくなる。手がかからなくなる慢性患者への医療やケアの提供を、本来は早期にチェックしなければならなかったのであるが、それがほとんどなされていなかったのである。また治療技術としての薬物療法が昭和30（1955）年代中頃より普及されたが、同時に併行すべき地域医療や就労・居住リハビリテーション施策などの導入・転換を欠いたため、病院と家庭との間だけの「入・退院の回転ドア現象」を生み出した。さらに、ほとんどの日本の精神科医師は再発防止を理由として継続服薬を指導し、次第に、それは長期・多剤・大量の薬剤使用による鎮静効果（鎮静剤による身体拘束・薬しばり）の側面のみを期待した患者管理につながった。薬物療法が当初の目的としての効果を生かしきることなく、知らぬ間に医療機関の経営技術として定着・常習化してしまったのである。つまり、医療本来が目指す治癒への道筋や、人権確保・患者のQOL確保の視点を欠いたまま、閉鎖的病院施設内で生物学的精神医学の姿

勢に傾き、薬物の大量・多剤・長期投与が行われてきた（欧米での薬物使用の前提条件は地域医療のためであった）。そのため、さらに精神障害者の長期入院による社会的入院を増やし、ホスピタリズムを増長させる「円環的重層的（連鎖）関係作用」となってきたのが、社会的入院現象だけでなく日本の精神科入院医療の歴史状況なのである。

第4節

各種医療関係用語・概念に関する市民意識

「市民感覚としての医療関係用語」について医療法等にある「各種概念規定」を私は読者と共に確認しておきたい。

医療とは？　医師とは？　精神科医とは？　精神の病気（疾患）とは？病院とは？　入院とは？　と次々と連想する。これらについて、いわゆる市民感覚での認識レベルの概念整理をしてから、次いで本表題の「社会的入院」の論議に迫ろうと思う。

まず「医療」の大前提をここで確認してみよう。「医療とは、人間の身体病及び精神病症状に悩む人たちのニードに対応し、身体及び精神状態に関与し当事者の苦痛を軽減ないしは除去し社会生活維持に復元させるため、本人の自発的意思による行動に加え、本人とのインフォームドコンセント（説明と同意）を前提にした契約行為である（ただし救急・救命は必ずしも契約を必要とはしない）」とし、あるいは、「医療とは、人間の健康の維持・回復・促進などを目的とした諸行為である」と認識する。

したがって、そのよって立つのは「医学」と呼ばれる「体系的、科学的で検証可能な根拠（エビデンス）のある学問」の一分野であろう。一般に医学とは、「生体の構造や生理機能についての探求・考察や疾病の性状、原因について調査し、その診断、治療、検査、予防などについて疫学等の研究診療を行う学問」と規定されている。

次に本テーマである「精神医学」だが、医学の一分野で「科学的根拠に基づき各種精神疾患に関する診断、治療、研究を行うものである」と規定し、また「医師」とは、一定の科学的根拠を持った学問を根拠に「医療及び保

健指導、傷病・疾病の予防・治療及び公衆衛生の普及を責務とする」。また、「精神科医」については、（やはり科学的根拠を基礎にして）「精神医学を専門とする医師。精神疾患（病）・精神障害・依存症等の治療を専門的に診療する医師」と規定しておこう。

さて、社会的入院についてだが、まず「病院」という言葉を整理すると「疾病や疾患の状態にある者に対し医療を提供し、病人を収容する施設」と規定し、従って精神科病院のスタッフは、「入院者の退院後の社会生活の活性化に向けての治療役・看護役」としての役割が期待される。

大体これらの概念は、おおむね多くの国民が常識的に認識している概念であろう。それらをわが国では「医療法」として規定したのが昭和23年である。主たる目的は、「国民に医療を提供する体制整備（制度設計）であり、国民の健康維持・公衆衛生の普及」を目指して制定されたものである。また、病院・診療所・助産所などの開設・管理・整備を規定する医療機関に関する法律である。「医師・看護師」などの国家・地方自治体などが定める資格・責務や職能等を規定するのも医療法の中で別に定め、また必要な病床（数）などもここで定めている。

第5節
医療の適切性（医学的必要性と社会的妥当性）について

根拠となる医療法（法律・規則）にはどのように「医療について」「その内容」が書かれているかを見てみよう。我が国の医療に関する法律では、基本的に以下のように規定されている。主要な部分を列記する。

・医療法第1条（法の目的）「医療とは医療を受ける者の利益の保護及び良質かつ適切な医療を効率的に提供する体制の確立を図り」
・医療法第2条の2（医療提供の理念）医療は「単に治療のみならず疾病の予防のための措置及びリハビリテーションを含む良質かつ適切なものでなければならない」
・医療法第1条の4第2項（医療関係者の責務）「医師その他の医療の担い

手は、医療を提供するに当たり、適切な説明を行い、医療を受ける者の理解を得るよう務めなければならない」

・医療法第1条の5第1項（病院の定義）「病院は、傷病者が、科学的でかつ適正な診療を受けることができる便宜を与えることを主たる目的として組織され、かつ運営されるものでなければならない」

・療養担当規則2条「保険医療機関が療養の給付を行う場合には妥当適切であることが必要である」

・療養担当規則第20条7イ「入院の指示は療養上必要があると認められる場合に行う」とし、そしてまた、「医療の適切性の判断根拠は、医学的必要性と社会的妥当性を独立に判断、充足すること」とし、医療の必要性（医学的必要性）の判断は、「医師（医療専門家）の裁量権と判断が尊重されること」とし、「医学的必要性を認めても状況によって不適切な医療があること。また、社会的妥当性については医師（医療専門家）以外による判断が加えられること」とされている。

次いで医学的必要性の判断要素としては「医学的必要性が常に認められる領域及び状況によって認められたり認められない領域がある」とし、「エビデンスと適切な手続き・手順が重視されるが、患者特性その他により個別的判断は医師の裁量権が尊重される」「医学的必要性と医学的無益性、QOLが衝突する場合は社会的妥当性の判断と重複することがある」としている。

また重要なのは、社会的妥当性の判断要素について、まず「適法であること」「医師の説明義務と患者の自己決定権が尊重されること」「患者の利益に合致すること＝QOLを含めた医療成果」とし「効率的かつ費用効果の高い治療法が選択されること」としている。

さて、これらの「医療における社会的妥当性及び適切性の判断基準の諸条件」を、また医療法の見地からも日本の「精神科医療機関」は過去から現在まで、どの程度適切に満たしてきたであろうか。現代社会は人間生活、文化度すべての面でグローバル化が進み医療や福祉についても例外ではない。我が国の精神科医療の特徴とされる「長年のマンパワー不足」「保護

者代諾などの強制入院・治療」「超長期入院」「持ち物制限や行動制限の強い病棟生活」「企業的病院経営」「扶養・保護を要求され続けた保護者制度」「医師を頂点とする縦型管理体制構造」「長期・多剤・大量投与」「インフォームドコンセントの少ない治療導入」「科学性、検証性の少ない診断根拠」などが相互に絡み合って余りにも複雑な様相を呈し、市民である家族・当事者の心身の疲労や委縮を招き、総じて精神科医療の「医療の質」と「内容」そのものの異質性、低密度・低濃度医療が、社会的入院を作り出す構造を表している。欧米の地域医療の潮流に反するばかりでなく、半・一世紀時代遅れの「旧式の医療システム」による「福祉・人権侵害」構造ではないかというのが私のひとつの結論である。以下の章では、さまざまな角度から検証したい。

注解説

＊印南一路　慶應義塾大学教授、元中央社会保険医療協議会委員
＊精神科病院　本書では精神病院も精神科病院という表記で統一した。
＊寛解　治癒に近い状態
＊ライシャワー大使刺傷事件　昭和39（1964）年、在駐日大使ライシャワー氏が大使館公邸で精神科入院歴のある少年にナイフで刺された事件
＊金子準二　元日本精神病院協会理事長、精神科医
＊井上俊宏　千葉市こころの健康センター長、精神科医、元厚生省精神保健課技官
＊竹村堅次　元昭和大学附属烏山病院院長、精神科医
＊ホスピタリズム　施設症
＊光田健輔　元ハンセン病療養所長、医師、絶対隔離主義者
＊金子嗣郎　元都立松沢病院院長、精神科医
＊イヴァン・イリッチ　哲学者・社会評論家
＊岡上和雄　元国立精神保健研究所、精神科医、元川崎市社会復帰医療センター所長
＊大島巌　日本社会事業大学教授・元学長
＊中山寿彦　元日本精神病院協会顧問元参議院議員
＊大熊一夫　元朝日新聞記者
2019年8月現在

■コラム

［一精神科医の述懐①］市民の精神障害者への偏見形成過程

　精神障害者が起こす事件は、マスコミによって全国ニュースになりやすい。報道となるのは、①その事件の犯罪事実が傷害、殺人など衝撃的である、②被害者は事件本人とは何のかかわりもない行きずりの人が多い、③市民として、自分がいつどこで被害者になるか分からないという不安がある、④小心である精神障害者の犯行の対象は、ふだん心理的に依存している家族や全く罪のない子供であることも多く、なおさら事件はショッキングである、⑤被害妄想に起因する犯罪は市民にとっては全く予期せぬことであり、予防策のとりようがないような事件である。だから、精神障害者の犯罪は一般人のそれに比べて著しく少ないにもかかわらず、市民の心の中に大きな比重を占めやすいのである。報道関係者の話（「別の見方」朝日新開、1989年11月9日）でも、「危険性」がからむ報道は、一方の説に単純化されやすく、「悪いこと」の方が「良いこと」よりニュースになりやすい傾向があるという。

　精神障害者の犯罪は、それが稀有であっても衝撃的であればあるほど、マスコミによってニュースになりやすい。読者である一般市民は、犯行が不特定の対象にむけられた突飛なものであればなおさらのこと、人ごとではないという不安をもつ。この潜在的不安・恐怖は、漠然としているだけに感情的に誇張される。その結果、精神障害者を危険か危険でないかという両極で決着しょうという大衆心理が働き、「精神障害者は危険人物」という結論に落ち着く。そして人々はその結論に納得する。

　そこにはもはや、障害者一人ひとりはみな個性をもった尊厳ある人間という認識は全く消失してしまっている。この心理は市民一人ひとりの責任ではなく、群集心理がそうさせてしまうのである。この種の事件を報道する場合、それが精神障害者の中でも稀な犯罪であることを、その都度断り書きする配慮がマスコミには必要なのである。

　昭和63年から平成元年にかけて、首都圏を揺るがせた東京・埼玉連続幼女誘拐殺人事件で起訴された宮崎被告について、精神科医達は彼の精神状

態について強い関心をもっている。それ以上にそのニュースの陰で、全国の多くの精神障害者の家族達は、彼が精神障害者ではないことを、手を合わせながら必死に祈っていることを忘れてはならない。もし彼が精神障害者であったならば、国民の精神障害者一般に対する偏見がますます増大することを恐れているのである。

　宮崎被告は捜査員に対して、「ボクの手が不自由なことを、特に女性はバカにしている。小さい女の子もやがてはそういう性悪な女に成長するのだ」というように語ったとされる（朝日新聞1989年10月21日）。彼は精神病に罹患した既往があるような気配ではある。彼が再度、司法精神鑑定を受けて、その結果、彼が精神障害者であったとしても、刑罰を科せられて然るべきだと私は考えている。*

　さもなくば、彼の国民としての権利と義務は、精神障害者であるが故に免責され、剥奪され、抹殺されてしまうからなのである。

　私の父は足が悪かった。私がまだ小学校へ入る前の頃、父に手をひかれて街を歩くと、小学校低学年の子供達が、どこからともなく3人、5人、10人と集まってきては、何の悪意もためらいもなく「びっこ、びっこ」と父を囃し立てながら、私達親子の後をついて歩いたものだ。父は時々後ろを振り返っては、子供達に笑顔で手を振ってみせ、私には「オレは古川ロッパかエノケンのように人気があるんだ」と言ったものだ。その時の父の仕草は、子供心を傷つけまいと私を気づかってのものなのか、それとも自己顕示欲を内蔵した人だったから、案外人気取りでいたのか、ついに私はそれを彼に開きそびれた。

　それから20年、30年たつうちに国民の身障者に対する認識は、身障者スポーツ大会、パラリンピック、障害者の雇用の促進に関する法律へと変わった。いまやハンディをもちながらも必死に頑張って生きようとする人々に、国民は称賛の拍手を送る時代となった。

　精神障害者もまた身体障害者と同様に、心にハンディをもちながら、この世に必死に生きている。そのハンディと闘いながら、その障害に対して、社会がそのハンディを理解し、彼らの生きざまを尊重し、彼らを称賛する時代が必ずくると私は信じる。その時には障害者は自分を世間に隠しだて

したり、精神科受療に肩身の狭い思いをする必要がなくなるのだ。彼らは
ハンディを克服しながら生き続ける自分自身に誇りをもつようになれるの
だ。

　社会学者に言わせると、国民の精神変革には最低15年をみるのだとい
う。しかし、これまでのような精神障害者医療福祉改善の緩慢な歩みでは、
15年や20年での変革はおぼつかない。とくに、それを今か今かと心待ち
にしている障害者達と家族にとって、その年月はあまりにも長過ぎはしな
いだろうか。

以下コラム内文章は渡辺博著『アマリリスは咲いても―精神科医その生と死』NOVA出版、1991年より

＊2008年6月17日、東京拘置所において死刑が執行された。（引用者による註）

第2章

「精神科社会的入院」の実態

退院だってネ5年入院せる療友は羨ましげにわれに問いかく

(東瀬戸サダエ『風の歌を聴きながら』)

この章では、社会的入院が当事者と家族と私たちの社会に何をもたらしているのかを考える。社会的入院によって当事者が社会参加から排除されていることが、私たち市民の「精神障害者観」に結びついてしまっていることを指摘したい。

第1節
各種精神科入院者の退院可能性調査

まず、過去国内で行われたいくつかの調査結果を紹介し、その上でわが国の精神医学・精神科医療の領域で「社会的入院」という課題について検討してみる。その手掛かりとして、過去に行われた精神科医療・福祉関係団体（厚生労働省・学会他）の精神科社会的入院の研究あるいは退院可能者に関する調査結果を見てみよう（なお、1983年から2003年の間の全入院者総数は、概ね約34万人と見て差し支えない）。

・昭和58（1983）年に行われた厚生省第4回精神衛生実態調査で、近い将来において退院の退院性がある患者は57%を占めていた。ただし、主治医は家族の受入れを特に優先して考えており、75.5%が家族の受入れをあげた。）
・平成元（1989）年に、日本精神神経学会が行った調査では、「社会的理由による2年以上の入院者の33.1%が退院可能との結果であった。
・平成元（1989）年に日本精神科病院協会が行った調査では、「寛解・院内寛解」患者数は12.9%であると発表した（寛解・院内寛解とは精神医学用語で、ほぼ治癒〈社会生活妥当〉に相当する言葉である）。
・平成7（1995）年に全国精神障害者家族会連合会（同保健福祉研究所）が行った調査では、社会資源が整備されれば退院可能な1年以上の入院者は、39.7%になると発表された。
・平成11（1999）年に再度日本精神神経学会が行った調査で、条件が整えば6ヶ月以内に退院可能な2年以上の退院可能者が32.5%と発表された。
・平成11（1999）年に文部省科学研究調査報告では、入院1年以上の患者

のうち退院可能者は50.5％と発表された。

・平成16（2004）年に日本精神科病院協会社会復帰サービス等調査企画委員会の調査によれば現在の状態でも条件が整えば退院可能は14.0％と発表した。

上記の調査結果はいずれも、条件が整えば退院可能という意味で「社会的入院」の存在を示したものであり、国は平成7（1995）年「障害者プラン―ノーマライゼーション７ヶ年戦略―」を策定し、精神障害者7万2千人の退院促進プランとした。次いで平成16（2004）年「精神保健医療福祉の改革ビジョン」を公表したが、実際には精神障害者の地域移行はほとんど進まず（全国でもわずか年間2千人余位）多くの社会的入院者が精神科病棟内に止まっていると言われて久しい。入院者の在院状況であるが平成29（2017）年の時点で、全入院者約28万人のうち1年以上が17万人、そ

[図2-1-1] 精神病床における入院患者数の推移 (在院期間別内訳)

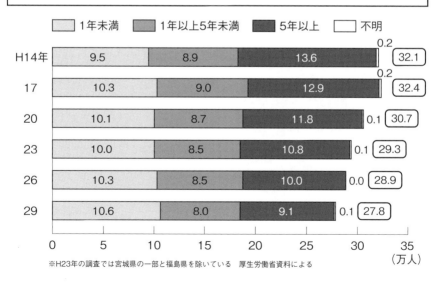

精神病床でみると、約27万8千人が入院している。徐々に減少傾向ではあるが、1年以上入院患者が約17万1千人（全入院患者の6割強）、5年以上入院患者が約9万1千人（全入院患者の3割強）であり、1年以上長期入院患者が全体の半数以上を占めている。

	1年未満	1年以上5年未満	5年以上	不明	
H14年	9.5	8.9	13.6	0.2	32.1
17	10.3	9.0	12.9	0.2	32.4
20	10.1	8.7	11.8	0.1	30.7
23	10.0	8.5	10.8	0.1	29.3
26	10.3	8.5	10.0	0.0	28.9
29	10.6	8.0	9.1	0.1	27.8

※H23年の調査では宮城県の一部と福島県を除いている　厚生労働省資料による

（万人）

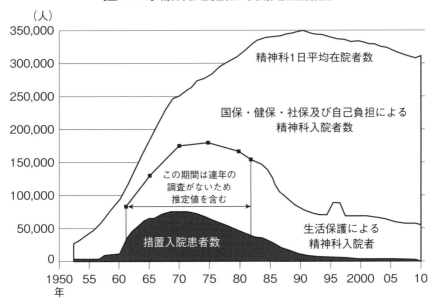

[図2-1-2] 精神科入院者数の費用負担種別推移

（人）

精神科1日平均在院者数

国保・健保・社保及び自己負担による
精神科入院者数

この期間は連年の
調査がないため
推定値を含む

措置入院患者数

生活保護による
精神科入院者

1954-1957の1日平均患者数は在院患者延数を365日（閏年は366日）で割った数
出典：『福祉行政報告例』

の内5年以上入院している患者は9万4千人、20年以上入院している患者は2万5千人を超えている。（「平成29年度新精神保健福祉資料 630集計」）【患者調査による入院患者数の推移の在院期間別内訳は図5に示した。

　印南一路の社会的入院の概念で言えば「退院遅延」の理由が、「家族が引き取らない」からということになるのだろうか。国は、社会的入院者を7万2千人と推定発表したが、上記のような諸調査の種々の数値を見ると実際はもっと多いともいえる。仮に、国の実態調査によるにしても「主治医による主観的調査」でその退院促進の一番の理由は、「家族の引取り」（76%）を要件としている。果たしてそれは妥当で現実的であろうか？　一方、大阪府の審議会による社会的入院の概念は、「長期入院」イコール「社会的入院」だから、日本の精神科病院1年以上の長期入院者を「社会的入院」とすれば少なくとも17万人と言える。我が国民のうち、実に17万人が「精神科社会的入院」をし続けているという現象である。次節ではこの17万人

がどういう歴史的経過（精神衛生行政史）などで長期入院に至りまたそれ
を続けているのか考察してみよう。

第2節
精神科医療の内容（質と量）の歴史的考察

　例えば、日本で初めて制定された「精神病者監護法」、ついで「精神病
院法」は、医療と保護の名の下「公序良俗・社会的秩序を乱す者、風紀を
乱す者」等に対する強制収容施設（私宅監置から病院入院という表現・美
名）に関する法律であり、一般市民社会からの収容・監禁の役目と内容を
期待されてきた。すなわち、医療というより「市民社会における安全維持
の手段として、心病み、社会に適応できない人々を社会的に非協調人物と
して私宅監置から病院監置へと移す監置制度」を法文の中に書き込んだも
のである。歴史的に見ても、南山浩二*は「この法律の運用綱領の内容か
ら明らかなように精神科医療は、当初から警察行政の管轄下であった。精
神病者は「監護」つまり拘禁の対象であり「監護義務者」の「家」の成
員（戸主）が、警察の許可を受けた上で「私宅内に拘禁」することが主た
る対応であった。その後の精神病院法では、国の責任の一部が法文上は
位置づけられたが、実質的には公的病院設立は進まず家族が面倒をみる
か、あるいは数少ない民間病院が医療を施すという名目で「矯正施設化」
して患者を管理するよう行政指導をする」と評した。そして、石原邦雄*
によれば、「…『家』は『反（非）社会的存在』とみなされた精神の障害
者を隔離・拘禁する位置、換言すれば『国家の支配構造の末端の担い手』
として、国の生産活動に従事できない人を、社会の治安・秩序維持を計る
機構としての位置にあり国家がそれを管理するという姿勢…」であったと
している。（後藤基行（2019）は、精神病者監護法第6条による公的監置
は措置入院制度の前史となるとともに、精神病院法の代用病院規定、戦後
の指定病院制度につながり、現在まで続く民間病院の多さという現象を生
む要因のひとつになったという。）
　技術など開発されていなかった時代であった。第2次世界大戦後の「精

神衛生法」（昭和25年）は、建前上私宅監置を廃止し患者の精神病院以外への収容は禁止とし、精神病は他の身体疾患と同じく、「医学的治療が可能」な「病気」「病人」としてみなす事にした。しかしながらこの法の多くの部分が事実上は、患者本人の意思によらない「強制入院」のみを規定するものであったことからも、戦後においてもなお精神障害者は、長く隔離・拘禁の対象という体制下にあったのである。

[図2-2-1] 精神科病床数と1日平均在院患者数の年次推移

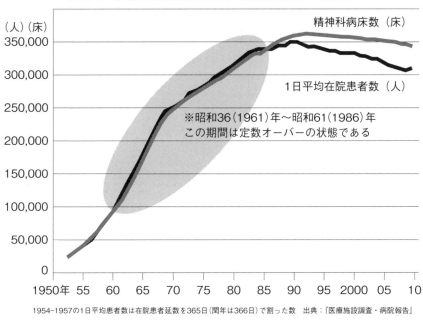

1954-1957の1日平均患者数は在院患者延数を365日（閏年は366日）で割った数　出典：『医療施設調査・病院報告』

　日本の精神医学の父と言われた東京帝国大学精神医学教授の呉秀三博士が大正10（1921）年に「私宅監置の調査結果」を発表して、のちに其の界で有名な「此病ヲ受ケタルノ不幸ノ外ニ、此邦ニ生レタルノ不幸ヲ重ヌルモノト云ウベシ」と、当時の精神科医療について実質的に「医療」ではなく有効な治療技術がないことを憂い喝破したもので、医者の立場から「非医療」であることを嘆いたのである。とにかく近代国家へ移行する我が国の医療政策の中心は、主として国民の直接生命に関係する感染症対策を中心に財政投資されて、精神科医療政策に関しては理念的もしくは表面上体

裁のよいように繕うしか方法が無かったのであろうか？

　旧「精神衛生法」の約4分の3は、「強制入院」の手続きに関する条文（山下元全家連理事長の談）である。昭和25（1950）年にGHQ指導下で制定された精神衛生法の各条文を読むとそのほとんどの条項が、本人の意思に基づかない前提の「家族による同意（代諾）入院」と「精神障害者による事故や事件防止を前提とする警察官通報や検察官通報に基づく措置入院」の「強制治療」を前提とする治療導入手続き論の項目で構成されている。したがって退院、社会復帰、福祉、人権擁護に関する条項はほとんど書かれておらず、とにかく「精神病院へ入院（収容・隔離）させ治療するという大義の構成（システム）」だった。

　当時は精神科診療所もなく一般科医療機関への受診などの医療概念や治療導入論とは全く異質な、本人の意思によらない入院（移送・強制収容）方法のみを前提に構成されていた。いわゆる本人の意思決定や医療選択権のある「自由入院」は制度化されていなかった。井上によると「これらの入院は全て強制入院であり、本人の意思による自発的入院ではない」、「この法律は、主として精神障害者らしき人を強制収容する手続きと手段を定めた」もので、特に公権力の発動たる知事による入院措置は、昔のアメリカの法律を参考にしたものとされる。しかも強制入院させられた者に対する更なる行動に関する制限権が院長に付与され「精神病院の長は、入院中の者に対しその行動について制限を行うことができる」と精神衛生法ではされていた。この一般の医療機関にはない行動制限には、「病院からの外出禁止、信書の発受や電話の禁止、家族以外の他人との面会の禁止、決められた物以外の日常生活用品の持ち込み禁止、個室（保護室or隔離室）への隔離や身体の拘束」があった。とにかく担当医師が医学的理由に基づくと言えば、すべての患者の生殺与奪権を持ち入院者の行動すべてを管理・制限できるとしたのである。全て裁量（権）と称する医師の判断ひとつにより行われた。このように精神科病院においては強大な権限、すなわち裁量権が医師（院長・理事長を兼ねる場合が多い）に集中していたのである。

　こうした質量ともに強大な権力を持った医師のもとで、入院奨励・病院請負主義（地域には精神科に関する治療機関が他になく、当時社会保険診

療報酬制度の枠内では外来診療所は成り立たない状況）が続いた。そうした状況の中、政府は順次精神病院への医療金融公庫や国民皆保険及び措置入院費の2分の1から10分の8に国庫補助制度を改正したものだから、諸外国より規模が小さいとはいえ平均200床レベルの企業的精神科医療機関が急速に全国的に精神病院として増設されていったのである。加えて、昭和39（1964）年のライシャワー大使刺傷事件におけるメディア報道の「精神障害者野放し論報道」は全国的な精神科病院への入院囲い込みに拍車をかけた。時の総理大臣や警察庁長官による「精神障害者取締り論」が大きく影響したのである。

第3節
入院などに関する家族の役割

　精神衛生法に規定された「保護義務者制度」は、本人に「治療を勧めるため」家族に「治療を受けさせる義務」や「自傷他害を防止する義務」など（8項目）を課した。つまり、家族に（嫌がっている）本人の代諾を行わせ入院させるという方法をとったのである。その趣旨は精神病者監護法時代から引き続き、患者に対して家族に監視役を担わせたものであった。強制入院のひとつの「同意入院」（現在は医療保護入院）は、本人が入院を拒否した時、家族の同意により強制入院させる仕組みにしたもので、精神科医に患者の生活全般を管理させ、治療という名目で精神科医療（病院）へ繋ぐシステムにしたものであった。

　こうした背景に加え、その病床数増加を促進する国民金融公庫の国庫補助政策と医療法精神科特例による一般病院より少ない医療スタッフ配置が認められ、その上「1割超過入院可」という便宜までが図られた。それにより病院生活の方が安楽（暖房完備、食事や衛生状態の良好な病院パラダイス論）であるというパターナリズム（親切心）（病院経営効率論を伏せたまま）が、精神病院設立ブームを引き起こしたのである。当時は、「土木建築業者も精神病院を開設すれば儲かると参入した」とか「とにかく医者が1人いれば精神科非専門医でも構わない」という状態だった。そして、

その後、市中の長者番付に「精神病院長」が多く報道された時期（昭和50年代）となった。

　特に精神科の病気は、思春期に発症して精神症状などが身内の家族などには「不可視的」であることが特徴である。本人と周囲の人間関係（家庭・学校・職場等）におけるコミュニケーション障害（摩擦）が主症状であるため、やがて多少の家族内摩擦（トラブル）が起きると、この人間関係障害の裁判官・行司役として「精神科医」に診断判定を依頼するのである。家庭内では両親などが本人との関係摩擦で狼狽・困惑している際に、精神医学的診断という学問的権威に基づいた「社会的に合理的な判定」に家族は従順に従わざるを得ないのである。時に家庭から強制的に本人の身柄を病院に移送してくれるのだから、その時はトラブル回避のため入院手続きを急いでしてしまう。多くの家族の話によれば「医療だから優しく治療される」と信じていたのである。私の兄の場合も全く同じであった。

[図2-3-1] 精神病床数の推移

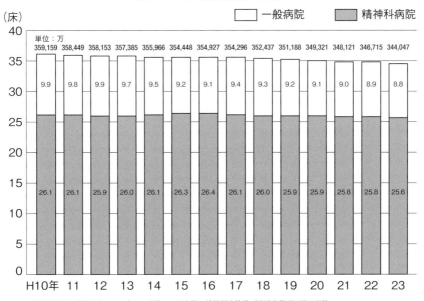

※精神科病院：精神病床のみを有する病院　一般病院：精神科病院及び結核療養所以外の病院
資料：医療施設調査（毎年10月1日時点）

長期入院精神科医療は日本社会のストレス

　「精神科社会的入院現象」は、国民や多くの家族、政治家、行政担当者、そして精神医療関係者自体にも心理・精神的に大きなストレスになってきたのではないかと筆者は考えている。

　戦後幸いにして、我が国は高度経済成長をとげ、ほとんどの国民が生活を享受・謳歌するようになった。しかしその中で、親族に精神科病院に入院している人物が一人でもいることは、その親族全体に多くのストレスをもたらしていることが分かった。例えば、精神科病院への入院者が現実に約30万人いる訳である。多くの場合、誰もが肉親や身内に精神科医療機関に入・通院治療を受けていることを話題にはしたがらない。何故ならば、肉親が精神科医療機関を受診していることは極めて「不名誉」「恥辱」と思われることだからだ。精神障害者家族からすれば、著しいマイナス（悪玉）のストレス源になっている。これは体験したものでなければ理解しにくいものである。精神科医療関係者はこれを精神障害者に対する偏見とか誤解ゆえだと評する。

　次にストレスになるのは、医療費支払いの長期化である。我が国は国民皆保険制度で多くの医療費がカバーされているが、やはり長年の自己負担や食事料金、患者の日用品の負担は毎月毎年続けば家族に対し大きな負担である。両親が高齢化した世帯では尚更である。とりわけ精神障害者家族が持つ精神的あるいは経済的負担はあまり話題にはならないが実際大きな負担になっている（第9章家族会調査報告参照）。

　次に世間で言う精神の病気や障害に対する誤解や偏見から生ずる心理的・精神的ストレスである。偏見かどうか分からないが、家族親戚の発病、診断、そして治療への導入など実際大変大きな心理的・精神的負担が伴うのである。

　そして、全国で社会的入院と称される長期の医療費負担やOECDなどの国との医療行政的比較論であり文化国家論でもある。現在の日本は戦後の復興の結果、世界で有数の先進工業国としてGDPでも屈指の国であり、国

連加盟国としても社会保障政策では世界をリードし国連負担金も多い。また、海外の発展途上国の中でも日本の支援を必要としている国々は多い。しかし、内政上、「精神病院機関内に多くの精神障害者が医療という建前の中で治しきれないまま、しかもまるで収容所同様な行動制限付の生活環境で過ごしているなどとても恥ずかしいことである」と国際学会などに出た多くの精神科医たちは指摘し、国際機関からの改善勧告も続いている。

第5節

精神科医療がらみの不祥事件から

　精神科への初回入院からやがて長期入院・社会的入院に至る諸条件を見てみよう。精神科医療については、それぞれ家族側、本人側、医療機関側、政策側の諸側面から歴史的経過を見る必要がある。

　精神科医療の社会的入院者が、前述の諸調査のうち仮に厚労省が発表した約7万人余であるとしても、その何が問題であるか検討してみる必要がある。今までにも、日本の精神科医療関連問題として関係者間ではしばしば話題・問題視されてきたことに精神科病院内外における不祥事件がある。

　不祥事件とは、地域での精神障害者によるとされる市民への傷害事件や不当な収容入院・入院者間トラブル、職員と患者間のトラブルや治療内容・あるいは強い拘束性、行動制限の多い中での患者へのパワハラ、スキャンダル等であったが、その多くは近年のマスコミ報道によって大衆の話題になることが多かった。それに影響を受けるのが時の政府及び行政であり、とかくそうした「保安的機能すなわち社会的不適応者や事件当事者の収容保護施設化機能面」を精神科医療機関に託したのである。そのため鍵や鉄格子などを設けて町外れに建つ精神科病院の姿は、やはり刑務所に相当すると受け取られてしまった。それは家族にとっても当然とみなされ、市民感覚の中に定着していった。刑務所のような精神病院の姿こそが日本における国民全般の精神科医療施設（精神科病院）のイメージではないだろうか。人権侵害事件の例として、古くは相馬事件、近年では昭和39（1964）年のライシャワー駐日アメリカ大使刺傷事件、昭和45（1970）年の朝日

新聞記者大熊一夫氏が書いた『ルポ精神病棟』（アルコール中毒症を装い精神病院に潜入してその病院の内幕を暴いた記事）等が大きく精神科病院のありようを話題にした。ライシャワー大使事件では、時の政府がアメリカとの外交問題防止のため精神衛生法の改正を検討した。当時のマスコミ報道では「野放しの精神障害者を収容すべし」という論調一辺倒で、警察庁が強く厚生省に患者の警察への登録を求めたほどであった。その結果、それ以降急速に国内の精神科病院の入院者が増加していった事実がある。

その後、次第に精神科医療界で起きた精神科病院内における人権侵害事件多発報道などから、今度は入院が長期化した多くの患者さんの人権の問題が話題になり、東日本では昭和59（1984）年の宇都宮精神病院事件、西日本では平成9（1997）年に廃院となった大和川精神病院事件などである。それらを含み、1954年から2009年までに日本全体では155件におよぶ精神病院に関係がある事件が生じてきているのである（大阪精神医療人権センター資料）。しかし、根本的改善対策が取られてきていないようである。特に医療裁判事件は難しいとも弁護士界では言われている。

その後ここ2・30年余、わが国は急速に、少子・高齢化が進み国民やメディアの話題は、高齢者の社会的介護や社会的入院問題に移っていったようである。またこれに関連して病院経営分析視点からは経済学的研究の病院管理学などが増えているが、医療機関に入院する患者個人の人権擁護的視点からの研究が極端に少ないのが現状である。なお、本書はこれらの視点のものも集め紹介するものである。

さて、再度ここで「精神科社会的入院」を定義しておこう。まず「入院」は、「本来、病状が発症ないしは継続的な看護または医学的な管理を要するために医療機関に留め置く必要がある措置」であり、病状が回復すれば当然退院することが本来のあり方であるが、「社会的入院」は、「医学的観点からは入院（治療面でも）の必要性がない、もしくは少ないにも関わらず、患者やその家族の生活上の都合により介護の代替策、あるいは病院経営の維持を背景理由として行われている現状」と規定しておこう。これ以外に「社会的入院」を「長期入院、それ自体を社会的入院」と呼ぶ定義もあることを先に紹介した。長期入院自体が、本人や関係者に無自覚のうち

に「ホスピタリズム」「施設症」「統合失調症・うつ病の陰性症状」「病院依存症」を発症せしめている。これを社会的入院とあらためて呼ぶことも指摘しておこう。

竹端寛*は、「医療政策上入院以外の治療の選択肢を奪われてきた精神の病者・障害者という部分で、精神病はハンセン病と極めて似た医療構造上の問題を抱えている」と指摘している。その理由は、「医学の名の元に隔離収容するという個人の自由の剥奪と市民社会からの排除」イコール「社会的排除」だったからである。だから竹端は日本の知的障害者などの施設入所問題に触れ、ほぼ「全面的に社会的入所状態」とも指摘している。この見地から「精神科医療施設の入院者はほぼ4分の3が社会的入院者（約20万人超）である」とも指摘している。

精神科医療の問題としての「社会的入院者問題」については、昭和45（1970）年の朝日新聞大熊一夫記者による『ルポ精神病棟』で、精神医療機関内部の（懲罰としての電気ショックや薬漬けなどによる退院遅延による社会的入院状態）の医療状況が市民感覚や人権面から見て大きな問題であることを世界に示した。精神科の医療下における長期入院は障害者の人権侵害問題として扱われたのである。

アメリカでは、約100年前、州立精神科病院に入院していたクリフォード・ビアーズ*が『わが魂に会うまで』を出版して、精神科病院の問題（あまりにも悲惨な収容施設生活状況および筆者の病院生活描写）が大きく世の関心を集め、それを契機に精神科医療・行政改革がなされ、後に精神衛生人権擁護団体も創設された。それが世界精神保健連盟となりアメリカ以外の国においても広く精神科医療の質の向上に貢献することとなった。しかし、それでもなお大規模州立病院などではその後も詰め込み収容が行われていたが、前述の第35代大統領ジョン・F・ケネディによる教書で、精神病及び知的障害者の処遇の検討が行われ「脱施設化」（精神科病床50万から10万規模への縮小化）が行われたのである。

それに対し日本では、この朝日ルポが日本の民間精神科医療機関の悲惨な状況をスキャンダルとして取り上げたが必ずしも世論的影響として展開せず、むしろ関係団体の組織防衛（一部の個別病院のスキャンダル論）に

終始してしまった。必ずしも精神科病院全体の問題あるいは精神障害者の人権問題としての世論形成に至らず、厚生省などが対策を考えるほどの制度改革の起爆剤に発展することなく、一時的話題（精神科医療関係者には大きな話題）として沈滞化してしまったのである。また、アメリカの「脱施設化」に対し日本の日本精神科病院協会関係者は「退院患者の多くはホームレスピープル化し新たな社会問題を生んだ」という声明まで発表したぐらいである。ちなみに、この当時の日本の精神科医療の状況を、当時の日本医師会の武見太郎会長は「精神病院経営者は牧畜業者」と評した。当たらずとも遠からずという声が多々あったのである。

第6節

ノーマライゼーションの進まない日本

　昭和56（1981）年、国連の国際障害者年決議で「障害者の完全参加と平等」（ノーマライゼーション）が高らかに採択された前後、我が国内では決議の趣旨とは反対の、宇都宮精神科病院での入院者撲殺事件などが報道された。それを契機にわが国における精神障害者の長期入院が「社会的入院」問題であると、多くの関係者共通の認識のもと漸く再浮上したと言える。奇しくも障害者の社会参加問題や地域福祉問題が話題になった時に、「宇都宮精神病院事件」報道が議論を投げかけたのである。これを戸塚悦郎*弁護士が自由人権協会をとおして国連人権理事会に問題提起し、国際法律家協会（ICJ）国際医療専門家協会（ICIHP）世界障害者協議会（DPI）を動かし、3団体が調査に来日し改善勧告をすることとなった（詳細は第8章第2節）。

　国際障害者年決議がなされる以前、昭和45（1970）年心身障害者対策基本法成立時に全国の精神障害者家族会が「精神障害者福祉法」単独立法化のスローガンを決議したが当初はほとんど受け入れられなかった。問題提起から10年後の昭和55（1980）年の全国大会で各党の国会議員を招いて公開討論会をした時、5党の議員全員が総論賛成して、ようやく「精神障害者福祉」についての研究・検討が始まり、その数年後国連の国際障害

者年決議で国内でも「精神障害者福祉」論が盛んになったという経緯がある。しかし最後まで反対をしたのが精神科医療関係の職能団体（日本精神神経学会、日本精神科看護技術協会、日本精神医学ソーシャルワーカー協会、日本看護協会、日本臨床心理学会、及び日本精神病院協会等）だったのである。国連でもWHOのICIDH（国際障害分類）やICD（疾病分類）などからICF（国際生活機能分類）が研究されていた時期であった。反対の大義名分は、「精神の疾病は身体の障害と違い「欠陥・固定」しないので「障害」ではない。家族は治療を諦めるべきではない。医学・医療に任せるべきである（保護・支配の関係）」という論理であった。

　しかし、国際障害者年決議で、「疾病と障害を併せ持つのが精神（病）障害の特質」という見解が出され、更に、全国家族会の要請もあり与野党の国会議員の議員立法により、心身障害者対策基本法の中に「精神障害者」を加える法改正がなされ、平成5（1993）年障害者基本法が成立した。この時に至り「精神の病者にも福祉が必要」と国内の精神科医療関係者も認めざるをえなくなった。当時の日本精神科病院協会のある理事からは、「患者から障害者になると福祉関係者にお客を奪われる」と言う、笑うに笑えない発言を私は聞いた。厚生省も精神病患者数イコール精神障害者数と行政発表するようになったのだ。

　一方、その頃日本でも高齢者問題は、「家族介護」から「社会的介護」の問題へと対応姿勢が移行し、平成9（1997）年介護保険法が成立した。それは、国民の少子高齢化を政策課題とし、転じていわゆる介護施設問題そのものとして捉えられた。やがて、老人保健法により社会的入院問題へと移行した。その内容は一つに財政問題ではあるが次いで施設内虐待問題であった。では精神科社会的入院の内容に関する中心課題は、国際障害者年以来の日本における精神科医療機関内の「精神障害者のQOL」「精神科医療の内容・質」「超長期入院」を巡る問題であり、それは「入院者の人権問題」「福祉」の内容吟味となった。都内の大学系精神科病院長だった医師の竹村堅次は、昭和63（1988）年当時、日本の精神科医療について『日本・収容所列島の六十年―偏見の消える日はいつ』なる書を著している。日本の精神科医療が「収容中心」であることを医師自ら憂えて述べている。

同じく精神科医師の井上も、平成22（2010）年に『近代日本の精神医学と法—監禁する医療の歴史と未来』を著し日本の精神科病院は「医療施設」というより「保護という収容・隔離・監禁施設」であると述べている。とりわけ井上は、日本における精神科医の絶大・強大な権威と権力に触れて「そのパターナリステックな影響力がほぼ無限大にある」と評している。また、平成16（2004）年に国立保健医療科学院政策科学部の長谷川敏彦*も「日本医療最後の暗部に光を求めて」と題して日本の精神保健と福祉の内容（医療の質）の課題と展望について論述している。

第7節

国民の精神病についての「疾病観」の検証

「国民の精神疾病についての認識」及び「精神科社会的入院問題」は、我が国の医療施策、システムとして、「強制治療」「隔離収容」を中心としたハンセン病治療の歴史と酷似していると述べてきた。そこで「ハンセン病問題に関する検証会議」同様に「我が国の精神科病院超長期入院および社会的入院者（約10万人から17万人）」の医療政策展開過程における数々のエピソードを歴史的に検証してみる。この10万から17万という大きな幅のある数値が出るのは、そもそもそれぞれが客観的統計によるものではないからである。

　まず始めに、多くの市民が見る精神医学による「疾病の認識」に関して、論じてみたい。代表的精神疾患の「統合失調症」は世界共通認識でも原因が不明であるとされるが、我が国では「遺伝」「不治永患（超長期入院・服薬）」「危険」という3種の誤解・偏見があり、まずその内容の分析をしてみる必要があると思われる（私自身が兄の精神神経衰弱診断、発病そして入院後この3種の説に長期間悩んだ経験から記述していこう）。

　「危険説」については、その一番の理由は、歴史的な精神障害者に対する行政対応の影響があげられる。例えば、「精神病者監護法」と「精神病院法」施行の行政下において国民の「精神科病院のイメージ」がマイナスに形成されたことである。当時の精神科病院の機能は、金子準二による精

神病院が、社会保安機関説に基づく「社会（周囲）に迷惑をかける輩（やから）の収容機能の受け皿」（社会的収容）としての役割である。精神の病人が家庭内で発症した場合、時の政府はその家庭に「座敷牢」を造らせ周囲や世間に迷惑を及ぼさないよう「私宅監置」をするよう家督者へ命じてきた。このように明治政府および大正時代の政府がとった政策は、精神の病気に悩んだ人たちを「周囲に迷惑をかけないよう、家族に見守りの役を担わせる」ことを法令などに書き込んだものである。それを当時の精神科医、呉秀三が調査した「私宅監置の状況」で、政府により命じられて家族などがやむを得ぬ状態で座敷牢や私宅監置をしたのを描写して報告した。（前述）

　戦後の精神衛生法は「家族宅」・「私宅」を「精神病院」に置き換えて監禁したものに過ぎない。しかし、国民一人ひとりが患者家族の立場に身を置けば、「誰が好き好んで身内をそうした形で軟禁させる親があろうか」、「医療を施す病院というから、受診・入院させ、治療してくれると言うから入院させたのである」と言うであろう。これが精神障害者家族（筆者）の言い分である。本来は自分たちと同じ社会で暮らしていくところを隔離された環境に不本意ながら送り出している（送り出さざるを得ない家庭内摩擦による危機状態の中だった）のである。しかし、事情を知らない一般市民はこうした結果を現象的にしか理解できるものではない。事情も分からないまま一般市民は隔離状態にある病人や鉄格子を装着した精神科病院を危険視することとなる。近年におけるマスコミの発達で「ライシャワー大使刺傷事件」や「附属池田小事件」などのように現象面を大きく報道されれば、市民はやはり「危険説」を信じてしまうであろう。（コラム1にもある）

　「遺伝説」はどうであろうか？　昭和23（1948）年に制定された「優生保護法」（法文に添付された中に精神分裂病と精神薄弱が一覧表となっていた）とその思想（社会的に有用でない者の抹殺思想）も確認しておく必要がある。我が国の西洋「医学」導入の過程は、オランダやドイツの身体医学（生物学的精神医学）に基づく系譜を持ち、それに並行して精神医学分野ではフランス・アメリカなどの力動精神医学（社会精神医学）などが

導入・紹介されたが、やがて「生物学的精神医学」がまずは大学医局を中心に広がっていき、それはやがて民間精神科病院の主流の治療法として必然的に生物学的観点から、薬物中心の治療展開に結びついていった。欧米では主流の治療法といわれる精神療法、精神分析療法、環境・社会療法等などの様々な試みは、常に確定的な治療技術というより不可視的で抽象的な限界を持つと思われ、その効果評定に多くの時間を必要とする。そのため我が国の社会保険診療報酬制度の枠内に取り入れられにくく、標準型精神分析療法を除いて導入が遅くなっていた。しかし、その標準型精神分析療法なども実際にはほとんど使われなくなっていった。

　日本の優生保護法は、ドイツの遺伝病子孫予防法に源を持つ。ゲルマン民族優生説を根拠に「不良な子孫を産まないようにする」とし、遺伝する疾患として「強度の精神分裂病、強度の知的障害」がドイツ精神医学者によりユダヤ人以前の虐殺の対象となった。その流れを汲んで我が国でも昭和23（1948）年、優生保護法として取り入れられたため各地に優生相談所が保健所毎に併設され、身近な存在として優生思想は広く市民に伝わり多くの当事者や家族はその影響（遺伝説）を重く受け止めざるを得なかった。多くの知的障害者、精神障害者、ハンセン病患者等が妊娠中絶や断種などの優生手術を受けさせられた歴史があり、そうしたことは結果的に市民や家族が精神の病気に際して遺伝説に大きく影響を受けてきた。やがて平成5（1993）年の優生保護法改正時に全家連は政権与党議員（自民党社会部会長衛藤晟一氏）と共に、それら条項の科学性と客観的論証の不足を理由に遺伝一覧表の削除を要請して母体保護法になった。平成の時代の終わりごろになり当事者からの訴訟活動と毎日新聞のキャンペーンで優生保護法の不妊強制手術問題が大きく取り上げられた。

　「不治永患説」はどうだろうか？　日本の近代化途上では、昭和47（1972）年労働安全衛生法の中に「病者の就業禁止」条項が存在し、後年精神障害者の職業リハビリテーション、就労、就業支援に大きく支障を来たすことになった。企業主側が長い間「病者を雇用してはいけない」と指導されているのだから、「病者は働かせてはいけない・働けないもの」という考えに傾斜してしまったのである。また、各種専門資格制度に「欠格条項（精

神障害者ゆえに資格取得不可）」が規定され社会復帰、就業を望む障害者には高いハードルとなった。結核などもその典型であるが、時代が変わり治療技術が進歩すると、成人病などの慢性疾患でも働きながら「通院して治療」できるようになる。また多くの疾患が感染しないことがわかると、必ずしも入院を必要とせず「労働」しながら外来受診で「治療」が可能なケースが多く現れた。しかしながら、精神医学には「治癒」の概念がなく、「完治（治癒）したという証明がない限り就職志望者を雇えない」という企業主の言い分の前に、復職や就職希望の精神障害者は大変困っていたのである。まして、入院者は長期化のためほとんど失業（職）状態にあった。その多数の存在が国民に益々精神病を単なる「慢性病」として認識させたことが、「不治永患」のイメージにつながったと言えるのではないか。患者や家族達も身内に発病者がいない間はこれらの歪んだイメージは他人事であったが、ひとたび自分達の問題となると非常に深刻な事態となるのである。私はそれを長期間経験した。

　このように精神病の認識は、断片的な情報や精神病自体が持つ不可視性という特有の性質によって形成されてきた。それは法制度の進展にも現れている。「疾病」なのか「障害」であるのかという二者択一的認識、つまり、「治療の対象」なのか「福祉の対象」なのかという狭間でその取扱いが定まらなかった。法制度の変遷や社会的扱われ方はそのまま精神病への一般的イメージ、認識の歴史の反映である。以下、具体例をあげておこう。

　昭和24（1949）年に身体障害者福祉法、昭和35（1960）年には精神薄弱者福祉法が成立して、法体系の中でそれぞれの障害者は障害福祉サービスの対象とされた。当時の医学界の認識は、例えば足切断は現状復元が困難（治療不能）で医学の限界であり、欠陥固定は障害と言われ福祉サービスの対象となった。しかし、精神障害者は昭和45（1970）年に成立した心身障害者対策基本法の対象には時期尚早として含まれず、昭和56（1981）年国際障害者年決議で「疾病と障害を併せ持つもの」として、平成5（1993）年改正の「障害者基本法」でようやく福祉の対象とされ、それが精神保健法（保健福祉法）にも具体化され、障害者自立支援法へと引き継がれた。このおよそ30年のブランクの時が日本の高度経済成長期であり、身体障害

や知的障害の福祉は大きく伸び国民の理解がなされるようになった。

　障害基礎年金などの障害者ゆえの生活保障としての制度化は、昭和50年ごろから申請主義により実施されるようになった。しかしそれまでは精神科主治医による「廃疾認定」が必要書類だったため、医師の判断で「障害年金対象は固定障害である。ゆえに、精神の病気は該当しない」と主観的、恣意的に判断され申請できない人が続出した。精神障害当事者の申請そのものが否定されがちだったのである。この面でも医師のパターナリズムが顕れていた。

　また、その後においてマスメディアの事件（マイナス）報道による入院促進化があげられる。（マスコミの世論形成影響力）たとえば①ライシャワー大使刺傷事件、②新宿バス放火事件、③羽田沖日航機墜落事件、④丹

[図2-7-1] 障害者雇用の状況

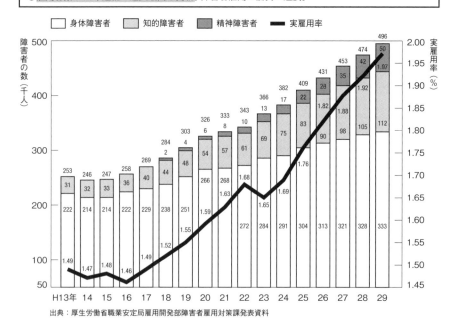

出典：厚生労働省職業安定局雇用開発部障害者雇用対策課発表資料

羽兵助元労働大臣死傷事件、⑤附属池田小事件、などがあげられる。これらが大きくニュース報道されるたびに、精神の病いは「警戒対象」、「治療対象」としてのイメージが増大し、障害を支援すべく「福祉対象」としての側面が国民理解に浸透しなかった。

　国際障害者年決議後に国内医療界でも精神「疾患」と精神「障害」の共存規定が確認され、従来、「精神衛生実態調査」による推計値であったものが、平成10（1998）年からは医療「受療患者数対象者」数が精神障害者数と認定され、医療サービスと福祉サービスの両方の対象となった。そして心身障害者対策基本法から障害者基本法へと改正され、障害者自立支援法として他の障害者なみに福祉対象として法制化された。しかしその施策の中身や展開は現状でも対象者数から見れば未だ数段の差があるものの、障害者雇用の状況においては変化が起こりつつある。

注解説

＊南山浩二　成蹊大学教授、社会学
＊石原邦雄　元東京都立大学、社会学
＊竹端寛、山梨学院大学教授、障害学
＊クリフォード・ビアーズ　アメリカ精神病院入院体験者、世界精神保健連盟の創設者
＊戸塚悦朗　弁護士
＊長谷川敏彦　元国立保健医療科学院政策科学部、医師

■■■コラム

［一精神科医の述懐②］　強制入院の弊害

　当時、私達が教科書や講義で学んだ精神医学とは一体なんだったのだろうか。精神症状一つひとつが専門用語で定義つけられ、病名がつけられていた。それは如何にも客観性を満たしていて科学的なように見えはしたが、その症状夫々に内在する患者の心理については皆目説明されていなかった。多くの精神科医は、精神症状の中で必死に生き抜こうとしている患者の心を見抜く眼も心も持っていなかった。当時の精神科医の中には、むしろ神経学で精神病を解明できると錯覚している人が多かった。人の心を最も大

切にする筈の精神科医が、精神病患者に対する暖かさや親切、思いやりなどと言うものを持たず、短絡的につけた病名で患者に対応していたのではなかったろうか？　そうでなければ統合失調症の人を、いとも簡単に鍵と鉄格子の病棟に強制入院させ、治療しようとした専門家の行為の説明がつかないのである。勿論私も例外ではなかったが。昭和29年の厚生省通達である精神病院の建築基準には、何のためらいも恥じらいもなく「不潔患者」「好褥癖」と言う言葉が使用されている。行政通達だからといって事務官だけで作成したわけではない筈であった。…中略…

　「不潔患者」とは、大小便や食事が出来ずに、自分の身の回りを極端に不潔にしてしまう患者のことである。つまり裏を解せば、看護、介護が十分に行われず看護の手抜きのために起こる不潔状態をこのように呼んでいたのである。「不潔」の責任を、医療者の側にではなく、患者の側において「患者が駄目なのだ」としていたところに当時の医療者や行政官の患者蔑視の姿勢を見ることが出来る。

　「好褥」とは、食事やトイレ以外は蒲団をかぶって横になっていることの多い患者の状態のことを表していた。終日何もせずにいる状態のことを無為、自宅で家族との会話も避けて自分の部屋に蟄居する状態を閉居等と医療関係者は平気で呼んでいた。このような表現を用いていた当時の医療者の根底には「怠惰な患者」「道徳をわきまえない悪い患者」と言う、社会的な価値観に基づいた患者蔑視の意識があったことは否定できないのである。

　更に「閉鎖病棟に入院させられた患者は外出も散歩も出来ず、文字通り病棟の中に閉じ込められている。テレビを見たくともテレビは病棟に一つしかない。チャンネルはアルコール中毒患者など他の病気（性格異常は今で言う人格障害で治療の対象ではないと言いながら多くが入院していた）で入院している気の強い患者が握っているから、自分の好きなチャンネルに合わせることは出来ない、退屈しのぎに運動不足の解消にと廊下を歩けばすかさず「徘徊患者」と言われてしまう。狭い病棟内で独自に何かをしようものなら、看護者や気の強い患者に迷惑がられ小言や苦情が返ってくる。食事だけでもマイペースでゆっくり食べようと思っても、精神病院は

看護者が少なく歩ける患者はデイルーム（兼）食堂等で決められた時間に一斉に食事をさせられる。一人だけゆっくり食べていると早く食べないと後片付けが大変だと言われる。小心で劣等感が強い常に神経がぴりぴりしている人なら、こんな環境は苦痛であり到底耐えられるものではない。「退院させてほしい」と言うと、医者は「病識がない・まだ治ってない」と言って退院させてくれない。蒲団を被って寝ている以外に方法はなくなってしまう。これを医療者は「好褥・無為」とカルテに書くのである」。…中略…「それでは開放病棟なら問題はなかろうと考えがちだが、ことはそれほど単純なものではない、内科や外科に一度でも入院した人ならお分かりいただけると思う。疼痛を始めとする身体に苦痛のある時は誰でもベッドに寝ている。医者や看護婦が高圧的で威張っていようが何と言おうが、ひたすら彼らの指示に従って病気を治そうとする。ところが身体の病状が回復して元気を取り戻すとそろそろ散歩でもしたくなる。患者はナースステーションへ行って散歩を希望する。「散歩の目的は何か、何処へ行くのか、時間までにちゃんと帰院できるか」等など。はじめから不信に充ちた厳しい尋問をうけることになり「もっと早く希望を出すべきだ」など嫌味のおまけまでつくこともある。一般の患者でも嫌になってしまう。患者が気の弱い人だったらそれだけで叱られた気分になる。そんな嫌な関所を潜り抜けて散歩する必要はない。蒲団を被って寝ているほうがましだ。小心すぎるほど小心な統合失調症の患者なら尚更「無為好褥」とならざるを得ないのだ。

　統合失調症の人の、無為好褥と言われた状態の多くは、実は閉鎖病棟内の看護や医者などの姿勢によって起こる状態、すなわち「医原病」であった。小言と叱責の避けられない集団画一的患者管理。刑務所方式とも言われるこの管理の下では、長期入院生活を送り、対話なく孤立し、病棟内で茫漠とし毎日を送っていると陳旧性分裂病（失調症）とか荒廃分裂病患者と言われたものだ。徹底した個別看護方式をとれば看護者の同伴散歩や近くのスーパーへの買い物など、患者一人ひとりの心を尊重した個別看護の実施により、いつの間にか一人で或いは患者同士笑顔で町の中を闊歩するようになっていくのだ。

ところで患者の、無為好褥に対する過去の精神医学の専門家や行政の重大な錯覚はとんでもないおまけまでつけてしまった。戦後の貧困と食糧難の時代には「働かざるものは食うべからず」と言う倫理観が国民感情の中に浸透していた。新日本国憲法は、国民の三大義務の一つに「労働」を掲げてきた。統合失調症のように、身体はどこにも悪いところが見えないのに働かない「怠惰な患者」を何とか働かせようと医療者が一生懸命になって考えたのは、全国のどこの精神病院でも「患者への働きかけ」「作業療法」と称して、患者の心への配慮なしにただひたすら医療者の人道主義から、病院の敷地内での農耕、花壇作り、果樹作り、病棟内での手内職作業、院内清掃へと患者をかり出して行った。しかしひとたび全国の精神病院に浸透したこの処遇はやがて作業療法として（昭和49年）診療報酬点数化になった。

注：昭和62年の精神保健法までわが国には一般科でとられている自由入院という手続きがなかった。措置入院にしても同意入院にしてもいわば強制入院であり非自発的入院である。昭和40年から昭和60年代まで多くの精神科病院への入院の現実の方法は、圧倒的に強制入院という非医療的な治療導入だった

コラム出典：渡辺博（北海道函館、渡辺病院長）著『アマリリスは咲いても—精神科医その生と死』NOVA出版、1991年

第3章

身体医学と精神医学の異相

訴うるわれに「ゆっくりしなされ」と精神科医は口寒く答う

（東瀬戸サダエ『風の歌を聴きながら』）

社会的入院については、前章まででその定義や概念について確認してきた。ここでは社会的入院の原因などを探求するために、「精神医学」（医療）を市民感覚としてはどのように理解・認識されているかを確認したい。日本の多くの精神科病院で長年行われてきた医療行為を、「市民が体験する」という視点からまず分析してみよう。

第1節

身体の病気と精神の病気の診断と入院および療養生活プロセスの違い

　市民感覚で言う「医学」「医療」のイメージはどんなものだろうか。ほとんどの人々は「身体」（からだ）の故障・不調（苦痛）に対して医師に診断を依頼することから始まる。故障部位・不調の症状を診察・確認され、聴打診から検脈に続き各種検査（生化学的、生理学、血液検査、画像検査など）の後「診断・治療方針」が下される。そして、これに基づき「通院治療」として薬物の投与を受けたり、場合によっては「入院治療」を受けることになる。常識的な意味合いで成人であれば自分の意思決定により、一連の医療サービスは自発的に得られる事柄と言ってよいだろう。患者の了解の意思をもって治療行為が進められていくというのが大方の医療の共通イメージである。

　しかし、初発時は精神神経衰弱と診断された兄を抱えた筆者の経験や保健所・精神科病院・診療所の精神科医療の現場での職業・研修体験からみると、精神科医療場面では事情が大きく異なっている。医療と言いながら明らかに身体の病気と精神の病気についての診断・治療過程などには内容的に入院手続き等の点で大きな違いがあり、その相違点について疑問を持ち続けながら精神科ソーシャルワーカーとして職業生活を過ごしてきた。ここでは、あえて市民感覚としての「医療」について実際の治療現場風景を念頭において身体医療と精神科医療の差異を浮き彫りにしたい。

　※例えば日常的な病気である盲腸（虫垂炎）の発病（盲腸事例）を考えてみると、患者の多くは右下腹部の激しい痛みと痛みの部位の特徴から盲

腸の可能性を考え、患者自身が治療の必要性を自覚し病院を受診する場合が多い。更に入院の必要性を医師から説明されれば、突然のことであってもその必要性を理解し、苦痛軽減のため自身の健康のためにも入院を自己決定する。そのため、盲腸の入院では本人以外の意思決定で入院することは幼児などを除いてまずあり得ない。そして、手術という治療が終われば患者自身が持つ自然回復（治癒）力に期待することができ、そのための静養期間を過ごすことに入院の意義があるのである。そして、その期間は長くても数日から1〜2週間程度（結核の場合はもっと長かった）である。

　一方、入院以外に精神科の受診に至るケースを挙げてみよう。神経質で細かいことが気になる人がいたとする。彼はまじめ人間という評判どおり細心で几帳面であり、職場で一寸したミスをおかし、上司からきつい叱責を受け、そのことが気になり不眠状態となった。数日過ぎても毎日が不安で、やがて職場に行くことが出来なくなった。心配した妻が内科医院に連れていったが、諸検査の結果はどこも身体的異状がなかったので内科医は軽い睡眠薬を処方した。数日後に一応職場へ復帰したが、1ヶ月に2回ほどの診察治療のあと再び不眠を訴えると、内科医は精神神経科の外来受診をすすめた。しかし郊外にある精神科病院の外観に鉄格子のはまった病院の印象から彼は受診を拒否した。一方職場でも毎日びくびくしながら仕事をするため、ベテランなのにミスが多く、そのことでまた上司から叱責を受けたりすることなどが重なった。本人はまた出勤できなくなり、毎日家でぶらぶらしていて妻とも摩擦が多くなった。今度は妻からも精神神経科の外来を勧められ、ようやく駅近くのクリニックに受診した。いくばくかの服薬の結果よく眠れるようになり、やがて職場復帰を果たし服薬を続けながら昔と同じように通勤できるようになり、妻とも冗談が言える関係（間柄）に戻った。このように自主的な受診であれば入院に至らないケースは実際に多々あるのである。ここでは、この事例を「神経質事例」と呼んでおこう。

　※次に別な症状の精神疾患が発症した時、またその病態に強い幻覚・妄想状態などの急性期の場合の受診はどうなるだろうか。彼らの生活が病状に支配されるような病態（幻覚・妄想事例）の場合、例えば、他人が自分

を電磁波などで攻撃してくるなどの被害的意識（妄想等）を持った場合である。本当は誰も彼に攻撃など仕掛けていないのに他人に反撃（攻撃）意識を持ってしまうと、その対象者やそれを防止しようとする家族に対してトラブル、乱暴、傷害事故などを起こしてしまう可能性があると予測される。このような場合、今でも精神科でとられる方法はいわゆる妄想を持つ個人の強制入院措置である。家族や他人に攻撃（害）を与える危険性（他害性）があり、家族などによるケアが（依頼）困難と判断し、たとえ本人から入院の同意が得られなくとも、保護者などの同意で昔は同意入院（現在は医療保護入院と言う）手続きがなされてきたのである。つまり、本人の自発的意思によらずに強制入院させざるを得ないという訳である。こうした場合でも諸外国では出来るだけインフォームドコンセント（本人に説明・同意）を尽くし、法的適正手続き（デュープロセス）をした上で強制治療（入院等）を始めるのが通例である。しかし、我が国ではそれらが省かれがちであった。

　※さて、「盲腸事例」と「他人を攻撃してしまう精神の病気（妄想・幻覚事例）」の人との入院の大きな違いは、入院に本人の同意があったかどうかということである。「神経質事例」では、何とか外来クリニックに不承不承でも受診したから良いようなものの、当初はやはり鉄格子のついた精神科病院受診を強く拒否した。これを専門家は、精神科（病院）に対する偏見・誤解と言う。しかし、市民感覚や当事者の立場から見れば受診を拒否するのも尤もなことである。問題を整理すると次のように言えるであろう。

　本人の同意が得られなかったのに入院させるということは、当然本人にとっては強制的な入院になるわけだが、なぜ日本の精神科医療ではこのような強制入院が人権侵害ではなく治療と言いうるのだろうか。それはこの病態が「自分を傷つけるとか他人に害を加えるおそれがある」とする予断が前提としてあり、不同意の場合でも直ぐに治療の必要な精神疾患の急性期症状を意味する病態であり、またこのまま放置することは社会（多人数）の安全に対する危険の可能性があるという点で治療の対象とされるからである。この公衆にとっての安全という観点から強制的な治療が優先さ

れることは、他の医療領域にはない特徴と言える。精神科医とりわけ精神
保健指定医は、非・反社会的な行為を及ぼすと予想される者から社会を防
衛するという意味で、法律や社会倫理を推断する役割が付与されているの
である。過去にはそう機能してきたと思われる。つまり、病状による影響
が、患者と治療者以外の第3者（すなわち社会関係、家族、他人）を巻き
込む可能性を孕む場合がある。身体に関する医療（治療）は病者と治療者
だけの問題で比較的済むが、精神科医療の場合は患者の非・反社会的行為
から社会を守るという別の役割が発生しているのである。（効果的な治療
を受ける権利、治療を拒否する権利という見方もある。）

　もっとも身体医療にしてもその疾病が感染症ならば、家族や第三者への
病原菌の感染を防ぎ他者（社会）を防衛するという意味で、伝染病等隔離
病棟での治療として医療を優先し患者を隔離する例はある。しかし、これ
は精神科での身柄拘束とは根本的に性質を異にしている。なぜならば患者
自身の拘束が目的ではなく、社会から隔離すべきは病原菌そのものである
からである。

　先述したが、身体医学診断の場に至る多くの経緯は、人間の「身体」の
全体構造（五臓六腑・手足、頭部）もしくは「身体」の一部構造への目に
見える怪我や症状・病状などや、本人の感覚としての違和感や機能不全感・
不快感、疼痛などが感じられることにより、それを自ら周囲に訴え、ある
いは止むを得ず納得して医療機関・医者のもとに受診することが多い。そ
して医院も病院も、そのほとんどが市街地に立地し市民が住む個人住宅か
らの入・通院治療に適した設置をしていることが多い。そこへ受診した場
合、診断技術としての方法は多くが何らかの生理学的、生物学的、生化学
的な検索・検査（これらを科学的根拠・エビデンスと呼ぶ）により数値化
もしくは画像（可視化）化され、その結果、病原菌や病巣の存否が発見さ
れて診断（診断名が確定）がなされ、本人に説明・告知される。そこで患
者として了解（納得）して治療（受療）の決断を本人が決める場合が多い。
こうした身体医学の診断・治療技術、インフォームドコンセント・受診（入
院）の方法については、現代ではほぼ世界共通（グローバル）であること
も常識的特徴である。入院に至った場合でも、外部から隔絶されることな

く面会などがしやすい様、地域社会に配慮された病院構造をしている。これは市民感覚からして誠に納得行くところである。

　一方、精神科診断の場に至る経緯は、多くの場合、精神科の症状が本人には何らかの不全感や不快感が身体に、また心理・精神的に感じられているかも知れないが、その違和感は社会生活上の摩擦として家庭や職場などの社会、人間関係摩擦、コミュニケーション障害として現われることが多い。また本人から症状の自己表現がなされないと同時に、いわゆる身体や外見上には「不可視的」にしか表現されない特徴があり、他者から見て、いわゆる人間行動面で大多数の列から離脱ないしは逸脱した行動（ひきこもり、不登校、欠勤など）や言辞（感情興奮、独り言、妄想、空笑い、ニヤニヤ笑い等）となって現われると見られている（本人に病識・病感がないのが特徴であるとされる）。そして精神科医の診断の手順は、多くの場合、本人に一定の愁訴がある場合は、本人との「問診」（面談による愁訴の内容や経過の聴取）が行われる。そして上に述べたような一定の身体医学的検索が行われて、そのほとんどが多くの項目に異常なしと判断された場合に、それが故に、精神科受診を勧められ精神科的診断が下されるのである。

　しかし、精神科診断技術としては身体医学のような生理学、生化学的検索や画像検査などの諸検査による所見がほとんどなく、もっぱら医師の見立てによるものとされている。その多くはWHOのICD（国際疾病分類D）の基準との参照に基づく判断結果、もしくはアメリカ精神医学会のDSM（精神科診断統計分類マニュアル）分類に準拠し病状の存否の判断が、精神科医院、病院の医師により指摘されるところが精神科診断の特徴と言われている。

　日本では、多くの場合本人の意思による判断ではなく後見人や家族など精神衛生法以来「保護者」として規定された立場の人の「依頼」や「同意」のもとで、「強制入院」（施設収容）という治療導入方法がとられてきた。そのため入院を納得しない患者は直ぐ「離院」（逃げる）もしくは治療を拒否したがる。そこで病院側は建物に（医療法に基づく）離院防止のための遮断隔離のために鍵や鉄格子などを装備し、いわゆる一般的に見た「医療」「病院」という市民イメージとは違った外観や内容を持ってきた。例

えば、離院防止のためあるいは自傷行為や他の患者やスタッフへの危害防止などのためと称して保護室・隔離室もあり、その他多くの行動制限システムであり、また入院生活・集団生活に自宅や社会では持っていて当たり前と思える生活用品などの持ち込み禁止（制限）などがある。

　日本では精神病院が設立され始めた時、厚生省の通知で病院設置基準が特定の病室設計が図られたため、西欧では一般的になった開放型病棟を運営する精神科医療機関が少なく、ほとんどが閉鎖病棟中心に設立運営されてきた。また入院手続きにしても本人中心ではなく後見人・同居家族などの「保護義務」に基づく同意手続きが求められる法制度であった（昭和62年の法律改正まで本人の意思に基づく任意入院そのものが精神衛生法では認められていなかった）。

　このように、病状診断までは普通の市民も理解できるが、家族など保護者同意の（本人の意思・同意なき）強制入院（身柄拘束）、インフォームドコンセントなき強制入院治療は、当事者や一般市民にはあまりにも非医療的で反医療的な人権を無視した事柄である。そして、これらの手続きが裁判によらず、医師の裁量という方法のみで行われてきた。このようなことが日本列島全体で展開されたため、後日大きな齟齬をきたすこととなったのである。

第2節
「精神鑑定」「精神医学的診断」の意味するものと問題点

　精神医学では人間行動及び心神機能の分析などを「精神鑑定」として刑事訴訟法、民事裁定法などを根拠に裁判官から求められる特徴がある。これが、身体医学との大きな相違である。例えば警察官職務執行法において警官が挙動不審に思える人物を職務質問したとしよう。しかしその人物の言動（応答など）が少し不自然・予想外・常識外と思える反応をした場合、警察官は防犯上の観点から、更に詳細の判断を専門家として精神科医に求める手続きをする。あるいは道端で見知らぬ通行人に大声で話しかけたりや一人笑いなどの行為がある場合、例えば警察官は精神錯乱などを疑った

場合、一旦交番やら警察署に同行を求め、精神錯乱ため、自己又は他人の生命、身体又は財産に危害を及ぼすおそれのあると判断した場合は通報を行う。これを精神保健法では警察官通報という。

そして、精神障害であって自傷他害のおそれがあると判断された場合は措置診察の対象となり、保健所の立合事務委員（私も経験した）より都道府県精神保健課へ上申され、都道府県から派遣された2人の精神保健指定医により措置入院が必要と判断された場合は「措置入院」として国等の設置した精神科病院または指定病院に入院させるのである。この措置入院は、欧米でも同様であるが、昭和25年の精神衛生法時代から、「同意入院」とともに法律で規定されてきた。症状がそれほどでない場合は「同意入院」といって本人の非自発的強制入院が行われた。同意入院というから本人の意思によるものと理解しがちだが、法律で家族などに保護義務を定めてその保護者の依頼に基づき入院の手続きを進めてきた。精神科医に求められるものは、当事者の行動上の判定基準が、法律上や道徳上あるいは教育上著しい逸脱しているかどうかという判断をするのだ。明らかに身体医学とは違う基準である。かつてソビエト連邦においては政治犯が、あるいは狂信的な人が精神科病院へ収容された歴史があるが、精神医学は人間行動や思考内容などを社会的平均値との距離の比較をして判断し、身体医学は健康な人間の身体の器官・機能との異常を諸検査や画像で判断するといえる。

第3節
精神科病院と一般病院との比較

国内外における一般病院と精神科病院の場の比較や国内における病床数を比較してみると、多くの精神病床を長期入院慢性患者が利用している日本の精神科医療の特殊性が読み取れる。

［表3-3-1］一般病床と精神病床の比較

	一般病床	精神病床
公的病床の割合	28.8%	9.6%
平均在院日数	19.2日	320.3日
病床利用率	78%	91%
外来数／入院患者数*	131%	22%

*精神科病院と一般病院の比較　出典：2006年医療施設調査・病院報告

［表3-3-2］精神科医療従事者数の諸外国との比較

	精神科医師 人口10万対数	精神科医師 担当病床数	精神科看護師 人口10万対数	精神科看護師 担当病床数	PSW 人口10万対数	PSW 担当病床数	臨床心理士 人口10万対数	臨床心理士 担当病床数
日本	9.4	30.2	59.0	4.8	15.7	18.1	7.0	40.6
アメリカ	13.7	5.6	6.5	11.8	35.8	2.2	31.1	2.5
イギリス	11.0	5.3	104.0	0.6	58.0	1.0	9.0	6.4
オーストラリア	14.0	2.8	53.0	0.7	5	7.8	5.0	7.8
カナダ	12.0	16.1	44.0	4.4	—	—	35.0	5.5
ドイツ	11.8	6.4	52.0	1.4	447.0	0.2	51.5	1.5
フランス	22.0	5.5	98.0	1.2	—	—	5.0	24.0
フィンランド	22.0	4.5	180.0	0.6	150.0	0.7	79.0	1.3

出典：Atlas county profiles on mental health resources, WHO, 2005

第4節
日本弁護士会の精神障害に対する問題認識

　日本弁護士連合会による社会的入院と人権に関する表現をみてみよう。社会的入院について考察していくと、そもそもの精神科病院への入院形態に問題があることに辿り着く。医療保護入院という日本における強制入院制度は、強制した主体が医師であるのか入院を依頼・同意した家族にあるのかを問わず、入院させられた当事者から見れば、その後の行動制限による不満などが生じてもそれを表現する機会が少なく、まして退院に関しては医師の権限が大きく、家族や社会と大きく心理的亀裂が生じていく。日

[表3-4-1] 地域精神医療に関連するデータの国際比較

	日本	イギリス	フランス	ドイツ	イタリア	アメリカ
精神病床数　1) 注) 日本の多くの精神病床は、長期入院慢性患者が利用しており、他のOECD加盟国では精神科病床のカテゴリーで報告されていない可能性がある　2)	2.66 (2014年)	0.46 (2014年)	0.87 (2014年)	1.27 (2014年)	0.10 (2013年)	0.22 (2013年)
平均在院日数 (2014年) (アメリカのみ2010年)	274.7日　3) 参考：急性期病床限定では55.6日　4)	38.9日 5)	5.7日 5)	24.4日 5)	13.9日 5)	6.4日 5)
統合失調症の1ヶ月以内再入院率 (2009年)	参考：精神科入院患者の1ヶ月以内再入院率11.1%	8.1% 6)	不明	不明	14.0% 6)	不明
双極性障害の1ヶ月以内再入院率 (2009年)		10.3% 6)	不明	不明	9.5% 6)	不明
精神障害者の入院中の自殺率 (2013年)	推定自殺発生率0.15%　7)	0.01% 8)	不明	不明	不明	不明
精神障害者の退院後1年の自殺率 (2012年)	不明	0.14% 8)	不明	不明	不明	不明

藤井ほか「精神科医療に関する制度の国際比較」から引用改編

　弁連はこの問題に関して「現行、精神保健福祉法は、保護者に過重な負担を負わせるだけでなく、患者を強制的に入院させるという制度の医師の診断責任の所在を曖昧にし、同時に、事実上保護者の不同意により退院できずに社会的入院が生じているという現状に鑑み、保護者の義務規定及び医療保護入院における保護者同意の要件を速やかに廃止するべきである。」と見解を述べている。

　また、現在の医療保護入院の要件である「医療及び保護のため入院の必要がある」とは、患者の自由を制限し地域で生活する権利を制約する唯一の実態的要件である。それにもかかわらず、この重要な判断がこれまで精神科医療においては個々の指定医のみに裁量をゆだねられ、かなり緩やかに用いられてきた。すなわち、絶大な権限が恣意的に要入院という形で行使されてきたと言えるのである。その結果、大量入院・施設症化が進み厚生労働省の試算によっても、入院患者の22%に相当する7万人以上の患者が「社会的入院」状態となっている。「社会的入院」が増大した背景には様々な要因があるとは言え、入院の必要性がないもしくは少ないにもかかわらず、これが許されるような曖昧な要件は見直されなくてはならない。また、精神医療審査会委員を担っている弁護士からも、「要件が抽象的過ぎるため該当性（妥当性）の判断が行いにくいという意見が出ている」と言う意見を聞いた。

第5節

日本学術会議における精神障害に対する見方

　「精神障害に対する誤解や偏見は、まず医師の教育の中にも表れているがその理由はどうしてであろうか。その理由として以下の理由が考えられる。

⑴　精神内容の現象は眼に見ることができず、捉えどころがない。一般医学の領域では、疾病の状態を検査などにより異常値として捉えられることが多い。そのような中で、精神現象は、訳のわからないものとして受け止められている。そのことが周囲に多くの不安や恐れを呼ぶことになる。

⑵　精神の異常は常軌を逸しており、おどろおどろしく世界を異にしていると感ずる。それまで、普通にしていた人がある時から様相を異にし、自分との世界を異にする有様は、恐怖であり理解しがたい驚きである。

⑶　原因が分からず、遺伝や家系に結びつける。何故そのような精神状態が招来されるのかも分からず、昔は悪魔憑きや狐憑きによるものとされてきたが、近年になっても医学モデルとしてその原因を遺伝や家系と結びつける考え方が強い。その結果、意味のない差別や偏見を多くの人に与え、家族は精神を患った人を極力隠そうとし、精神障害者が不当な扱いを受けることも稀ではなかった。

⑷　治療法もなく、不治の病と思われてきた。長いこと、精神の病気は特別な治療法もなく、一度罹ったら、一生治らない悲惨な病気とされてきた。かつて「ハンセン病」がそうであったように、忌み嫌われ、恐れられ、隔離され悲惨な生涯を送ることを余儀なくされてきた。治療の可能性があるかどうかは人々がこの病気を受け入れられるかどうかに大きな影響を及ぼすことになるのは言うまでもない。

⑸　原因も分からず、治療法もなく一生不治の病とされ、周囲からはおどろおどろしい病いとして恐れられていたことから、当然、精神障害者は隔離収容されてきた。その結果はそのことの不幸に止まらず、周囲の人

の眼に触れることのない、わけの分からない病気として多くの偏見や誤解を生んできたことは、他の病気にも例を見るとおりである。」

このように身体の病気の症状は、身体（肉体）のどこかの部位（固体の一部）あるいは病原菌が感染した部位などに現われる（可視的）。精神の病状は人間の社会行動など人間の精神・心理関係性の障害に表れる（不可視的）という特徴があるとされる。

第6節
ノーマライゼーションについて

ヴォルフェンスベルガーは著書のなかでノーマライゼーションについてこのように述べている。

世界各国において精神科分野で「医療の近代化の中で現われる現象として、専門家は病理や異常を発見し治療するよう養成されている為、健康や正常な部分を見落とし、ほとんど無いような病理や異常を見つけ出そうとし、そのうえ対象者に優越感と権威（権限）をいだきすぎる。専門家は慣習と既存の機構、価値観に拘束され、従来どおりに病理を処遇しようとし専門教育や職業訓練で教わったとおりに行いたがる。社会的弱者である精神障害者を管理的、収容的、画一的に行動制限することは、世界各国で行われてきたパターナリズム的判断行為であり、その制限行為こそが人間性を歪める悪しき矯正行為（精神科医療）である。

援助を求める人は誰でも自己主張（欲求）と自己決定について一定程度の能力とニーズを持っている。その能力は本人（人間）固有の力量のみでなく外的環境に関係する。個人の生活体験や楽天主義により学習能力、効果も相対的に上がる。しばしば社会からの分離・診断（レッテル・判断）・隔離は、当事者の生涯続くべき社会生活上の発達能力を阻害する。多くの人が誰でも望む家庭や自然な社会環境こそが自然

なものなのである。どんな限界があっても人は皆、生まれながらにして自立とノーマルな欲求を持っているので、それを発展させる機会を保障すべきである。精神障害者にも同様である。」
※出典：ヴォルフェンスベルガー『ノーマリゼーション─社会福祉サービスの本質』より要約

　病気を持つ人も健康なひとと同じように、ノーマルな欲求を持っており、環境によって自己主張・自己決定の能力を発揮できるという彼の指摘は、日本の精神科医療関係者も家族、市民も分かりやすい忠告としてしっかりと受け止めたいものである。

第7節
精神障害者に関する人権論議と福祉の視点

　─刑法39条は人権を守るという建前でむしろ人権侵害をしている─

　社会的入院が生ずるプロセスについて、欧米では強制治療の場合は、司法上の適正手続き（デュープロセス）が必要とされ裁判の判決でその期間が決まる。日本ではその手続きを必要とせず精神保健指定医にその権限をほぼ全面的に付与していることなどが問題であると指摘されている。すなわち、精神科医療における当事者の自己決定能力と医者のパターナリズムの衝突問題である（アメリカなどでしばしば行われる精神科医療における裁判やあるいは患者の治療を拒否する権利の論議は日本ではほとんどない）。そのことが逆に強制治療（収容保護）の反動（特に患者・家族間の葛藤）を生じさせ、その結果新たな「医原病」である「施設症」などを発生させるのである。日本の多くの精神障害者は、現在でも、「精神科病院外来通院→その長期化→短期入院→長期入院（1年以上）→ホスピタリズム（医原病併発）→社会的入院」となるコースをほとんど歩まされる構造上の問題なのではないかと筆者は考える。
　大阪府では、平成16（2004）年から7年間に亘り精神科医療機関に在

院する患者調査を行い、そこでは「1年以上の入院者を社会的入院」と規定し平成23（2011）年まで継続して調査した。「寛解・院内寛解」者及び1年以上の入院者の退院促進を図る意味で調査しているものであるが、そこで重要な点が指摘されている。「入院継続を必ずしも必要としない入院者」（政府の社会的入院者の定義）が引き続き入院しているのは、家族などの受け入れ以外に公的総合保障制度である「住居そのものの確保や就労支援システムなどの地域社会での生活福祉的支援システム（福祉制度）」の不足であると述べている。また退院阻害要因として家族の受け入れ困難を表記しているが「その詳しい理由」などは明らかにされていないことや、病状が残っているとか常識的行動が出来ないとか幾つかの問題指摘があることについて、それらはむしろ長期入院に伴う「ホスピタリズムや施設症候群の結果」であることが医療者側に自覚されていないとしている。

　一方、この大阪府の調査結果や審議会では「社会的入院は医療の名の下の人権侵害である」と明確に指摘している。その理由は、当事者が入院を希望しているのではないにもかかわらず、むしろ医療関係者や家族などが強制的に「入院及び継続」を勧めている点である。関係者は古い「治療的悲観論（治らない、危険、遺伝等）」や「病院経営上の理由」を根拠にして、家族は「高齢化による物心両面での家族力減退による同居継続及び退院受け入れに関する不安」からであるとしている。

　少し具体的に解説してみよう。昭和40年代、50年代における日本の精神科医療における入院治療勧奨が、公衆衛生の向上を大義として、早期発見・早期治療と称し、かなり積極的に推進された。しかもこれもそれも「非自発的入院」を強いるものであるから、その反動が今では退院阻害要因になってしまったのである。以下具体的に述べる。

　過去の行動制限（閉鎖病棟）治療からくるデメリット（それは患者やその家族の心理的・精神的ストレス・トラウマとして内包される）。

　日本の多くの民間精神科病院は、精神科病院建設ラッシュの時代に、そのほとんどを「閉鎖病棟」を前提にして作られた。その本当の理由は、一部の例外的患者を想定して対応するべく出された厚生省のマニュアル「精神科病院の建築に関する特別構造について」の行政指導文書が余りにも一

般化されすぎたからに他ならない。精神科病院に「遮断隔離室」をつくるということ。呉秀三の有名な言葉を現代風に少し捩って表現すると、「此病ヲ受ケタルノ不幸の外ニ、此邦ノ（閉鎖病棟中心）デ（長期入院サセラレル）精神科医療ヲ受ケル（施設病）重荷ヲ背負ワサレル不幸ヲ重ヌルモノト云フベシ」と言えよう。

　当事者にとっては入院に関して広き門、退院に関しては著しく「狭き門」これが社会的入院のポイントであろう。その意味では、わが国の精神科医療における入院の適切性と妥当性の検討が必要である。その比較検討の対象はどうしても西欧諸国の精神科医療の地域精神医療への発展過程との相違である。そしてその視点は、医療社会学的、医療倫理的、生命倫理的及び法律的観点からの検証である。

　昭和62（1987）年の精神保健法にようやく「任意入院」という表現がいわゆる自由入院のかわりとなった。それでも「随時」指定医により「任意入院」が「医療保護入院」に切り替えられるような仕組みである。それとともに、任意入院者が一時的にせよ閉鎖病棟に生活することが現在の精神科病院では数多く行われている。すべて入院した病院の精神科医の判断次第である。すなわち、すべての医師の判断・治療行為はまったくの性善説で貫かれていることが問題なのである。

　約半世紀以上前、過去における欧米の精神科医療も確かに「閉鎖病棟・隔離収容型」だった。しかも日本よりさらに頑丈なレンガや石による建築構造であり、大きな鉄格子や鍵による管理が行われていた。しかしその大量の収容状況の悲惨さと長期入院による弊害（施設症化と非医療、反福祉人権状況等）の経験をした欧米諸国は、ほとんど地域開放病棟型から更に地域医療型に急速に変換した。なのに、何故わが国では相変わらず強制入院（治療）隔離収容型なのであろうか？

第8節

社会的入院に至る本人の諦めや葛藤のプロセス

　日本の精神科医療で数多く行われてきたインフォームドコンセントを省いた「同意入院」といった「強制的入院」（本人の意思に反する身柄拘束の入院）のさせ方は、やがて社会的入院の遠因になる大きな要素である。その理由を以下に述べる。仮に精神症状による病識が本人に希薄であるにしても、受け手の本人は個人的尊厳を著しく歪められ、明らかに不当で、不本意であり、理不尽であり、強いストレスを感じ、自分の人格（社会的生命）を否定されたとの心的外傷（トラウマ）になる。こうした強制入院の場合こそきちんとした「インフォームドコンセント」が必要でるが、単に「良くなったら分かる」という態度の（パターナリステックな）強制治療によって、個人の人格と主体性を否定されたとするネガティブイメージの固着が生ずる。とりわけ同意手続きをした家族との人間関係は、深い亀裂を生じ、強い不信感を生み、以後の人間不信（絶望感、家族と共に生きるという希望の喪失）に陥らせ、なおかつ引き続き家族内人間関係の摩擦と確執の根源となり、長期入院そして社会的入院に至るのだ。

　また「措置入院」にしても、法治国家においての強引な身柄拘束は、司法における警察官の現行犯逮捕や刑事事件に伴う裁判官の司法手続き以外に成立しないという認識こそが市民常識である。精神科医による診断といっても、精神医学、精神医療制度を知らない発病段階の市民（家族や当事者）は理解できないので、我が国の法制度を踏まえたものといっても、きちんと明らかな法的手続き（デュープロセス）を踏むべきである。我が国の精神医学診断のレベルでは、精神鑑定などの診断がかなり恣意的判断になることが多い（実例が多い。例えば事故などを起こし新聞などに報道された場合の精神鑑定は数日から数週間に及ぶが、過去の私の現場体験では簡易鑑定と言って殆ど数十分であった）。

　非自発（同意）入院手続きは、やはり、強制収容の最終的手続きとは言え自分の人格を否定されたという印象を免れ得ない。我が国の多くの精神科医療関係者によるパレンスパトリエ（国親、親ごころ）発想による治療

と言ってもあまりにも強いそのパターーナリズムは、逆に個人の自己決定権を侵し人権侵害になることが多い。やがて本人も家族も、以後、医学という絶対権力の前では無力感にとらわれるものである。本人も家族も、日本の精神保健福祉法下における医師の前では、「自分は自分の人生を決められない」という悲観論にとらわれる。しかも入院した本人の場合は、毎日の生活が狭い精神科病院内で続くとすればまして自己主張は容易ではない。

　以上のように「行動制限を伴う入院生活」は、刺激の少ない長期入院生活とともに、やはり施設症現象を引き起こし、そのことが退院に関する生活設計の希望と力を奪っていくのである。

■■■コラム

［一精神科医の述懐③］ 治療の開始は患者の気持ち尊重が第一

　受診を拒否し、従来であれば強制入院か放置かという二者択一を迫られてきた分裂病者で、これまでに訪問してきた人は100名にのぼる。在宅のまま服薬を開始し、病状の改善をみている人、自分から通院してきた人、家族や医師、ケースワーカーのすすめに応じて自ら入院した人、何らかの形で薬物療法に結びつき、多少なりとも病状や適応状態の改善をみている。このように、繰り返しの訪問によって好ましい効果を示した患者の家族には、共通した傾向が認められていることに注目したい。

　これらの家族の多くは、患者の非常識な言動をも病気のせいと教えられてとらえて叱ったり責めたりせず、むしろ長所に注目し、それを褒め、患者を支えようとしている。患者は家庭の中にそれなりの立場があり、患者と家族との心のきずなや、患者の家族に対する信頼感は保たれている。一方、繰り返しの訪問によっても、服薬を開始することのない人もいる。その家族の多くは、患者の言動をもてあまし、口うるさく小言を言ったり、感情的に叱り続けている。そのため患者は家族の中で立つ瀬がなく孤立し、家族との心のきずなは途絶えてしまっており、家族に対する信頼感はみられず、ひいては訪問者に対しても不信感をもっている。

　また、なかには過去に強制入院の経験をもち、その体験が癒し難い心の

傷となって、いまだに精神医療に対する不信と憎悪をもち続けている人もいる。

　このように繰り返しの訪問も功を奏さなかった人でも、家族が態度を改め、患者を受容しながら支えはじめると、患者と家族とのきずなが回復し、断絶していた関係は修復される場合もある。家族との信頼関係は他の人間関係、つまり医師への信頼感にも結びついてゆき、服薬が開始され治療が軌道にのってくる例を経験している。

　さらには、私達が繰り返し訪問するうちに、患者に対する家族の対応の仕方が変化し、そのことにより服薬を行わなくても、病状が改善する場合のあることは興味深い。このことから、当初は服薬、通院へ繋げようとはじめた訪問ではあったが、訪問それ自体にも治療的な意味合いがあることに気づいてきた。訪問を繰り返すことにより、受診を拒否する分裂病患者に、それなりの病状の改善をみているのである。劇的に病状が改善した例もあるが、多くは家族内あるいは社会内での適応状態が改善され、もはや入院を必要としなくなった状態と表現するのが適当であろう。

　どうしても病状の改善がみられない患者の中には、暴力行為から強制入院となっている人もいる。これらの家庭では、家族が患者に対する対応の仕方に工夫がみられず、患者への叱責・咎戒を繰り返しており、追いつめられた心境の患者がついに家庭内暴力へと発展していったケースもある。

コラム出典：渡辺博（北海道函館、渡辺病院長）著『アマリリスは咲いても―精神科医その生と死』NOVA出版、1991年

■■■ コラム

［一精神科医の述懐④］ 受診者のこころへの接近について

　患者が受診を拒否する主な理由が、自分が精神病とされることへの反発と恐れだとすれば、度重なる訪問で診察まで漕ぎ着けたときに「あなたには妄想がある。だから抗精神病薬をのみなさい」と患者に言ったところで、患者は拒絶こそすれ、服薬するはずがない。私達は抗精神病薬を「ストレスに伴う動悸、発汗、食欲不振、不眠、疲労倦怠などの身体症状に効果の

ある薬」というふうに患者に説明している。その方が患者は納得し、服薬に同意しやすい。この説明では患者を騙すことになり「患者の人権侵害ではないか」と言われることがある。しかし「向精神薬」「抗精神病薬」という名称は無神経な精神科関係者の身勝手、無造作な命名に過ぎない。私達がそう呼称している薬剤もさまざまな自律神経症状に対して効果がある。それを「自律神経薬」と説明したところで決して患者を騙すことにはならない。さらに詳細に薬剤の作用機序の説明を求める患者には、薬は持続的ストレスに伴う脳内ドーパミン過剰症を改善する、いわばドーパミン・ブロッカーだと説明することにしている。「精神症状に効く精神病の薬」とするよりは「身体病に効く薬」と説明した方が、患者には抵抗がなく、納得して服薬に同意できるようだ。

　与薬が開始されると、はじめは患者に信頼されている家族が、その都度薬を患者に手渡して服薬をすすめることは、前にも述べた。何度か服用して副作用がなく、また少しでも自覚症状の改善があれば患者は自ら服薬しはじめる。一方、眠気など些細と思われる副作用でも患者は服薬を中断してしまうことがある。抗精神病薬はごく少量から与薬しなければならない。そして一寸した副作用の懸念でもあれば、夜中でも電話させ、翌朝すみやかに処方を変更する。患者に不安を少しでも与えないための、きめ細かな対応が必要なのである。なお、在宅治療での抗精神病薬は入院治療に比べ少量で病状の改善に効果のあることが多い。大勢の患者の中に入院しているよりも自宅の方が、とくに神経の張りつめたこのような患者にとって、ストレスが少ないからでもあろう。当然のこととは言えこのことは重要である。

　家族のいない単身生活者の場合、私達の経験では薬を一度にまとめて患者に手渡しただけで、患者が自分で服薬しはじめた例はない。このような場合には、保健婦や看護婦、ワーカーの訪問看護が不可欠である（イギリスなどヨーロッパではこのようなケアをするシステム構造である）。患者に心から信頼されている保健婦が毎日患家へ赴き、その都度患者に薬を一錠ずつ手渡して服薬させ、ついに患者自身での服薬に成功した例がある。この患者の幻覚妄想は消失し、今では店員として働いている。

患者が家族と同居していても、家族が患者に信頼されていなければ、患者は服薬を拒否し続ける。このようなときには、患者への対応の変更を家族に求め、患者が家族を信頼する方向へ家族を誘導することからはじめる。家族が患者に口うるさく小言を言ったり、感情的に叱り続け責めたてたりといった批判的、叱責的、否定的態度や放任、回避的態度を改善してもらう。

　患者の長所に注目しそれを評価するなど、受容的、支持的、肯定的態度への変更により、家族に対する患者の信頼が回復し、それまでの服薬拒否患者が家族のすすめに応じて服薬を開始した例、服薬にまでは至らなくても患者の家族への信頼の回復により、患者の病状がいくらか改善した例、なかには幻覚妄想の消失した例まである。

　余談になるが、分裂病圏患者への訪問から、私は外来や病棟の診察室では知り得ない多くのことを学んでいる。その一つは、家族の対応の仕方に影響を受ける患者の病状である。精神病患者の家族療法は、ワンサイド・ミラー付きの診察室よりも、患家の茶の間で行う方がはるかに効果的ではないかと思えてくる。その方が家族関係の実態をはるかに忠実に把握できるからだ。

　服薬が最も困難な患者は、自分の精神力で自分の精神的弱点を克服できるという信念をもっていたり、人生の困苦を何度も乗り越えてきた中年以上の妄想型の人に多い。精神的苦悩を精神主義で解決しようと考えている人達である。そのような人にも訪問を続けている。手ぶらで出かけ、茶飲み話などして帰途につくだけの訪問でも、訪問を重ねるうちに、いつの間にか訪問者を歓迎する様子が見えてくる。近隣との交際のない人達であるから、訪問者が彼らの話を聞くだけでも、多少のなぐさめを感じているのかもしれない。もちろん、それだけで病気が治るわけではない。

　こんなふうに、訪問を重ねても全く治療に導入できない人があることはある。なかには病状が悪化し家族や近隣の許容を失い、やむを得ず強制入院となる患者もいる。分裂病の科学的治療法の開発される以前から、この病気の自然治癒はあったと聞いている。私達は受療に結びつかない人々について、自然治癒を期待し、同時に手遅れを心配する。いずれ受療に結びつくものと一縷の望みを失わずに訪問を繰り返しているが、あせる気持ち

がないわけではない。もっとも。こういう人々は全体からみればごく少数ではある。

　精神病が蔑視され、それに罹患した人々にとって不名誉な時代、不利益な社会、それを嫌悪する家族のいる家庭では、彼らが自分の精神的変調を自ら認めたがらないのは、当然のことだと思う。精神的変調を恐れる心理は健常者にも共通のものであり、これは単に病的心理というよりは彼らの健常な心理がそうさせているとも言える。

　今後、わが国の社会そして精神医療が真に患者を護り彼らの利益となり、精神病患者の信頼を回復するとき、受療を頑なに拒否する患者は減少し、彼らへの往診、在宅治療の必要性は今よりもずっと少なくなるものと私は信じている。その時点まで、私はより良質の精神医療を提供し保障していくために、受療を拒否する人々への患家訪問・往診を続けなければならないと思う。

コラム出典：渡辺博（北海道函館、渡辺病院長）著『アマリリスは咲いても―精神科医その生と死』NOVA出版、1991年

第4章

長期入院に伴う施設症化
その実証的研究の紹介

髪洗ふナースの手つきもの言ひは母子とみまがふ痴呆老女と

(東瀬戸サダエ『風の歌を聴きながら』)

はたして精神科医療は、精神障害者が生きることの手助けとなっているのだろうか。長期にわたる入院生活は、患者の「生きる力」を奪ってしまっていないだろうか。この章では、患者を「閉じ込める」医療の影響とその背景を考える。

第1節
精神科病院入院生活模様

　研究成果を紹介する前に、精神科病棟の生活状況について読んでいただきたい。これは私が看護助手をしていた昔の話で恐縮だが1960年代後半のころの病院内の光景だが、私のような患者家族の心情ではとても精神科病院勤めができなくなるような耐えられない光景が続いていた。

　病院の午後3時はお茶の時間。小さな子どもに与えるような乾菓子や薄い色のついた温いお茶をそそくさと済ます多くの患者たち。看護婦（師）や看護助手たちは、その後に入院患者の家族などから差し入れられた和菓子などを、ゆっくりと勤務室で食べ、自分の家庭のことなどを語り合い談笑している。あからさまに近づいてのぞく知的障害らしき患者や、そっと鋭い目で中を覗き窺う統合失調症らしき患者。私にはそこに自分の兄がいる思いで、お茶もお菓子もろくに喉を通らない。

　午後の散歩の時間には、腰に鍵をぶら下げた白衣を着た若い女性看護助手を先頭に、肩を落として、いささかみすぼらしい7〜8人の老若男女が、町を背にして人気のない田んぼ道に向かい散歩と称した行進をしていく。後ろの男性看護助手の鋭い目と大声の指示に何か違和感を持った。実は、利根川畔で前橋刑務所の刑務官が囚人を労役として堤防工事に出てきた時と、まったく同じ光景なのだった。

　服薬の時間になると、患者が一列縦隊になり看護者の前に立ち、口を大きく開けて薬を飲まされる光景も、私にはいたたまれない思いだった。夕方5時寸前になると少しでも早く帰りたいそぶりの事務スタッフと対照的に、4時過ぎに早い夕食を済ませた患者たちは、何することもなく廊下を

ウロウロしている。熱心な看護者はそれを廊下内徘徊とカルテに記録する。

　昼間は作業療法として、たばこ銭くらいの工賃で、小学生雑誌の付録の箱折にゆっくりと手を動かす程度の患者と、ノルマを急かすスタッフ。夕方早く病棟に施錠をして帰り支度の看護スタッフの、帰り道に寄る夕食の買い物を何にするかと声高に話している声や笑い声が響く病院出入り口。医師も看護者たちも、誰もが悪意でやっているはずがないと思いつつ、しかし私には違和感ばかりだった。これが本当に病院だとしたら、兄が昔同じ群馬県の精神科病院への入院を極端に嫌った理由がようやく理解できた。

　これに加えて、平成21（2009）年時のWebの記録からも、日本の多くの精神科病院の現況に近いと思われる様子をここに紹介する。

　　1週間の暮らし：朝食後の9：00から11：00頃まで、毎日下記のように予定を組まれています。月・木、教授回診。月・火、作業。火、患者会。水、レクリエーション。木、シーツ交換、掃除。金、レクリエーション又は絵画。土、特になし。日、体重測定。

　　消灯は早過ぎてとてもじゃないけど眠れません。ただでさえ不眠なんだし。私のいたところは病棟外に出られないように出入り口にカギがかけられ、廊下は看護婦がうろうろ巡回して歩いてるし、監視カメラもあるので、散歩は出来ません。僕に限らず、よく聞く深夜徘徊する人はいなかったようです。ベッドの明かりは点けていると怒られるので、本も読めません。そんな訳で眠れなくてもすることなし。トイレに行って隠れてタバコ吸ったりしてましたね。

　　（運がよければ）閉鎖病棟内を外出と言っても病棟内をただうろうろできるだけ。私はまず、閉鎖病棟内を見て周った。そしたら、若い女の子に「ヤッホー！」と声をかけられた。この時、「あ、とんでもないところに入院させられてしまった。」と深く感じた。（が、あとで、このことよくよく話すととてもいい女性で初顔の人には緊張感をほぐすために声掛けをしてたらしい。）

　　個室での生活：個室での生活は、わりと普通の病院と似ている。閉

鎖病棟だからといって特段変わったことはない。あえて言えば、夜になったら本とか身の回りのものを強制的に取り上げられるぐらい。

買い物：閉鎖病棟に入院している人は、隔離室の人もそうでない人もお金の管理は自分ではできない仕組みになっていた。病院は小遣い管理料別途徴収しているという。買い物の時間というのが決まっていて、あらかじめ病院に預けてあるお金から、各々の限度額までを売店で使える。これは、精神病患者、特に双極性障害の患者の中には買い物依存症という人がいるから、私が入院していた精神科病院の売店はそれほど大きなものではなかったが、毎日袋いっぱいに買い物をして、両手にぶら下げていた人がいた。中身はお菓子とかカップ麺とか。これらのお菓子をみんなに振舞っていたのだった。完璧な買い物依存症だろう。

　上記のような入院生活や私の兄の長期療養生活を顧みて、こうした各種の行動制限をされ、持ち物も刺激も少ない環境で単調な生活を1年以上続けると、入院者は生活意欲を減退させていくことは想像に難くない。

第2節
長期入院者の施設ケアのあり方に関する調査研究報告

　先述したような日本の精神科病院への長期入院そのものが、大きな「社会的入院」の背景（原因・根拠）になっていることは明らかである。すなわち「長期入院」そのもの、「社会的入院」の実態そのものの「原因」であると考えられる。その重大な根拠は、ずばり「長期入院に伴い必然的に発生する施設症」問題に焦点を当てざるを得ない。全国精神障害者家族会連合会保健福祉研究所（岡上和雄・大島巌ら）では平成8（1996）年に、精神科病院に入院する「長期入院者の施設ケアのあり方に関する調査研究」と題して「施設症と社会的入院に関する実情把握と問題発生の要因解明」を目指すと共に「施設ケア・サービス指標」を作成して問題解決のための方策を検討した。筆者もこの「施設症」の実態把握とその対策に関する研

究班（猪俣好正*）の一員であったのでその内容をこの場を借りて詳しく紹介したい。「精神科社会的入院の実態」を詳しく現していると考えるからである。この調査報告書の末尾にはその「今後の対策のあり方」に言及しているので少し長いがご覧頂きたい。

「長期入院患者の施設ケアのあり方に関する調査研究」
1. 研究の狙いと目的

　　国際障害者年を契機に精神保健福祉の分野でも精神障害者のノーマライゼーションが叫ばれるようになり精神障害者の処遇改善が緊急課題のひとつに位置づけられた。（これを契機に、精神の病気・疾患とともに障害の存在が認知されて、精神の病者＝精神の障害者とカウントされて、平成5年障害者基本法に対象化した）

　　なかでも、精神病院に入院する日本の精神障害者たちは著しく「福祉に欠ける状態」にあることが明らかにされており早急に改善の方策を検討する必要がある。平成5年（1993年）3月に発表された公衆衛生審議会の意見書「今後における精神保健対策について」には、「今後は、単に不当な拘束や処遇の防止に止まらず『より良い環境において質の高い医療を受けること』を目標とすることが必要であり精神病院においてはそのアメニティーの向上を図り、入院患者及び通院患者のクオリティー・オブ・ライフ（QOL）を高める」と共に「通院医療が適切な者については、入院医療から通院医療に転換を推進することが重要」であると述べられている。

　　我々は、平成5（1993）年に全国の精神病院入院者を対象として自記式調査を行い、患者本人から見た入院生活の実情と改善に関する意見、退院に対する要望等を把握して、入院医療の深刻な現状を明らかにした。これを受けて平成6（1994）年には、全国20施設において、医師、看護者による精神症状や生活能力・病棟環境等の評価と、患者自身の退院に対する考えを検討するというイギリスのウイングとブラウン*の「施設症」調査の追試を行った。その結果、「長期間の刺激の

乏しい施設環境が、ひきこもりや感情の平板化、受け身的依存性など
の「臨床的貧困」（施設症と同義語）と深く係る」として彼らの知見を、
日本においても確認することが出来た。本調査研究で目標としたのは、
まずこのウイングとブラウンの「施設症」調査を全国レベルのより多
数の病院で実施することである。それにより「施設症」の過程が全国
の幅広い精神科病院において普遍的に存在することをより明確にでき
ると共に、多数の病院の参加によって経営基盤やスタッフの配置、施
設の活動状況、周囲の社会環境などの多様な状況にある病院が、それ
ぞれ「施設症」の生成を余儀なくされている社会的、制度的構造を明
らかにし得ると考えたからである。

　今ひとつの目標は、今度の施設ケアのあり方を占う主要な論争点で
ある長期入院者の退院可能性について医師、看護者、そして入院者本
人の判断を個別患者レベルで包括的に明らかにすると共に、退院促進
の条件を探ることである。病状が改善しているにも関わらず退院後の
生活条件が整わないために長期入院を余儀なくされている現象を「社
会的入院」と呼ぶが、精神病院が医療機関としての本来の機能を取り
戻すとともに、長期入院者たちが、ノーマライゼーションの理念に基
づいて施設生活に代わる「ノーマルな生活」を地域社会の中に確保す
るために、「社会的入院」の解決は不可避である。更に本研究の最終
的目標は、このような「施設症」や「社会的入院」の悪循環を断ち切り、
問題の抜本的解決を目指すための手段として「施設ケア・サービス指
標」の作成を試みることにある。現在、ゴールドプランで施設整備が
進められている高齢者領域では、施設の量的整備のみならず、施設入
所者の生活の質向上やより多様化するニーズに対応できる処遇内容の
充実が課題となり「特別養護老人ホーム・老人保健施設のサービス評
価基準」が作成されている。近年、医療界でも医療評価機構やISOから、
医療施設の質の向上を平均化するための試みは進められているが、多
数の病院には浸透しにくい。加えて福祉施設に比べ精神科病院の場合、
医師の裁量権に関係するという意見の存在から、これを制度化するこ
とができにくかったと言える）。従ってこの評価基準では、施設生活

のノーマライゼーションが目指され、精神病院等から比較すれば格段
に高い施設ケアのサービス基準が定められ、サービスの向上とそのた
めの条件整備が図られている。このような動きの中で、高齢者施設よ
り一層深刻な状況におかれている精神障害者施設においてこそ、この
ようなサービス基準を作成すると共に、基準達成を具体的に実現する
ための条件整備を進めていく必要がある。…以下略…

2. 調査の概要　…略…

3. 精神病院の生活環境と分裂病の陰性症状
（施設症）
「施設症」は、長期間の刺激の乏しい施設環境によってもたらされる。
社会的引き篭もりや感情の平板化、受け身的依存症など（臨床的貧困）
の状態と定義される。全国20病院において実施した「施設症」に関す
る詳細調査（前回調査）では、対象患者は、概して少なからず閉鎖的
で制限の多い環境にあり、これらの病院の閉鎖性と密室性、生活上の
様々な制限、外部との接触頻度の少なさ、施設生活内容の貧困性、個
人的持ち物の少なさ、看護職員の制限的ケア・否定的な評価等の、刺
激に乏しい施設環境と（臨床的貧困）の指標である陰性症状とが関係
していることが、英国の研究と同様に明らかにされた。そして刺激に
乏しい施設環境は、その背景として病院属性、とりわけスタッフの配
置基準や開放率、平均在院日数、社会復帰活動や社会資源状況に規定
されていることが示唆された。

4. …略…

5. 病棟生活の状況
病棟生活と環境では、入院している病棟は44.2%が開放病棟であり、
8.9%が半開放病棟。46.1%が閉鎖病棟に入院していた。また病棟の性
別構成を見ると53.8%が男女共同の病棟。45.4%が同性のみの病棟に

入院していた。また居室に関しては「4人以下の部屋」の29.3%、「5人から6人部屋」が45.8%であり、「7人以上の部屋」のものが23.3%にも及んでいた。最近3ヶ月の間に保護室の使用のあった者は0.8%であった。夕食時間に関しては「4時46分〜6時15分」までがほとんどだったが、「5時45分〜6時15分」が約4割に集中していることが注目される。消灯時間は「8時46分〜9時15分に集中していた。入浴に関しては「週2回」が57.6%を占めている。「週3回」は31.5%。「週4回以上」は4.2%であった。入浴時間は「午前」が33.8%。「午後」が44.9%。「夕食後から」が7%であった。小遣いに関しては、1ヶ月の金額が「1万円未満」の者が約半数あり、主な出所元別に見ると「家族の援助」と「年金」が夫々40.4%と35.9%と多く、「生活保護」16.5%がそれに続いた。また小遣いを「全て自分で管理している」ものは6.3%に止まっていた。着替えに関しては「毎日着替えている」ものは11.3%に止まっており「週に2〜3回着替える」ものが53.3%で最も多く「1週間ほぼ同じものを着ている」者が12.7%いた。病棟での活動状況と社会での関わりは、最も多かったのは「病棟の清掃や配膳の手伝い」で39.5%であり、次に「スポーツ・レクリエーション」が39.4%、「内職的作業（封筒・雑誌の袋作りなど）」17.9%、「絵画・美術・音楽」10.9%がそれに続いていた。「活動や作業には参加していない」とする者が21.5%にも及んでいた。日中の活動状況を見ると、まず病院外の活動に関しては「毎日参加」と「週1回以上参加」を合わせて6.4%程度であり「参加していない」者が80%を超えていた。病棟外での活動に関しては「毎日参加」と「週1回以上参加」を合わせて24.4%。病棟内の活動は同じく39.4%であった。

　以上をまとめると、週1日以上の定期的に参加している者は、病院外の活動が6.4%。病棟外活動が20.8%、病棟内活動が20.9%で、合わせて48.1%と半数にも満たなかった。これに対して、病棟内外の活動に参加している者は夫々約3割で「活動に参加しない者」は3割近い28.0%を占めていた。最近6ヶ月間の外部社会とのかかわりについては、面会頻度が「1ヶ月に1回以上」の者は25.4%。「6ヶ月間に何度か面会がある」者は38.9%であり「この6ヶ月間に面会は無い」者が

34.8%にも及んでいた。外泊に関しては「1ヶ月間に1回以上」という者が8.3%。「6ヶ月間に何度か外泊がある」者が29.7%。「この6ヶ月間に外泊は無い」とされた者が60.7%にも及んでいた。

　入院生活における個人的な持ち物と所有の禁止では、日常生活に必要なものの個人的な所有は、70%以上の患者が個人的に持っているものは「履き替えの靴」77.1%。「テッシュペーパー」75.0%。「外出着」73.9%であり「ハンカチ」66.6%。「ヘアブラシ」65.6%。「筆記用具」63.2%。「財布またはハンドバック」59.8%。「現金」55.6%。「メモ帳」54.2%。「履き替えのスリッパ」50.4%であった。持っているものの割合が10%に満たなかったものは「テレビ」1.8%。「裁縫用具」2.4%。「ドライヤー」2.9%。「爪切り」8.9%であった。「ハガキ・切手・封筒」を持っている者が23.8%しかいなかった点にも注目される。

　病棟内で所持が禁止されている物品としては、多い順に「裁縫用具」69.6%。「テレビ」56.4%。「ライター・マッチ」56.0%。「爪切り」48.7%。「ドライヤー」41.4%。「現金」22.4%。「（電気）カミソリ」20.4%。「鏡」15.1%など危険物になり得る物や電気製品が上位を占めていた。因みにウイングとブラウンの1960年代の英国の資料では「ヘアブラシ」所有は82%。「ハサミや爪切り」66%。「鏡」52%。「財布やハンドバック」を持っている人は62%であり、単純に比較するとこの時代の英国の患者よりも所有している日常用品は貧困である。

　陰性症状と病棟環境及び生活面では、開放的な病棟ほど陰性症状が低くなっていた。入浴の状況では、入浴回数が多く入浴開始時間が通常時間帯に近いほど陰性症状が低い。更に、小遣い額の多いほど、また持ち物数の多く、持ち物禁止数の少ないほど、外出の自由度が高く、日中の活動状況が活発で活動参加数が多いほど、陰性症状が低くなっている。これらをまとめると、陰性症状と病棟の閉鎖性、日常生活の制限との間には関連性が認められた。以上のとおり対象患者は、少なからず閉鎖的、制限的な環境にあり、日常生活も一般市民は勿論のこと、施設ケア・サービス基準のはっきりした福祉施設と比較してみても制限の多い状態にあって外部との接触も限られたものであった。ま

た様々な活動に関しても、その定期的参加は十分とは考えられなかった。個人的持ち物も限られたものであり、それは一部病棟での所持禁止によってもたらされていると考えられた。

　これらと陰性症状との関係については、病棟が閉鎖的で生活上の制限があり、外部との接触の頻度が少ないことが陰性症状と関連していた。また様々な活動の貧困さ、持ち物の少なさも陰性症状と関連していた。こうした閉鎖的な環境や個人生活の乏しさと陰性症状との間の因果関係に関しては慎重な判断を要すると考えられるが、環境の貧困、刺激の乏しさが陰性症状を強めている可能性は十分に考慮できると思われる。

まとめと提言
本調査研究の要約

　本調査研究では、現在、精神保健福祉領域で大きな話題となっている入院医療の改善のために、特に深刻な問題である「施設症」と「社会的入院」に焦点を当てて、全国の精神病院の実情を明らかにし、問題発生（内包）の要因を分析した。また、これらの問題を解決すべき手段として「施設ケア・サービス指標」を作成して、指標の達成状況を明らかにすると共に、「施設症」や「社会的入院」に係る精神病院の諸問題との関係性を究明して、指標作成の有効性を検討した。

　調査の結果、全国の公私精神病院139施設が協力し、対象施設の総精神病床数は42,063床（全国の11.6%）となった。入院者個人調査では、各施設20名（一部30名）を対象とし、2,770例（97.9%）の回答を得た。対象施設の状況としては公立・公的施設が多く、看護基準などのスタッフ位置が比較的充実した病院が多かった。また開放病床率が高く、社会復帰活動性の高い病院が対象になっている。対象患者については、平均年齢が51.86歳で、今回の平均入院期間は13.48年である。「保護者もしくは主な家族」は「きょうだい」が42.6%を占めて最も多かった。

1）「施設症」の全国実態

　対象患者は少なからず閉鎖的な環境におり、日常生活も大変制限された状況にあった。現在入院している病棟の環境と、対象者の陰性症状との関係を見ると、病棟が閉鎖的で、生活が制限され、外部との接触の頻度の少ない場合、また様々な活動が低調（貧困）で、個人の持ち物が少ない場合、陰性症状が強く現われていた。病棟の社会心理的環境としては、看護者が患者の自立度に対して否定的な評価をする場合、そして、生活の広がりに配慮せず、個人の尊厳を尊重する姿勢に乏しく、危険管理による制限をし、病棟内のコミュニケーションが乏しく、病棟生活環境の自由度が確保されていない場合に患者の陰性症状が強くなっていた。陰性症状に深く関係した上記の病棟施設環境の背景には、病院属性である少ないスタッフ基準や低い開放病床率、長い平均在院日数、社会復帰活動への取り組みの乏しさ、そして地域の社会資源の乏しさが関与していることが明らかになった。病棟施設環境を好ましい方向に変えていくためには、これらの外的条件の改善が必要であることが示唆された。以上のとおり、刺激に乏しい施設環境の下で長期間入院することが、退院に対する無関心や消極性を生み出すというウイング等の知見は、全国レベルの精神病院を対象にした本研究でもその関係性が確認された。今後追跡調査などを実施して因果関係をより明確にしていく必要があるが、我が国の精神科医療機関において「施設症」を生み出す構造が全国に普遍的に存在する可能性が示唆されたと考える。刺激に乏しい施設環境は精神病院を取り巻く厳しい社会的条件に規定されていることから、「施設症」の問題解決のためには、施設ケア・サービスを活発に展開できる条件の整備が必要であることが示唆される。なお陰性症状は①精神疾患自体に基づくもの、②薬物に基づくもの、③施設環境に基づくもの、④その他があるとされる。本研究では①について今回は直接的な把握が困難だったが、②については、薬物療法による影響を明らかにすると共に、③については上記のとおり施設環境に基づく影響を個別に明らかにしてきた。今後はこれら相互の関連性を厳密な研究デザインを用いて明らかにし

ていく必要があると考える。

2)「社会的入院」の実情と改善の方策

　長期入院の退院可能性について、医師と看護者、入院者本人の夫々
の判断を比較検討したところ、医師の退院可能性の評価は、社会資源
が整備されれば39.7%が退院可能というほぼ従来同様な結果が得られ
た。また患者本人の退院意向についても、57.3%が退院を希望してお
り、これまでの調査結果とほぼ等しい。看護者が評価する退院可能性
評価は「小規模ホステルがあれば」の条件で72.3%が退院可能という
非常に高い値が得られた。これらの判断のうち、専門職の評価は、病
状評価や病棟行動評価とよく相関しており退院可能性判断の妥当性を
裏付けている。特に医師の判断は、欧米の研究で地域生活可能な症状
の重症度や社会的機能レベルを把握したSRCやGASの基準とよく一致
していた。一方、医師、看護者、患者本人夫々の退院に関する判断は、
相互にあまり一致しなかった。患者本人の退院意向と専門職の退院可
能性の判断のズレは更に大きい。長期入院者の退院を具体的に進める
上では、これら三者の判断が可能な限り一致できるよう調整する必要
がある。また「施設症」の生成に関する刺激に乏しい病棟環境と、退
院可能性評価の消極性の間に相関があり、「社会的入院」についても、
刺激の乏しい施設環境を背景に生み出されている可能性が示唆された。
従って「施設症」のみならず「社会的入院」問題を解決していくため
には、刺激の乏しい施設環境の大幅な改善が最重要であり、そのため
の条件整備を行うべきことが強く示唆された。（全国の精神科医療機
関が開放病棟治療など地域医療の前提として急速に進めるべき）

3)「施設ケア・サービス指標」の作成と指標の有効性

　今回作成した指標で対象としたサービスは、精神病院を当面のとこ
ろ「生活の場」にする長期入院者の「生活の質」を高め、退院、リハ
ビリテーションを促進するために必要な施設ケア・サービスである。
本指標は、高齢者施設等での取り組みに対応させた標準サービスを設

定したが、その実施率はリハビリテーション活動が活発と考えられる
病院でも非常に低率だった。これは行政施策の公平性の観点から見て
精神科医療施設が大きな問題を抱えていることを示す結果になってい
る。またこの指標は、「刺激に乏しい施設環境」の諸条件とも密接に
関連しており、「施設症」の改善・防止に具体的で明確な指針となる
ことが示唆される。その上で、本指標はマンパワーなど病院の基盤的
条件とも深く関連しており、施設サービス向上のための条件整備を要
求してゆくための根拠になるものと考えられた。

問題解決のための提言
1)「施設症」に対して

　「施設症」とは、長期間刺激に乏しい施設環境が、社会的引き篭も
りや感情の平板化、受身的依存症など（臨床的貧困）を生み出す過程
であり、本研究では、この「施設症」を生み出す構造が全国（の精神
科病院）に普遍的に存在することを明らかに出来た。また「施設症」
と深く関連した施設環境の背景には、少ないスタッフ基準や低い開放
病床率、長い平均在院日数、社会復帰活動への取り組みの乏しさ、そ
して地域の社会資源の乏しさ等が関与することも明らかになった。こ
のことから「施設症」の解決のためには、施設環境が好ましい方向に
変える努力を病院関係者がすると共に、このような状況を余儀なくし
ている外的条件（医療制度）の改善が何より重要である。施設環境の
改善のための基準として、本研究で作成した「施設ケア・サービス指
標」は有効な手段となるであろう。

2)「社会的入院」に対して

　いわゆる「社会的入院」とは、病状が改善したにもかかわらず退院
後の生活条件が整わないために長期入院を余儀なくされている現象を
言い、本調査結果では医師評価で4割、看護者評価では「小規模ホス
テルがあれば」の条件で7割以上と高い割合に及んでいる。精神病院
が医療機関としての本来の機能を取り戻すと共に、入院者の側から見

れば、病状が良くなれば普通の地域生活を営むという当たり前の要求を実現するために「社会的入院」の早急の解決が不可欠である。「社会的入院」の解決の方法の第一はいうまでも無く、比較的重度の精神障害者が安心して地域で暮らせるだけの社会資源を整備することである。現在の長期入院者たちが「福祉に欠ける状態」にある生活を長期間余儀なくされた背景には、国の政策誘導により入院中心医療が行われ、一方で他の福祉領域で地域ケアシステムが進展した時代に、精神病院に代わる社会資源の整備を怠った「行政的不作為」がある。こういった重大な問題を生み出し、かつ放置したことに対して、国や社会は大きな責務を負っており、単に他の障害者施策並みに施策を引き上げるといった対応ではなく、英国が行ったように精神障害者への援助施策の拡大を、社会政策上の最優先課題に位置づけていくことが強く望まれる。現在、精神病院に長期入院している精神障害者の多くはすでに初老期・老年期に差し掛かっており、早急に対策を講じなければ、生涯、社会参加の機会を失ってしまう恐れの強い人たちなのである。「社会的入院」を解決するいま一つの方法は「施設症」への対応と同様に、刺激に乏しい施設環境の改善と、退院やリハビリテーション促進の専門サービスを明確に位置づけることである。退院可能性への取り組みの消極性は、「施設症」に関わる刺激の乏しい施設環境とも相関があり、病棟活動全般の活性化により「施設症」のみならず「社会的入院」の解決を図ることも可能になると考えられるからである。そして、刺激に乏しい施設環境の改善には「施設ケア・サービス」指標の活用と、基準達成に必要な条件整備が行われるべきことはいうまでも無いであろう。

3)「施設ケア・サービス指標」の活用について

　以上のとおり「施設症」と「社会的入院」の解決のために、「施設ケア・サービス指標」の必要性が強く示唆された。また本調査研究の結果、今回別途作成した指標が、十分な信頼性を有すると共に「刺激に乏しい施設環境」を反映する上で十分な有用性を持つことが明らか

になった。今後この指標をたたき台にして「施設症」と「社会的入院」の解決のために有効な関係各層が合意できる実現可能な指標を作成して、社会的認知を与える必要がある。このような指標を作成してその評価結果を公開することによって、精神障害者や家族などのユーザーサイドの人たちが良い医療環境を選択することが精神科医療の領域でも実現するのである。

4）条件整備の必要性

　今回作成した「施設ケア・サービス評価指標」の基準は、ノーマライゼーションの理念から見て、高齢者施設に較べれば大変低水準である。しかし基準に示した標準サービスの達成すら、リハビリテーション活動が活発と考えられる病院でも非常に低率であった。この指標は、マンパワー等の病院の基本的条件や病院の活動性とも深く関連しており、施設ケア・サービス向上のためには、病院の活動を規定する制度的な条件及びそれを行いうる十分な経済的条件の改善が切実に望まれるのである。すでに触れたように「刺激に乏しい施設環境」が「施設症」と「社会的入院」の共通な土壌になっている。これらの問題の根源にある「刺激に乏しい施設環境」の改善と更に背景にある貧困な精神科医療制度や経済条件に対する改革が問題解決の中心的課題ということが出来よう。

第3節
精神科病床急増の中で起きたこと（施設症の温床の理由は？）

　1960年代の病床急増の中で何が起きてきていたのだろうか？　当時は向精神薬の登場で「精神医学の革命」と言われていた真っ最中であり、増設される病院には精神医学を専門の学として学ばない内科、神経科医で開業したり病院長に就任する人が数多くいたと言われていた。あるいは、単に精神病院は儲かるからという利益（投資）目的で開院されたところもあり、そうした非専門家、病院管理者にも患者の行動制限権は一律に与えら

れていたのである。それとともにライシャワー大使刺傷事件のような社会防衛のため措置費の予算の急増も図られていき、やがて入院の1割のオーバーベットも認められるようになって行った。この病床急増の中で起きたことの真相は何だろうか？　グラフを見てみよう。

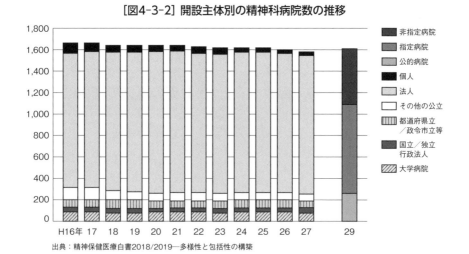

[図4-3-1] 単科精神科病院の許可病床数・医師数・看護師数年次推移

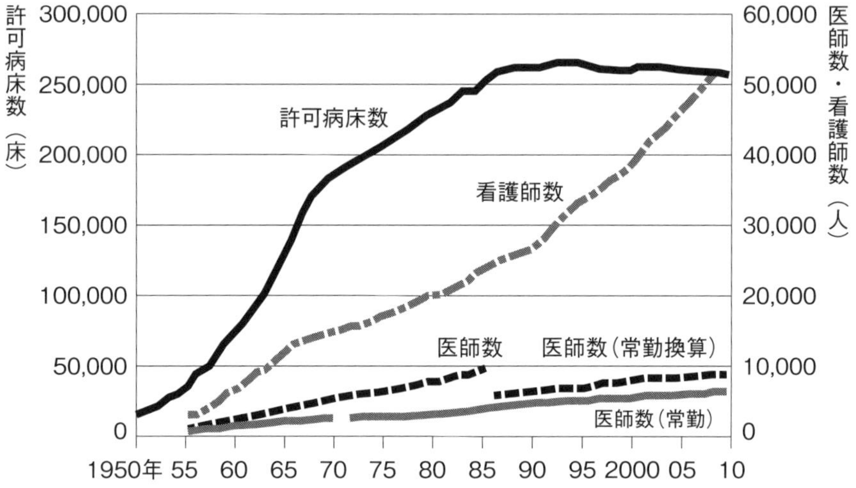

医師数の1987年以降の数値は、常勤換算した非常勤医師数を加えたもの　出典：『医療施設調査・病院報告』

[図4-3-2] 開設主体別の精神科病院数の推移

出典：精神保健医療白書2018/2019—多様性と包括性の構築

　このように膨大な入院患者を抱える一方で、薬物療法以外の治療技術や退院後の受け皿となる施設はほとんど用意されなかった。こうした空白の時間が長く経過し、各種関係スタッフは図のように後手後手ながら補充されていった。

[図4-3-3] 精神科病院入院患者数とコメディカルスタッフ数状況（年次推移）

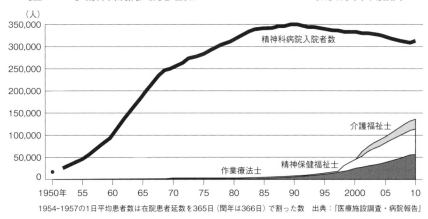

1954-1957の1日平均患者数は在院患者延数を365日（閏年は366日）で割った数　出典：『医療施設調査・病院報告』

第4節
精神科医療の「質」を決める病棟規定、および病棟内医療看護の問題点

　精神衛生法の対象には、昭和40（1965）年の法改正以前では、狭義の精神疾患である「精神分裂病（統合失調症）」「躁鬱病」「てんかん」を中軸としていた。法改正の折、知的障害、精神病質（現在は人格（パーソナリティ）障害）、アルコール中毒（現在は依存症）から、麻薬・覚せい剤中毒なども加え、家庭（社会）生活上逸脱の可能性大と判断される多種多様な人々も含まれていった。また、犯罪者も病人であれば治療対象になると考えられた。このため病棟には院内生活を乱しがちな患者も1人や2人はいることから、スタッフ（看護者等）は次第に監視的、画一的、管理的看護になり、更に精神科病院は厳重な装備（鍵や鉄格子など）をして閉鎖病棟中心になっていくばかりだった。このような背景のもと精神科病院の開

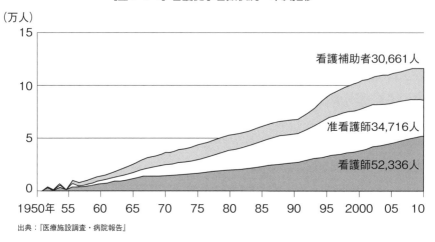

[図4-4-1] 看護従事者数状況　年次推移

（万人）

- 看護補助者30,661人
- 准看護師34,716人
- 看護師52,336人

1950年　55　60　65　70　75　80　85　90　95　2000　05　10

出典：『医療施設調査・病院報告』

放化（社会化）は日本ではさほど広がらなかった。

　さらに、看護職員の質と量については、今まで大きく話題にされること
はなかったが、歴史的に見ると精神科の病院では有資格の看護師よりも看
護人や看護補助者と呼ばれる男性スタッフが多かった。勿論、資格の有無
だけで医療・看護の質や専門性を決めることはできないが、やはり市民感
覚から見れば「医学・医療」には当然専門職を期待する。歴史を振り返る
と精神科は一般科より「正看護師」が少なく、多くの男性の准看護師や看
護補助者と称せられるスタッフで構成されてきたが、近年ようやく正看護
師が充足されつつある。また現状では国公立、大学病院、総合病院精神科
には比較的正看護師が多かったが、民間精神科病院は准看護師、それを補
充する看護補助者の比率が相当に高かった。また国公立精神科病院はかな
りの程度正看護師が入職したが、民間精神科医療機関は准看護師、看護補
助者で補ってきた。この状態を医療の質・量の評価基準としてみれば著し
い低密度の医療といえる。

　藤野邦夫*は、精神科専門研修や学会参加に積極的な病院とそうでない
病院の差が大きいと指摘している。精神科病院で、管理者などが行使でき
る入院者に対する幾つもの制限行為（行動制限）を見てみると、法律で精
神科病院の管理者には、「精神科病院に入院中の精神障害者に一定の条件

で入院者の行動制限が可能」とし、その目的は「医療及び保護のため医師の判断で行う」としている。行動制限に関して、通信（信書）面会の制限・隔離・身体拘束・退院制限・任意入院者の開放処遇の制限などがあり、ほとんど収容所や刑務所を連想させるほどの制限行為が精神科病院入院生活者にある。例えば昭和62（1987）年の法改正までは病棟内に公衆電話もない病院がほとんどであった。

　入院した患者が院内生活に持ち込めるものには制限があり、たとえば、日常生活用品以外は持ち込めず、男性患者の場合、爪切り、カミソリ、ライター、ベルトなど、使い方により「自分を傷つけたり他人への危害の道具になると予測されるもの」として禁止されていた。平成11（1999）年の精神保健福祉法改正では、任意入院者の50%が閉鎖病棟に入院している現状を打開するため,任意入院者は原則、開放的な環境で処遇されることが定められた。開放処遇とは、夜間を除いて、患者の求めに応じて病院の出入りが自由な処遇であり、病院の管理者は任意入院者に対して開放処遇であることを文書で告知することを必要とした。

第5節
診療報酬制度の特徴（治療技術とその報酬）

　精神科医療費の特徴として一般科より、技術料（ドクターフィー）が低く評価される傾向に見られており、いきおい管理料（ホスピタルフィー）により病院経営がなされてきた。

　精神科専門医制もようやく学会認定制度ができつつあるが、これもごく最近のことである。昭和21（1946）年に日本最初のロボトミー手術が行われた。その当時は、インスリン・ショック療法、持続睡眠療法、電気ショック療法などが主要な治療技術であった。特に技術料の根拠となる社会保険診療報酬制度による点数化が大きな鍵になり、たとえば、精神疾患の主たる旧精神分裂病（統合失調症）などに有効な薬が出始めたのは昭和30（1955）年に薬価基準に採用されてからであり、標準的精神分析療法は昭和33（1958）年、昭和47（1972）年に精神科カウンセリング料、精

神科作業療法と精神科デイ・ケアは昭和49（1974）年に設置され、心身医学療法は平成2（1990）年に導入され、抗精神病特定薬剤治療指導管理料は平成2（1990）年より認められ、入院集団精神療法と入院生活技能療法は平成6（1994）年、認知療法・認知行動療法は平成22（2010）年に診療報酬となった。

[図4-5-1] 精神科病床数の推移と専門治療技術

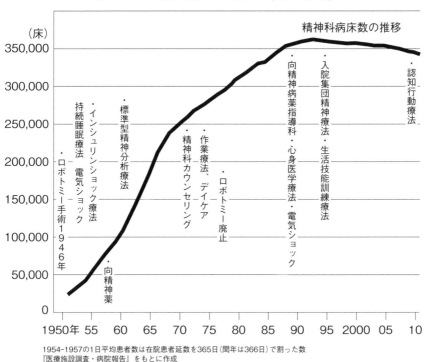

1954-1957の1日平均患者数は在院患者延数を365日（閏年は366日）で割った数
『医療施設調査・病院報告』をもとに作成

　概観すると病床急増期における治療技術は乏しく、また旧式であり医療法特例の低いマンパワー基準すら満たせない上に、看護補助者、准看護補助者中心のケア体制による閉鎖病棟治療内容であった。

第6節

施設症化に拍車をかけた「医療法精神科特例」および「精神病室についての規定」

　医療法に基づく「精神科特例」は過去に多くの批判をあびても現在でも続いている。昭和23（1948）年、医療法第21条では、病院が医師、歯科医師、看護士その他の従業者を有することとし、同年、施行規則第19条で、入院者に対する医師数を「患者の数が16またはその端数を増すごとに1を加えた数」看護師及び准看護師については概数「患者の数が4またはその端数を増すごとに1を加えた数」と定めている。次いで医療法施行令第4条では「主として精神病、結核その他厚生大臣が定める疾病の患者を収容する病室を有する病院は、厚生省令で定める就業者の標準によらないことが出来る」とし、昭和33（1958）年、厚生省事務次官通知では「各都道府県の実情により許可基準が区々にわたり、ためにその定数において相当な

[表4-6-1] 病院に関する主な構造設備の基準及び人員の標準

	一般病床	療養病床	精神病床		感染症病床	結核病床
定義	精神病床感染症病床、結核病床、療養病床以外の病床	主として長期にわたり療養を必要とする患者を入院させるための病床	精神疾患を有する者を入院させるための病床		感染症法に規定する一類感染症、二類感染症及び新感染症の患者を入院させるための病床	結核の患者を入院させるための病床
			1) 大学病院等　※1	1) 以外の病院		
人員配置標準	医師　16:1 薬剤師　70:1 看護職員　3:1	医師　48:1 薬剤師　150:1 看護職員　4:1 ※2 看護補助者4:1 ※2 理学療法士及び作業療法士病院の実情に応じた適当数	医師　16:1 薬剤師　70:1 看護職員　3:1	医師　48:1 薬剤師　150:1 看護職員　4:1 ※3	医師　16:1 薬剤師　70:1 看護職員　3:1	医師　16:1 薬剤師　70:1 看護職員　4:1

※1 大学病院（特定機能病院及び精神病床のみを有する病院を除く。）のほか、内科、外科、産婦人科、眼科及び耳鼻咽喉科を有する100床以上の病院（特定機能病院を除く。）のことをいう。
※2 平成30年3月31日までは、6:1でも可
※3 当分の間、看護職員5:1、看護補助者を合わせて4:1
出典：平成22年12月2日社会保障審議会医療部会資料より（一部時点修正あり）

不均衡が見られる」として「特殊病院に置くべき医師その他の従業員の定数」を定めた。

　また、これに加えて病室も構造面から次の規定を設けている。いわゆる精神病室について、

(1)　医療法施行規則第10条で「精神病患者を精神病室でない病室に収容しないこと」と規定するが「臨機応変の時はこの限りではない」の但し書きがあり、「精神疾患と身体疾患を併せ持つ場合に、双方の重症度を考慮する以前に精神病室への入院が原則になっている」としている。

(2)　医療法施行規則第16条では「精神病室には、外部に対し危害防止のための遮断その他の必要な方法を講ずること」と規定し、昭和40（1965）年の医務・公衆衛生局長通知では「開放的な医療が行うことが適当と認められる者のみを収容する精神病棟においては、遮断設備を必置のものとして取り扱う必要はない」。とあるが、危害防止のための遮断が原則になっている。

　これが日本国内で多くの精神科病院が、いわゆる鍵と鉄格子を装備した根拠なのである。

第7節

精神病院の成り立ち

　繰り返すが、日本では明治33（1900）年の精神病者監護法により警察行政の管轄の下、家族が面倒を見るか、民間病院（公立病院も多少あったが）が医療を施すかであって、国は警察によってそれらを管理するといった構図であった。同法では、まず精神病者を監護する義務を負うものを、その後見人、配偶者、4親等内の親族または戸主と定めている。ここで「監護」とは精神病患者を一定の場所に留置することであるが、精神病患者は、犯罪者ではないのでこれを「監禁」と呼ぶことは出来ず、また、同法には治

療保護に関する条項が全く無かったため「保護」と呼ぶことも出来ず、やむを得ず監禁と保護の中間の意味として「監置」や「監護」という語が用いられたという。薬も治療技術もなく「看護」すらなかったのである。

　この「監護法」では、私宅監置が法定化されたことにより「精神病院」の整備はますます遅れていった。しかもその頃はとても医療と言えるだけの技術もなく、病院のその惨状は当時の読売新聞記事でも「人類最大暗黒瘋癲病院」と表されたことから伺える。（一部には後藤基行氏の言うような保安・治安維持に重点を置かない側面もあり、精神病者監護法は、私宅監置以外にも実は行政主導による公的監置という機能も重要であったことが分かってきている。これは同法第6条に定められている規定に関するもので、病気のため監置すべき患者に家族などで監護する者がいない場合、またはいても義務を履行できない時は、関係する市区町村長が代わりに監護せよ、という内容である。）

　「精神病院法では入院の対象」をどんな人として想定していたのか？身寄りがないもの◎犯罪危険性の予測されるもの◎療養の方法が無い者など家庭・社会不適応者、要するに社会の治安を脅かす恐れのある人という予断と偏見に基づいて、それを精神病患者と見立てて対象としてきたのである。

　日本の精神医学の父と呼ばれた呉秀三教授は、精神医学の定義や精神病の概念について「精神病とは精神症状を主徴とする脳の疾患であり、精神病学すなわち精神医学とは、脳神経の病理学を基礎として精神機能の障害を明らかにしその治療法を見出す経験の学なのである」とした。日本の精神医学は、この思想を根幹にして、「精神現象を全て脳や身体あるいは遺伝子に還元しようとする物質主義（生物学的精神医学）の端緒」としてきていたのである。

　明治大正の時代、精神病は伝染病と異なり、患者を保護して食事を摂らせ一定の衛生状態で生活を保っている限り、生命的危険をもたらすことは稀である。また判断能力が無く、自身を傷つけたり、あるいは他人に危害を加えるような精神病患者であれば入院の必要があるが、この場合でも家族が面倒を見られるようであればそれには及ばない。このような解釈から

国による政策医療の中心は伝染病（感染症）対策に力が注がれ、精神医療施策は顧みられなかった。

　その後、大正8（1919）年に精神病院法になってからは公的精神病院の建設を推進することとなり、今度は「精神病院に入院して治療を受けることによって精神病患者は病から、患者の家族は精神病患者を介護する負担から、一般社会は精神病患者による犯罪や風紀紊乱から夫々解放される」と考えられたのである。それでは精神医学は本当に精神病を治療することが出来たのであろうか。呉の記すところでも、「東京巣鴨病院の成績では、全治率12%、軽快22.3%、不治37.5%、死亡28.2%と、決して治癒率は高くなかった」とされる。ここに「精神病院というものには患者に治癒をもたらすこととは別に、その身柄を引き取り、食事を与え、生活上の世話をし、衛生状態を良好に保たせる ｛保護｝ という役割」があることが明らかにされる。すなわち「病院とは精神病患者にとって医学的に望ましい保護の場あるいは生活の場」と捉えられていたのであった。

　昭和初期でも、やはり精神科治療は民間病院（非営利企業という大義）に依存しており、公的機関が設立されないので民間病院は徐々に数を増してきた。やがて、政策医療として行政的医療の代行をするようになり、次第に医療の名の下に病者を入院・収容化し始めたのである。精神病患者は監護できる身内がいれば私宅監置、身内がいない時や社会に危害を加える危惧のある者は行政庁によって精神病院に入院させられるなど、保安・治安維持に重点を置いた国家政策の下に管理されていた。その一方、すでに述べたように、病気のため監置すべき患者に家族などで監護する者がいない場合、またはいても義務を履行できない時は、関係する市区町村長が監護をおこなう仕組みも備えていた。これは精神病院法の精神病院の設置を促し入院手続きを法定化するなど入院医療の発展を促すものでもあった。

第8節
反精神医学運動史「日本精神神経学会」が果たした役割

　昭和44（1969）年、日本精神・神経学会の金沢学会は「大学医局講座制糾弾」を唱える若手医師の突き上げで混乱に陥った。彼らはやがて日本の「精神科医療構造」そのものを批判し、折しも昭和45（1970）年朝日新聞の大熊一夫氏『ルポ精神病院』（精神病院潜入記事）が入院者の悲惨な状況を大きく報道したことから、問題の根源は、日本の「精神病院構造の総体（ソフト・ハード）」そのものにあるとした。次いで、当時27万人の精神病院入院者を「収容・拘禁」（精神病院を収容・監禁施設と断定）の被害者と断じて人権問題にしつつ、精神の病気（疾患）の存在そのものを否定する「反精神医学」論争を繰り広げて、日本の精神医学・医療界は大きく混乱し始めた。

　笠原嘉*によれば「反精神医学とは、伝統的、正統的、主流的精神医学の疾患（狂気）観に対する根本的な異議申し立て」である。つまり、「伝統的精神医学が19世紀以来、身体医学の枠組みや概念をそのまま踏襲し「狂気と正気」（正常と異常）の問題を、純医学的立場から考察し、狂気イコール疾患とみなし続けてきた。このことに対する異議申し立てである。

　この一部の学会（員）らはそのあと次々に精神科医療の「治療技術としての生活療法・作業療法」や社会福祉行政施策などに強烈な批判や異議申し立てを行って、一部市民運動家・学生・労働組合・患者・家族などを巻き込み活動の輪を広げた。彼らの運動や発言は、日本の精神保健・福祉界の中で大きく影響力を及ぼしたのである。その結果、いわゆる「学会本来の学術研究」の発表はなく昭和54（1979）年まで学術発表は停止したままで、まるで「全共闘及び各種セクト運動」の反体制運動の総力戦を呈していたのである。例えば私が知るだけでも、精神衛生実態調査反対・精神外科反対・人体実験反対・生活療法反対・作業療法士法反対・中間施設（社会復帰施設）反対・緊急救護施設反対・刑法改正保安処分反対・精神障害者福祉法反対・地域精神医学会反対（地域管理網反対）等、いわゆる医学問題から社会問題（当時の学生運動から労働運動問題）や体制批判までに

及んだ。しかしこうした学会（員）などの論議を尻目にその間も民間精神科医療機関（病院・病床）は益々増えていった。そして着実に入院者の在院期間は蓄積されていった。その結果入院者は次第に「今浦島太郎」現象状態になり、めまぐるしく変遷しつつ高度経済成長を遂げる日本国内で、すべての人生の生活時間を種々制限され行動範囲が狭い精神科病院内で過ごす様になっていった。

　本来なら退院の受け皿である筈の社会復帰施設や救護施設など、また作業療法士法あるいは精神障害者の福祉法の立法化などが、専門学会などの反対運動や各種決議の影響で大きなブレーキがかかったりして制度化が著しく遅れたのである。やがて、反対運動に血道をあげた精神科医も、その後そのほとんどが民間精神科病院長などに招聘されていき、また多くの精神科病院の多くは2代目に引き継がれているのである。

第9節
風祭元氏による精神医療の歩み概説紹介

　風祭*は日本の精神科医療について次のように述べている。

　わが国の医療制度の特徴として、国民皆保険制度・自由開業医制度・診療報酬の出来高払い制がある。1960年代に国民皆保険制度で、医療が保障されるようになったが、その際に、元来は福祉的医療であったはずの精神科医療もその中に組み込まれた。また、諸般の事情（精神科医療への無理解・専門的技術に基づくサービスを評価する習慣の欠如、精神科医が医学会の中で力が弱かったことなど）によって、出来高払い制の社会保険診療報酬表の中で、精神科医療は低く評価されたままになっていた。

　わが国の精神病院の問題点：昭和30年代から40年代にかけて設立された精神病院の大部分は、建設用地取得の困難性などの理由で、交通の不便な僻地に地域社会との関わりなく建設され、当時の生活水準の最低基準を満たす程度の建造物が建てられた。病室の多くは畳敷きの6人から10人収容の大部屋で、時には20人単位の部屋もあった。窓には鉄格子がはめられ、病棟はほとんど全部が施錠した閉鎖病棟、共有の生活空間はないに

等しかった。物理的構造の劣悪なことよりもさらに大きな問題は、職員の不足と教育研修の不十分さであった。この当時は日本の戦後復興期にあたり、精神科医・看護職員の不足は著しかった。精神科医療に差別的な医療法の規定で精神病院の職員定数は他科の病院に比べて低く抑えられていたが、その定員さえも満たしていない病院が多く、コメディカルの職員はほとんど配置されていなかった。昭和30年代から40年代にかけては、入院患者100人に対して常勤医1人程度というのが平均的で定数が100床ぐらいの病院で医師は院長1人にパート医師数人といった病院も少なくなかった。また看護職員のかなりの部分が無資格者で占められていた。このような事情を背景として、昭和30年代から40年代にかけて患者の人権侵害（不法入院・患者の虐待）事件が発生した。昭和44(1969)年12月20日、日本精神神経学会理事会は「精神病院に多発する不祥事事件に関し全会員に訴える」なる声明を発表し、医療不在、経営最優先の経営姿勢と、精神科医の基本的専門知識、道義感や倫理観の欠如を不祥事件の一因としてあげた。しかしこの後、日本精神神経学会は内部混乱によって精神科医を代表する資格を失い、弱体化してしまった。その後も、昭和63(1988)年の精神衛生法から精神保健法への大幅改訂の契機となった宇都宮病院事件から、大和川病院事件に至るまで、精神病院における患者の人権侵害事件が後を絶たないのは残念なことである。…中略…ごく少数の巨大公立精神病院と私立の中小病院が存在し、患者の自宅監置が公認されていた戦前はさておいて、現在では36万床の85％以上が民間で占められているという他国には見られない特異な状況となっている。精神障害者の医療には医療経済の見地にそぐわない一面があり、これに対しては営利を超えた公的な施策としての医療が要求される。欧米諸国ではこのような問題に国策として真剣に取り組んできたが、わが国では精神衛生法制定の際に、法律に謳ったような公立病院を中心とした医療体制を取れなかった行政の誤り（民間精神病院に丸投げしてきた経緯）が、今日の状況をもたらしたといえよう。またこの時期に精神科医（の学会）同士の抗争や告発に終始して、日本の医療の中の精神科医療のあり方に建設的な努力を怠ってきた精神科医の責任も大きいと思う。

（出典：『わが国の精神科医療を考える』風祭 元　日本評論社）

第10節
精神保健指定医の権限・権力について精神科医の体質

　精神科医（精神保健指定医）と一般医の持つ権力性の違いについて問題指摘をしておきたい。現在、ほとんどの精神科医が持つ「精神保健指定医という資格」には強い権力性が伴っているのに多くの人が気付かない。

　精神保健指定医とは、「精神科の受診時、入院中、退院時に際し患者の強制治療や行動制限などを行うことが医師の判断で行える」医師の法的資格のことである。「指定医の職務は、勤務先の医療機関における職務と非医療機関における職務（みなし公務員）に大別される」としているが、当時の法改正検討委員の東京大学名誉教授平野龍一氏は次のように述べていた。

　　「精神保健指定医の前身は「鑑定医」だが、昭和59（1984）年の宇都宮病院事件のあと国際法律家委員会の指摘により精神保健法に改正する時のポイントとして「精神保健指定医」（以下指定医とする）が登場した。そもそも同意入院に相当する制度は欧米にはなくまた指定医には法的に、「私人を私人が拘束する」という特別権力を与えられることであり、法理としては問題がある。

　　権力ある国家機関が自由を制限することは法に基づいてすることでありそれには厳密な規定がある。私人が私人の行動の自由を制限することは法律の世界では例がない。その時は国家権力がやるときよりも厳しい枠が必要になる。精神医学者の判断はこのような法律的なことには馴染まない。となると医師の判断によってやれば良いということになる。これは結局医師の責任においてやらなければならない。その為「精神保健指定医」という制度を作ったのであり、これは単なる専門家ではない。「専門医であれば精神医学的な判断」だけを求められるが、個人の自由を拘束する、それも「国家に代わって個人の自由を

拘束する」という権限を持ち、その役割を担うことである。その権限は、国によってはじめて与えられるのであって、本来個人の自由権限ではない。だから指定医は国家権力に変わって個人の自由を制限するという大きな役割を担うのである。これは国家によって認められたものでなければならない。」

　すなわち、精神指定医は、精神医療の現場において「私人が私人を拘束する」という行為の法的な正当性を担保するというための国家資格として登場したのである。しかし、驚くべきことに以下のような談話もある。これは、日本精神神経科診療所協会に所属するごく親しい医師が私に内部資料を見せてくれたものである。ごく親しい70歳代の精神科医であり「指定医の証」を示しながら「現実（事実）はこの通りである」と添えている。
　「実は、日本精神神経学会は平成9（1997）年にこの制度に反対する決議を全会一致で採択している。その理由は、
①患者の人権擁護規定を欠いたままで指定医の機能のみを肥大させており、これでは指定医は患者に対する管理強化の方向に作用すると思われる。
②指定医は精神科専門医の代替的な存在として権威を持つことになり、しかもその任免が個人の判断にゆだねられることになると国家管理に繋がること。
③指定医に関する具体的な規定は、政令等により定められることになっているが、これではそのときの行政府の恣意的な裁量によって精神医療の内容・方向まで管理されてしまう。

　つまり「指定医」は、患者と主治医の間に入り込んで、その信頼関係を壊し、医療を成り立たせなくさせてしまう。その精神保健指定医の資格は、厚生大臣が授け、あるいは奪うこととされる」。また「指定医のさじ加減で入退院が左右されかねない」すなわち「指定医とは患者の自由を拘束したり医療を歪めかねない強大な権限を持った管理者となる」「絶大な裁量権を持つ指定医という医師の上の医師を作り、患者への抑圧＝拘禁を合法化しようとしているがこの指定医には何の医学的根拠もない」と懸念して

いた。

　しかし、昭和63（1988）年精神保健法が成立し精神保健指定医制度が
同年に実施された。その結果、現実的判断としてそれまで指定医制度に反
対していたほとんどの医師（精神科医）が資格を取った。問題は資格の取
り方なのであるが、実際に起こったことは「臨床的経験年数が5年以上で
かつ6疾患で8つのケースレポートを出す」ことが資格取得の条件であっ
た。しかし、昭和63（1988）年当時臨床経験5年以上の医師の大部分は法
施行直前に、まず「精神衛生鑑定医」の申請を行い、法施行と同時に「指
定医」に必要なケースレポートを出すことなく横滑りして資格を取って
いった事実がある。こうして法改正時の移行措置による指定医は1年で実
に3,000名以上にのぼった。また、この精神保健指定医制度発足の時に懸
念していたのは「ケースレポート作成の時、本来ならば任意入院者を医療
保護入院者ないしは措置入院者にしてしまうという場合がある」などと
いった事例がかなりあったことである。昭和40年代に入り入院費の公費負
担への移行に関し増加した「措置入院」（本来は自傷・他害というネガティ
ブ・非医療的・差別的イメージ）が経済措置と言われたが、この指定医へ

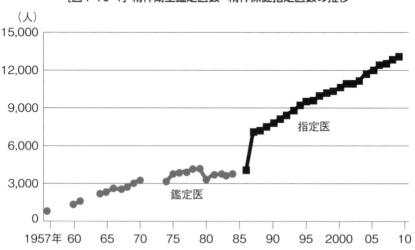

[図4-10-1] 精神衛生鑑定医数・精神保健指定医数の推移

資料出典：精神衛生鑑定医（1988年から精神保健指定医）については、1957年から1987年までは各年の「我が国の精
神衛生」「我が国の精神保健」より（1958〜60、63、64、72、73、86年のデータは発見できなかった）、1988年から
2010年までは厚生労働省精神・障害保健課等調べ

の移行は「研修措置」（資格取得）という言葉まで生まれたという。ちなみに平成2（1990）年、若手研修医・非指定医たちの学会がアンケートを行っている。「本来ならば指定医が診察して判断しなければならないとされている場面でも、現実には非指定医が一人で判断して、指定医は後から書類上判断したように辻褄を合わせることを行っている」と実に55％の医師が答えたという。衝撃的な事実ではあるが、こうした事実はほとんど知られていない。

　さて、今度は平成4（1992）年の法改正時における精神科医の要望として「指定医研修の期間を2日間から1日で済むよう（5年に1回更新することになっている）」簡素化要請文が出されたのである。ここには「もはや指定医の真面目な研修というよりこれが精神科医療の質や人権にどう影響するか等の患者の治療を真摯に検討する」という姿勢は微塵も見られなかった。そして、さらに指定医の登場から8年が経過した平成8（1996）年の「診療報酬改定」では指定医が行う入院精神療法の一部の点数が引き上げられた。この際に、民間精神病院管理経営者の全国団体である日本精神病院協会はこの改定を歓迎し、更に通院精神療法の指定医資格による差別化をはかるよう要望を行い、平成14（2002）年には初診時通院精神療法の点数に指定医資格の有無による格差が設けられた。その結果、精神科医達は指定医という制度に対してその登場当初の反発から、やがて自らの利益のために利用することまで態度を変化させてきたのである。後日そうした事柄が起きてしまった。聖マリアンナ医科大学などの例は必ずしも例外ではないかと懸念するのは私一人ではあるまい。

第11節
精神科医療における職業倫理とは何か

　筆者は日本の精神科医療は拘束的性格が強く、精神医学論理上、自己撞着とともに病院内治療倫理を逸脱しているのではないかと懸念してきた。特に、精神科病院における「行動制限」の根拠と長期入院生活から現われる「施設症状態に対する治療方法」が医学的に見ても矛盾を起こしている

のではないかという疑問を持ち続けていた。精神保健福祉（衛生）法第36条にある、「精神科病院の管理者は、入院中の者につき、その医療または保護に欠くことのできない限度において、その行動について必要な制限を行うことができる」としている。この「行動について必要な制限」とは実に多くの制限なのである。閉鎖病棟への非自発的（強制）入院から始まり、隔離室への収容、身体拘束、持ち物制限から外出外泊の規制、通信面会の制限、退院規制等の全てが含まれる。因みに、条文では管理者になっているが、12時間以上の隔離室への収容、身体拘束は精神保健指定医の診察が必要とされ、拘束を継続する時は1日頻回の医師による診察と常時の臨床的観察を必要とするとしている。精神病院が急増してきた時期は一方では大幅な医師・看護婦不足などの状況下のおりに極めて不適切な形で多くの行動制限権行使がなされたのではないかと推察せざるを得ないのである。こうした病院内生活（療養）環境そのものが入院者へ大きく影響したのだ。

　先に我々が「長期入院患者の施設症に関する調査・研究報告」で示した結論で、施設症は「行動を制限され刺激に乏しい長い日常生活環境が原因である」としているが、いわゆる拘禁反応も行動制限の多い施設、強制収容所、拘束的精神病院などに良く起こるといわれていた。実に、拘束的医療と施設症、拘禁反応と施設症の症状は酷似している。我が国の精神科医療では大半が拘束的医療であることが一種の施設症を生みだす構造と言えるのではないか。

　ここで、アメリカ医師会の病院内倫理委員会が「医療」をどのように定義しているかを紹介しよう。医師の利益相反について「いかなる状況においても医師は患者の福祉よりも医師自身の金銭的利益を重要視してはならない。医療専門職の本来の目的とは、人々に対する奉仕であり報酬や金銭を得ることは従属する対価である。医師にとって、医師の金銭的利益のために不必要に患者を入院させたり、薬を処方したり、診断のための検査をすることは非倫理的である」と言明している。「専門職として医師は一次的な利益が資金獲得といった二次的利益に優先してはならない」としている。筆者は全家連在職中に多くの精神病院院長と会ったが、しばしば民間精神病院の医療費収入が少ないと叫ぶ声を多く聞いたが、その割合には病

院の財政的破綻などという声を寡聞にして聞かなかった。実際のところ日本の精神病院は、理事長と院長の兼務が多く、かつ精神保健指定医でもあり、上記アメリカの医師の利益相反に該当するのではないかと思う。ヨーロッパでは、数多くの国が患者の権利宣言、人権宣言等が法定化されている。アメリカでは1960年代市民権・公民権運動の流れを受けて臨床現場で患者の権利運動が高まり、医療者の医学的知見と患者やその家族の価値観が衝突することが多くなった。アメリカの病院内倫理委員会はその後、医療者だけでなく倫理学者、社会学者、法学者、宗教者、一般市民など多様な立場から構成されるようになっており、臨床現場における倫理問題に取り組む主要な体制になっているからであろう。我が国では、このような病院内倫理委員会があることもほとんど聞かないが如何であろうか？

注解説

＊猪俣好正　元宮城県立名取病院長、精神科医
＊ウイングとブラウン　イギリスの精神科医・施設症研究者
＊藤野邦夫　元新潟大学教授、看護職
＊笠原嘉　元藤田保健衛生大学教授、精神科医
＊風祭元　元帝京大学教授、精神科医

■ コラム
［一精神科医の述懐⑤］精神科病院の保護室について

　精神科ではハイ・ケア室のことを保護室と呼んでいる。その昔、自殺のおそれのある人をこの部屋に入れ、ドアを閉めて外から鍵をかけて自殺から保護したのでこの名称がついたのだろう。部屋の中には自殺防止のためのさまざまな気配りと工夫がしてあった。電燈のスイッチの紐、ナース・コール用のコードなど紐という紐はすべて取り除かれていた。下着で紐をつくり縊死する人もいたので、天井や壁に紐をかけられるようなところもなかった。電球をこわして、その破片で手首や頸の動脈を切る人もいたので、テーブル、椅子など天井の電球に手の届く踏み台になるものは、いっ

さい置かなかった。窓の内側には目の細かな金網が張られ、外側には鉄格子がはめられていた。自殺防止に苦労してきた先輩達の努力をそこにうかがい知ることができる。しかし、この保護室は自殺者の保護だけを目的に用いられたわけではなかった。むしろ興奮患者を病状の安定するまで、そこに入れておくために頻用された。この場合には、他の入院者や看護職員を興奮患者から保護するという意味で、「保護室」の名称が用いられたのであろう。保護室とは、患者と職員双方を保護するという二面性をもっていたのである。

　自殺企図者であれ興奮患者であれ、ここに閉じ込められた人は誰しもこの部屋を恐れた。世間の人々にとっても。精神病院は怖いところ、決して入ってはならないところだった。一時的にせよ人間をこのような保護室に閉じ込め、外から鍵をかけるやり方が、人間としての尊厳を深く傷つけ、看護を省略した手抜きの看護体制であることに、精神科医は長い間気づかなかった。それほどに自殺企図者や興奮患者に対して精神医学・精神科医療は無力だった。

　私には保護室について、さまざまな思い出がある。そもそも保護室は私を医者にする原動力であった。身近に保護室がなかったならば、私の人生は航空工学への夢を追い続けていたかもしれない。

　私が高校生の時だから、昭和20年代後半である。自宅のすぐ目の前の父の病院に、ベッドが1つ入る6畳間ほどの部屋が2つ増築された。天井と床、四方の壁は、縦横互い違いに三重の厚い板が張られ、すべすべとニスが塗られていた。入り口の頑丈な木製ドアには、目の高さに小さな覗き窓があり、ドアはしっかりと施錠できるようになっていた。壁に1カ所、天井近くに小窓があって内側には弾力性のある金網が、外側には太い鉄格子がはめられていた。天井の真ん中に40ワットの裸電球がついていて、それを保護するように電球は金網でおおわれていた。これが保護室と呼ぶ病室であることを、私はずっと後になって知った。受験勉強で夜遅くまで起きていると、ドンドンと壁を叩く音と、「出してくれぇ！　ここから出してくれぇ！」切なく叫ぶ声が、その部屋から聞こえてくるのだった。その声は痛烈に私のはらわたにしみ込んでいった。

　当時、冷害による凶作や漁業資源の乱獲による極度の貧困に喘いでいた人達が受診を望んでいた。

　「是非入院させてくれ、ベッドが空いてなければ、廊下の片隅でもどこでもいい」患者や家族は入院を懇願し、帰宅しようとしなかった。父は医療費の支払い能力があるなしには全く無頓着であった。どんな患者にも平等であった。そんなうわさを伝え聞いてか遠くから患者が来院した。そんな状況の中で患者のニーズから外科、内科、皮膚科、産婦人科、神経科を新設せざるを得なくなり、当然専門の医師をおくことになった。こんなわけで病院のベッド数は必然的に増えていった。地域社会の要望が病院を大きくもり上げていったと言ってよいと思う。

　昭和32（1957）年、全国に何ヶ所か指定されたという厚生省推薦のモデル精神科病棟が、一部国庫補助のもとに新築されたのである。この病棟は鉄筋コンクリート造りで、スチーム暖房によるセントラルヒーティングが完備され、それまでの木造病棟とは違って防火設備も整っていた。外壁には鮮やかなグリーン色のモダンなタイルさえ張られていた。しかし外観とは裏腹に、病室は散々だった。いくつかの少人数用病室とデイルームを除くと、畳敷きの大広間があるだけで、病室間の隔壁や廊下の間仕切りはなかったのである。

　厚生省にも切れ者がいて、その担当官が設計したとかで、廊下の面積まで病室面積に算定する便法を採用して、医療法でいう患者1人当たりの床面積をクリアしていたのである。患者や家族から不評をかったこの病棟を、私達は「連絡船の詰め込み三等船室」と呼んでいた。当時からすでに安直で低廉な精神病者蔑視の医療が、それも御上の指導とお墨付きのもとに行われていたのである。

　ここの病棟の保護室はというと、ベッドが一つ入る個室で、ドアは厚く頑丈なスチール製、覗き窓が小さくついていた。部屋の片隅に縦30センチ、横20センチほどの穴があいていて、そこが肥溜式のトイレだった。私は刑務所の独房を見たことも入ったこともなかったので、この保護室と戦前に使用されていた独房との類似性に気づいたのは、それからかなり後になってからのことである。

そもそも精神科病棟の保護室のモデルは刑務所の独房にあったのではないかと私は思う。保護室ばかりではない。精神病院がかつて入院者に行わせていた農耕作業や花壇づくりなどの作業は、刑務所の受刑者に行わせている作業に酷似していた。精神病院が患者や一般市民から嫌われ、敬遠された理由の一つは、病院という名の刑務所性にあったのだと思う。

　ともあれ、この新設された保護室はあまりにも評判が悪かったので、まもなくトイレの穴はふさがれた。小窓も、後に明るく大きな窓に改造されていった。このような凄惨な病室や保護室が設置された理由は、昭和29年に厚生省が通達した精神病院建築基準に準拠したからでもあった。

コラム出典：渡辺博（北海道函館、渡辺病院院長）著『アマリリスは咲いても―精神科医その生と死』NOVA出版、1991年

第5章

社会的入院解消のための諸調査の紹介

食事ごと白き錠剤40年わが病ひやも墓の下まで

（東瀬戸サダエ『風の歌を聴きながら』）

この章では、各種の社会調査から日本の精神科医療と社会的入院の実態に迫りたい。まず、大和川病院における患者への暴行致死と長年にわたる人権侵害が発覚したことを受けて開かれた大阪府の審議会答申を読んで、どのような問題意識が持たれているのかを見る。つづいて、各種の統計調査を用いて数字から日本の精神科医療の実態に迫る。

第1節

大阪府の調査結果とその内容

「大阪府の答申」

　これまで日本における精神科社会的入院の問題点や課題を提起してきたが、その具体的問題解決のための政策提言を行うため、まず入院の妥当性についての疑義としての材料をここに挙げておこう。大阪府精神保健福祉審議会の「大阪府障害保健福祉圏域における精神障害者の生活支援の方向とシステムづくりについて（答申）」（平成11（1999）年3月）と「精神病院内における人権尊重を基本とした適正な医療の提供と処遇の向上について（意見具申）」（平成12（2000）年5月）を要約して紹介する。

　まず答申であるが、最初に国の精神保健福祉政策のながれを総括して、「精神衛生法は、精神障害者の医療と保護を目的とする一方で、入院時に本人の意思には無関係な非自発的な（強制）措置入院や（家族等の）同意の上での入院手続きを定めた。精神衛生法制定は、従来の私宅監置を廃止し、適切な医療と保護の提供を目指したが、治療の主体を当事者である精神障害者に置かず、治安的色彩が前面に出た法律であった」としている。

　筆者は、特に精神障害に対する治療技術が必ずしも確立していない状況下で精神科病院への保護という名目で強制収容・保護施策が全国的に選択され、精神病院の増設を招くことになったと考える。しかも医療法人病院（及び個人病院）は非営利法人を大義として掲げながら、実質的には収益を優先せざるを得ない体質を持つ民間企業の機関である。結果として精神障害者は精神科病院に入院が長期化し生活の場である地域社会から隔離されたのである。また精神科病院は「社会から隔絶した場となり、精神障害

者の人権を侵害する問題（大和川病院事件他）」を多発させ、精神障害・精神医療に対するネガティブイメージを更に形成し固定化させることになった。

　しかし、昭和59年（1984）年の宇都宮病院事件を契機に、精神病院内での人権侵害の実態や人権救済手続きの不備、精神障害者が治療及び生活の主体として規定されていないことが国際的な問題となり、精神障害者の人権保護と社会復帰の推進等を目的に昭和62年（1987）年「精神衛生法」が「精神保健法」に改正された。「精神保健法」は、入院制度の改革と共に長期にわたって入院しているいわゆる「社会的入院者」が存在していることに対し、その解決を図るために社会復帰施設の整備促進を位置づけ「病院から社会復帰施設へ」の施策展開を図ったものである。更に5年後の一部改正では、地域生活援助事業（グループホーム）を法定化するなど「社会復帰施設から地域社会へ」の施策の展開も図られた。またいわゆる自由入院を「任意入院」と名付けたことに見られるように本人の意思による自発的入院の原則を柱にし地域社会での生活の確立を図ろうとする第一歩であった（驚くべきことに医療・病院・入院という表現にもかかわらず、実際は患者本人の自発的意思によるものではなく親族や後見人などの同意手続きを必要とするもので、国連の人権委員会はこのことを大きく問題にした）。一方、同時期には「障害者基本法」で、精神障害者をこの法律の対象とする障害者と明記し、自立と社会経済活動への参加を目的に他の障害者と同等に福祉施策対象と位置づけた。（日本政府すなわち厚生労働省では精神科医療機関に受療中の患者調査をその根拠とし、平成7（1995）年精神障害者数をいきなり160万から300万人と発表した）。また「地域保健法」では、地域保健推進の新たな枠組みが定められ保健所の再編、役割の見直しが行われ、市町村の役割についても明確に示された。そうした法改正の流れの中で、医療とリハビリテーションの理念を具体化する福祉施策が加えられ、平成7（1995）年に「精神保健及び精神障害者福祉に関する法律」へと改正された。この「精神保健福祉法」は、精神障害者に対する福祉施策の必要性と共に、「医療・リハビリテーションと福祉が総合的にかつ連続的に推進する必要があることを位置づけたものとなっている。

自立と社会参加の促進＝「精神保健福祉法」は、地域社会での生活を目指す「精神保健法」の流れを更に進め、地域での自立と社会参加をその目的に加えている。「社会復帰」が現代社会でのごく一般的な生活形態への復帰というイメージを持たせるのに対し「社会参加」はそれぞれの価値観に基づいて多様な生活を組み立てていくことをイメージしている。「精神保健福祉法」は地域の中で、それぞれの価値観に基づいて、日々個々人の望む生活が過ごせることをその目的としている。また国は「障害者プラン」を策定し、人口30万人を基本にした障害者福祉圏域の設定とその圏域内での地域生活支援施策の計画的な推進を図ろうとしている。さらに精神保健福祉士制度の導入など精神障害者を生活者として、その人権を擁護し、住み慣れた地域の中で普通の暮らしが維持できることを支援する施策展開を進めようとしている。

　大阪府の審議会答申では、過去に大和川病院事件という極めて悲惨な人権問題を引き起こした体験から、精神障害者の人権に焦点を当てている。ここから浮かぶのは以下のことである。

(1)　人は皆、精神的・肉体的限界を超え、ストレスにさらされ続けると誰でも心身状態が発病に至ることになる。逆に言うならば、発病というメカニズムにより直接死に至ることを回避し、生命の保持を図ろうとしている。精神障害も身体疾患と同様に、まさにそうしたメカニズムの下で個体が疲弊を来たした状態であり、人は誰しも発病する可能性を持っている(精神病・精神障害を特別視しないというスタンス)」とし、続けて「精神障害者を受け入れるということ」と題し、精神障害を持つことは、偏見や差別などの社会的意味が加味されることとなり「社会的生命そのものが否定される事態に直面する」とし、「人間の生命」について単に身(肉)体的・生物学的側面だけではないという認識の下、「精神医療の貧困さ、精神障害者を危険視する社会的偏見、さらに欠格条項による社会的不利益」などの問題点を指摘している。そして人権侵害の現状分析として、「精神障害者の人権侵害は、主体性を持つ一人の人格として認められていない状況の下で、生命を守るための適切な医療、生活を支える福祉サービスが提供されず住み慣れたところでの生活を回復し維持する

機会が奪われる強制入院他に現われる。精神障害者の人権の問題を語る
とき、まず人権侵害の実態について共通した認識を深めることが必要と
なる」。続けて「精神障害者に対する人権侵害は、精神病院（内）での
社会的入院そのもの、及び社会復帰施設設置をめぐる地域住民の反対運
動、自立と社会参加を進めるための施策の不備、欠格条項等具体的に見
ることが出来る」とし、「社会的入院は、精神障害者の社会的隔離を進
め、精神病院の中にしか生活の場を確保してこなかった精神保健福祉（行
政）施策のあり方に起因するものである（行政の不作為）。また、精神
病院入院の精神障害者に対する行動制限や通信面会の制限、一律的な金
銭管理は、病気による生活能力の衰えを固定化し、自立と社会参加を目
指す意欲を減退させ、地域で普通に暮らしたいという思いを萎縮させる
ものとなっている」とし、「閉鎖的、集団管理的、専門家権威的病院雰
囲気では必然的に起こる現象である。通常地域社会生活では自然に学習
獲得する生活技術の習得の機会を奪う（このことが施設症の根幹部分で
ある）」としている。

(2)　地域住民の反対運動について：社会復帰施設等の設置を巡る地域住民
の反対運動は自立と社会参加を阻害する大きな問題である。地域住民の
反対運動は、マスコミによる精神障害者が関連する事件の報道やこれま
での精神医療の状況が生み出した予断や偏見に基づく部分が大きい。こ
うした意識に基づく反対運動は施設設置を困難にするのみならず、精神
障害者やその家族にとって大きな精神的負担となり、リハビリテーショ
ンを受ける機会や場を奪い、生活基盤の獲得を困難にしている（憲法で
保障されている居住の自由権も侵害されている）。

(3)　地域生活支援施策の不備について：日本も加盟している国連が決議し
た『精神病者の保護及び精神保健ケアの改善のための原則』や『障害者
の機会均等化に関する標準規則』においても『自立に向けて構成された
サービスを受ける権利』など精神障害者が自立と社会参加のための総合
的な支援を受ける権利が明記されている。地域生活支援のための社会復
帰関係施策の不十分さは予算措置に見ることができる。精神障害者に対
する支援施策は医療確保のための施策が中心となっており、国では80％

（精神医療費と社会復帰関係費の内訳）、大阪府では93％が医療確保のための予算となっている。精神障害者にとって適切な医療の確保は不可欠なものではあるが、こうした予算の隔たりと地域生活支援施策の不十分さは、精神障害者の地域での自立と社会参加の促進を阻むものとなっている。また精神障害者は公営住宅の単身入居も対象となっておらず、ホームヘルパーの援助も受けられない状況にある。このように、地域での生活支援施策が整備されていないことによって、退院が困難になったり、退院したとしても住環境の悪さや食生活の貧困さなど劣悪な環境下での生活を余儀なくされることとなる。精神障害者は余裕と安心感のない条件下での生活を余儀なくされ、安心感のなさはさらに精神的に不安定さを生じ、常に再発や再入院の危機にさらされるという悪循環を生むこととなる。

(4) 欠格条項と精神科特例の存在：「精神保健法改正後に、栄養士や調理師、放射線技師等の資格要件において精神障害者が絶対的欠格条項から相対的欠格条項に改められるなどの改正が進みつつあるが、精神障害者にはまだ資格要件などで様々な領域にわたって欠格条項が規定されている。欠格条項の存在は、精神障害者の職業選択の自由を侵害すると共に職業選択の幅を狭め、精神障害者に対する固定したネガティブイメージを形成する根拠となっている」とし、また精神病院においては、厚生省通知によるいわゆる医療法の精神科特例が存在し、医師や看護婦については一般科に比べ少ない配置が認められてきた。このことが現在に至るまで日本の精神科医療機関内では大きく影響し続けている。精神科医療は、こころを癒す医療であり、人間的な関わりが治療の根幹をなし、十分なスタッフの配置が必要である。精神病院においては、作業療法士やソーシャルワーカー、臨床心理士等多職種の配置を行い、治療環境の改善に努め、精神医療の質の向上を目指している。しかし依然として法的にはこれらの職種の位置づけは質的にも数的にも不十分なものであり、そうした状況の下での「精神科特例」の存在は適切な医療のあり方を大きく阻害する要因となっている。欠格条項及び精神科特例の存在は、精神障害者に対する法制度による差別でありそのこと自体が精神障害者の

人権侵害の問題として捉える必要がある。

⑸　精神障害者に対する偏見について：他の障害者と同様に、精神障害者を観念化、神秘化、異人化することはいつの時代でも行われてきたことだが、精神障害者を「社会防衛」の観点から「危険な存在」として扱うようになったのは近代になってからであると考えられる。昭和25(1950)年の「精神衛生法」以降の精神衛生・保健施策の方向性は、精神障害者の精神病院への長期にわたる収容をもたらし、福祉・人権的視点抜きで地域の中で、当事者（個々）人の生活拠点を奪うことになった。その結果、退院できた精神障害者の生活の場は精神病院と同じように自宅の中においてのみ辛うじて確保されることになり、人々が交流する地域社会の中から精神障害者の存在を隠すことになった。精神障害者の社会的孤立を引き起こし、精神障害者に対する偏見や差別の構造を固定化してきたのは、地域での生活を支える精神保健福祉施策の貧困さであったことをまず指摘しなければならない。府は精神保健福祉施策の方向性の重要さ及び果すべき役割について認識を深めることが必要である。精神障害者であることを隠す必要が無くなれば精神障害者やその家族の負担は大きく減ることになり、その自立と社会参加を進めることになる。また精神障害者に対する偏見や差別がなくなれば精神医療を必要とする人が気軽に医療を利用することが出来るようになり、精神障害者の相談や早期治療の推進にも大きな力を発揮するものと思われる。府は精神障害者に対する正しい理解を進めることを責務としなければならない。

⑹　施策整備に当たっての基本的考え方：①いかなる場合においても精神障害を理由に保健、医療、福祉、生活において不利益を被ることがなく、また地域住民との共生が図られるよう「人権の擁護」のための施策が整備されること。②住み慣れた地域で暮らせるように「住まいの確保」がなされること。③状態の悪い時に、不当に拘束されたり、通信、面会の自由を束縛されることなく、いつでも適切に安心して治療が受けられ、また医療情報の開示により、精神障害者自身が選択できる「医療の確保」がなされること。⑤生活の幅やエリアを広げ、生活の質の向上を図れるよう「活動の場」が整備され、精神障害者の状態に応じて就労できるよ

うな「就労・雇用支援」事業の整備が行われること。⑥精神障害者自身が参画することによって、精神障害についての正しい理解が深まり、精神障害者と共にいきていくことの共感が広がるよう「教育・啓発・地域交流」が進められること。⑦地域で安心して自立した生活が出来るよう、当事者の自主性・主体性を尊重した「福祉サービスの充実」が図られること。⑧当事者の自己決定権が保障されること。具体的には医療の場における人権侵害の実態について，精神病院での暴行事件だけではなく「社会的入院」についても人権侵害として考慮されなければならない。また精神障害者が合併症を併発した場合、平成3（1991）年宮崎県立病院の例にみられるように、精神障害であるがゆえに受診を断られたり、入院などに際して付き添いを求められることがある。必要な時適切な医療を受けられることは基本的な権利として保障されるべきであり、阻害している要因についてその改善を進める必要がある。⑨また市町村が策定している「障害者計画」においても、精神障害者に関する具体的施策の記述が少ない。「障害者基本法」の制定によって、精神障害者として福祉対象の位置づけがなされたわけであり、市町村において具体的福祉サービスの進展が遅れている現状も精神障害者の基本的な権利を制限するものとして捉えなければならない。……中略……

(7) 施策の方向：①安心して利用できる医療の整備＝精神障害者やその家族が安心して暮らせるためには、夜間・休日を含め良質の精神医療が身近なところで気軽に利用できるよう整備され、そうした医療機関を当事者自身が主体的に選択できるようにすることが基本である。医療機関の選択が精神障害者によって主体的になされることは、治療の継続と共に精神医療の質的向上を図るためにも重要である。医療機関の選択の前提として、医療機関に関する情報（自分の生活圏にどのような精神科の医療施設があるか、医療スタッフの配置状況、医療サービスの内容等）の提供がなされなければならない。また入院中の精神障害者、家族及び病院職員に対して入院している精神障害者の権利について周知徹底を図ることが必要である。②社会的入院者を地域に戻す取り組み＝社会的入院を解消するためには、一人ひとりの生活支援計画を策定し、地域の中で

の支援体制の確立を図るとともに、院内においても試験外出・外泊など
の準備作業に取り組む必要がある。また地域においても綿密な支援ネッ
トワーク作りを行うために、病院のソーシャルワーカーや福祉事務所の
ワーカー、保健所精神保健福祉相談員等の関係者が連携するための組織
作りが必要である。……中略……⑤一般医療関係者や救急隊員、警察官
に対する研修の実施＝精神科医療関係者のみならず医療従事者と接する
機会も多く、その役割、責任は大きい。医療技術に関する研修のみなら
ず精神科医療の果すべき役割や人権意識確立のための研修を継続的に実
施する必要がある。また救急隊員や警察官は緊急事態で精神障害者と接
することがより多くあり、精神障害者への理解を深め、人権を踏まえつ
つ緊急事態に対応できるよう研修を行う必要がある。⑩就労雇用支援施
策の充実＝職業リハビリテーションや就労・雇用促進のための施策が行
われているが、○公共職業安定所に精神障害者相談員を配置し相談窓口
の充実を図ると共に企業・職場の開拓を行う。○障害者雇用支援センター
の設置を促進し、精神保健福祉機関との連携の下に就労・雇用支援をき
め細かく行う。○企業、職場での支援体制を整えるための啓発や職場研
修の協力。○精神障害者の雇用を促進するため、障害者雇用に関する各
種情報提供の充実を計ること。○生活保護世帯への就労支援の事業との
協働した就労支援について検討する。○雇用支援施策と精神障害者保健
福祉施策との連携を強化すること。

(8)　社会的入院の解消のためには、単身でも暮らしていける住まいの確保
　　を始めとする生活支援策の整備が必要である。家族や援助者がいても高
　　齢であったり、疾病を抱えている（併行して永年の医療費負担の結果、
　　経済的困窮状態にある）場合も多く、精神障害者を家族単位ではなく個
　　人単位での生活者として地域生活を支える施策の整備が急務である。具
　　体的にはホームヘルプ制度を始め介護制度の充実、公営住宅でのグルー
　　プホームの実施など関係部局との調整を進め、実現を図るべきである。

(9)　精神障害者の当事者活動への支援施策を整備すること＝体験交流やピ
　　アカウンセリングをはじめとする当時者活動は、精神障害者に対する社
　　会的偏見解消に一番効果があるし社会的孤立に追いやられがちな精神障

133

害者にとって大きな力となっている。当事者活動への支援施策の整備を
進める必要がある。

大阪府審議会の政策提起

　昭和59（1984）年に東日本で起きた宇都宮病院事件は、「一部の例外的
事例」であるというのが民間精神病院全国組織の見解であった。しかし、
国際法律家委員会（ICJ）・国際医療従事者委員会（ICHP）や障害者インター
ナショナル（DPI）などの調査結果の指摘に基づき、「精神衛生法」は「精
神保健法」に改正されたが、なおその後に西日本で発生した事件が大和川
病院事件である。そうした後、大阪府審議会では自治体施策を協議した。
（「精神病院内における人権尊重を基本とした適正な医療の提供と処遇の改
善について」（大阪府精神保健福祉審議会の意見具申　平成12（2000）年
5月）

　大阪府の精神保健福祉部会の意見具申について検討しよう。平成5
（1993）年に大阪府内の大和川精神病院に入院中、何者かから暴行を受け
た患者が、他の病院に転院後に死亡した事件が報道された。大和川病院は、
以前より入院者に対する不適切な医療や処遇などの問題が指摘されていた
が、この死亡事件を契機として、過去長期にわたる、とても医療とは言え
ない不適格な病院運営が明らかになり、平成9（1997）年10月に廃院の措
置が取られた。大阪府の精神保健福祉部会の意見具申は、この事件の反省
を契機に検討されたものである。「大和川病院が取ってきた医療内容では、
入院者に対する劣悪な医療（非医療？）内容のみならず、任意入院者に対
する違法な退院制限、入院者に対する違法な隔離・拘束、常勤の精神保健
指定医不在のままの医療保護入院の実施、医療保護入院に際しての精神保
健指定医の診察義務違反、患者の代理人である弁護士への面会拒否等の実
態を明らかにした。さらに本事件は、①我が国の精神科医療が、なお非医
療的な、単に精神病院に入院（収容）させて地域から隔離するといった機
能を残していること、②精神障害者のことを正しく理解していなければな
らない筈の専門スタッフが大勢いる筈の精神病院内において著しい人権侵
害が行われていた事実が発覚したことで、精神科医療に従事する者の中に

潜む偏見と差別意識があることが改めて明らかになったこと、③こうした精神障害者に対する差別意識は、適切な精神科医療を受ける権利を持つ精神障害者とその家族にとっては、医療を受ける上で大きな障害となり、より社会復帰を遅らせること（このことが社会的入院に至る大きな要素である）などの諸問題を改めて提起するところとなった。大和川病院事件は、それまでの精神保健福祉行政の不備と精神病院における人権侵害の数々の事実を改めて浮き彫りにしたものであった」とし、精神障害者の人権問題から検討に入ったものである。以下は、大阪府が大和川病院事件を受けて改めてわが国の精神医療・保健・福祉施策の見直しを行った結果の意見具申である。

　まず、精神障害者の人権宣言、特に医療との関係は次のようにまとめられた。

　　①個人の尊厳を尊重される権利②適切な治療・処遇を受け、不適切な治療・処遇を拒否する権利③治療計画の検討に参加する権利④インフォームドコンセントの権利⑤権利等の告知を受ける権利⑥通信面会等により自由に外部と交流する権利⑦治療・処遇につき不服申し立てをする権利⑧治療・処遇につき自らの権利を擁護するための第三者の援助を受ける権利をまずはじめに規定した。……以下略……

続いて、「提言」部分のみを紹介する。……詳細省略……

　　①精神医療審査会等の機能強化。ア）精神医療審査会の広報・啓発及び積極的活用。イ）電話等による申請を含めて請求の速やかな受付と審査の内容の情報公開。ウ）請求者本人及び代理人への情報の開示及び通知。エ）審査会委員・事務局の増強。オ）精神病院入院者に係わる実地審査の活用。②精神病院に対する指導監査の充実。ア）医療監視及び精神病院実地指導。イ）精神科医療の質の改善へのフィードバック。ウ）研修・情報公開・機動性を加味した医療監視及び精神病院実地指導。エ）精神医療審査会との連携。オ）関係部署の連携。

③第三者機関としての人権擁護機関の機能強化とネットワークの構築。ア）人権擁護機関に要請される基本的事項。イ）人権擁護機関のネットワーク。ウ）精神障害当事者による権利擁護活動（セルフアドボカシー）。④情報公開・実態調査の推進。ア）より開かれた情報公開制度。イ）情報公開の範囲。ウ）適切な医療及び保健福祉サービスの確保のための実態調査の実施。エ）継続的な調査・把握の実施。⑤医療従事職員の意識啓発の強化。ア）意識啓発の手法と考え方。イ）各種評価による医療の質の向上。ウ）施設内外の人権研修。エ）意識啓発の方向性⑥医療の質の改善。ア）医療の質の改善のための方策。イ）指針（権利の明文化）の策定に向けて＝（入院中の精神障害者の権利に関する宣言として。ア）常にどういうときでも、個人としてその人格を尊重される権利・暴力や虐待、無視、放置など非人間的な対応を受けない権利。イ）自分が受ける治療について、分かりやすい説明を理解できるまで受ける権利・自分が受けている治療について知る権利。ウ）一人ひとりの状態に応じた適切な治療及び対応を受ける権利・不適切な治療及び対応を受ける権利。エ）退院して地域での生活に戻っていくことを見据えた治療計画が立てられ、それに基づく治療や福祉サービスを受ける権利。オ）自分の治療計画を立てる過程に参加し、自分の意思を表明し自己決定できるようにサポート（援助）を受ける権利また自分の意見を述べやすいように周りの雰囲気、対応が保障される権利。カ）公平で差別されない治療及び対応を受ける権利必要な補助者（通訳・点字等）をつけて説明を受ける権利。キ）出来る限り開放的な明るい、清潔な、落ち着ける環境で治療を受ける権利。ク）自分の衣類等の私物を、自分の身の回りに安心して保管して置ける権利。ケ）通信・面会を自由に行える権利。コ）退院請求を行う権利及び治療・対応に対して不服申し立てをする権利これらの権利を行使できるようサポート（援助）を受ける権利またこれらの請求や申し立てをしたことによって不利に扱われない権利等。

最後に、「まとめ」として精神障害者の「人権」については、次のよう

にまとめられた。

日本国憲法や国際連合での決議など国際社会において一般化・普遍化している障害者を含む人権の意義と基本的な考え方を踏まえ、改めてその意味や内容を確認して、精神病院における入院者の人権尊重を基本とした適正な医療の提供処遇の向上を図るため本審議会は大阪府に意見具申を行うものである。

このため、本審議会では、審議に当たっては府民に公開された場で、形式にとらわれず大阪府の関係部局からの出席を求め、積極的な質疑を行うとともに、立場の異なる委員間においても活発な意見交換を積み重ね意見具申を取りまとめた。

国においては、従来の課題である人権に配慮した精神医療の確保及び社会復帰の促進に加え、地域生活に着目し、その支援のための「精神保健及び精神障害者福祉に関する法律の一部を改正する法律」の大幅な改正（平成11年（1999）年6月4日公布）を行った。……中略……大和川病院事件以降も、全国的に見ると精神病院における人権侵害事案が散発している。この意見具申が、精神病院の入院者の人権の尊重を基本とした適正な医療の提供と処遇向上に資する大きな第一歩となることを願わずにはいられない。

本審議会は、この意見具申に託された精神障害者やその家族の願いを十二分に汲み取り、今なお差別や偏見を受けることの多い精神障害者のための医療の質の向上に最大限努力をすること。またこの意見具申の内容が入院者の手に容易に渡ることが出来るように務めること。またそうすることをその病院が誇れるようになることを期待するものである。

＊大阪府精神保健福祉審議会「精神病院内における人権尊重を基本とした適正な医療の提供と 処遇の向上について（意見具申）」平成12（2000）年8月4日

＊大変長い引用をして恐縮だが、筆者はこの大阪府の審議会答申及び意見具申を当時読んでいて、今までの日本の精神科医療が、果たしてごく常識的な意味でも「医療」とか「病院」とか「患者様」などと呼べる内容や質でないことを強く感じた。本書のテーマは当初は「長期入院・社会的入院」であった。しかしいくつかの資料を当たっているとどうしても社会的入院と呼べる医学領域の課題ではなく、それ以前の「診断」や「入院手続き」や「医療の質」そのものの問題に触れざるを得なかった。

第2節

日本の精神科病院入院費用と国民医療費の比較

　ここで総医療費の分析だが、平成28（2016）年の国民総医療費42.13兆円のうち精神医療費は約4％（1.90兆円）、一般科その他病院総ベッド数（総数165万床）中の精神科ベッド数は約20％（34万床）である。

　一般医療の内訳は、入院費用48％。外来費用52％。精神科医療費は入院費用76％、外来費用24%である。2005年の精神科病院入院者の数だが、5年以上が41％（132,000人）その20年以上が14％（45,000人）。社会的入院の象徴とされる生活保護費（2007年度）では、総金額約3兆3,300億円。

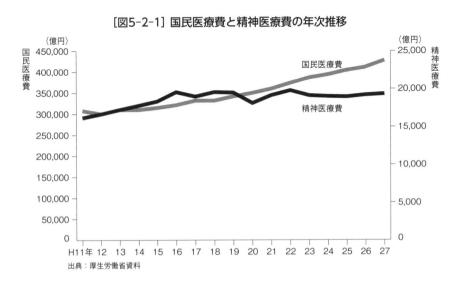

[図5-2-1] 国民医療費と精神医療費の年次推移

出典：厚生労働省資料

医療扶助費が47％、1兆5,700億円。その49％、7,800億円が入院費。その42％、3,200億円が精神科医療費に当てられている状況である。

　近年、診療報酬の改訂により、従来言われてきた医療法精神科特例という状況は見えづらくなってきたが根源的な問題は残っている。また国内での地域格差があまりにも大きい。総じて精神科医療費が著しく差別されているあらわれといえる。

[図5-2-2] 閉鎖・開放別の病床数

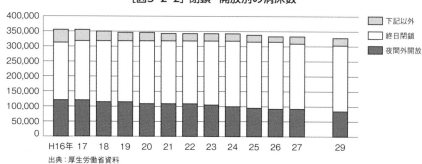

出典：厚生労働省資料

第3節
精神科診断学の変遷と治療技術（実際面）の乖離

　近年、WHOのICD（国際疾病分類）及びアメリカ精神医学会によるDSM（精神障害の診断と統計マニュアル）の診断分類では、国際比較可能な操作的診断が用いられるようになった。

　日本では現実のほとんどの精神科医療機関が行う医療は専ら社会保険診療報酬に依拠し、社会復帰・社会参加に必要かつ有効な、地域医療を前提にした治療技術（欧米では主流の社会精神医学・精神療法・SST・地域内（病院外）作業療法・外来デイケア等）や身体障害・知的障害福祉施策にある社会リハビリテーション施療（就労リハビリ、居住サービス、仲間づくり活動支援サービス他）を展開できにくい構造になっている。そのため精神障害者の社会復帰・退院促進が果たされず、結局また多くの医師が閉鎖的病院内で、生物学的精神医学（脳機能異常仮説に基づく）薬物の多剤・大量・長期間投与を行うという悪循環が生まれ、診断と治療の乖離現象が益々大

きくなっている。マルサスの人口論に喩えれば、「社会の産業構造上の生活変化と精神医学の診断基準は幾何級数的に変化し、治療技術は算術級数的ないしはマイナスに作用する」歩みなので、その差が長期入院者の増大による社会性不取得・喪失する。このように喩えると理解しやすいと言える。

　とりわけ診療報酬で技術料が低く設定されていることも影響してか、精神科診断学（診断基準）における「治癒」の概念が曖昧であり、医師が学ぶ精神医学の教科書には「治癒」とは書いておらず、「寛解」としか書かれていない。なかには、はっきりと「不治の病い」「遺伝する病い」と書かれていたものが長く存在した。従来の精神医学から見て病理的症状が好転（寛解）しても、診察室等では社会生活能力（結婚や家庭つくり、生活・就労能力）判定まで精神科医に求める傾向がある。しかし、そもそも精神の病気に伴う生活全般についてまでも精神科医が解決を望まれることには無理がある。市民は精神科医に対する負い目により権力性を見抜けず、大きく現状の精神医学に依存するところである。その上、多くの精神科スタッフの働きかけにおける判断基準も従来の医学モデル（病理発見型）から脱することはなく、患者の健康性を見抜くソーシャルモデル「生活機能分類（ICF）診断概念（社会参加促進因子）」は診断報酬制度に組み込みにくいため、適用・普及していない。結果として、患者との接触においては相変わらずの障害因子・ネガティブ概念（症状観察）のみが主要な視点となってしまうのである。これらは解決が図られなければならないことである。

第4節
精神科病院内活動へ拘束されるコ・メディカルスタッフ

　「医療法」精神科特例の長い影響でマンパワー不足は否めなく、精神科医療・看護そのほかの様々な所でその影響が大きい。精神科医師にしても不足気味であり、看護師の質と量、および欧米から移入された社会・職業リハビリに必要なコ・メデイカルスタッフも充分ではない。それは診療報酬制度の適用の狭さからますます地域リハビリテーションがなされにくく、OT、SWも民間病院所属ではむしろ院内生活ルール遵守に傾き、決して地

[図5-4-1] 精神科病院入院者数とコメディカルスタッフ数状況　年次推移

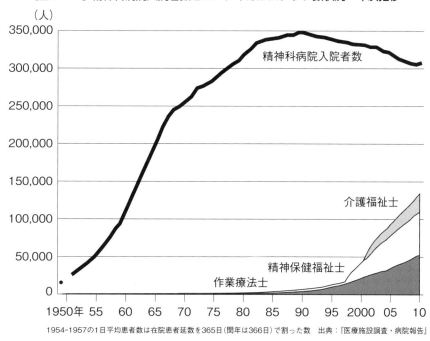

1954-1957の1日平均患者数は在院患者延数を365日(閏年は366日)で割った数　出典:『医療施設調査・病院報告』

域内社会復帰支援活動展開にはなり得ないと、多くのコ・メディカルスタッフとの接触経験から推論する。

　現状の精神科専門家の多くは、建前として、「家族や第三者の誤解・偏見・差別」と批判するが、それぞれの医学・看護教育で受けた昔の未だ悲観的治療論「遺伝」「不治」「危険」概念を無意識に抱え、内心ではそこから脱却していないと思われる。国民全体の市民理解の実態は、残念ながら変わっていない（いわゆる総論賛成・各論反対の態度である）。マスコミ報道も、新しい治療法や薬物の開発研究成果等を報道するが、未だ治験段階であることを知らない当事者（患者・家族）は、必死に関係機関に照会をしてくるのが常であった。これは全家連在職中に何回も体験したことである。

　先述の元WHO顧問医師クラーク氏の「イギリスでは慢性化した精神病者の退院・社会復帰に力を注いでいて、ようやくほとんどの患者を社会に帰すことができた。もしこれができなければ精神科医療は国民から信頼さ

れないという危機感があった」と正直に語った言葉が印象的である。それに比べると日本の現状は、果たして国民に精神科医療はどう見られているのだろうか。取り分け精神科医療の副産物として、長期入院は社会学習、生活上の障害（ホスピタリズム）を生み出しているのである。多くの入院者には、退院できないことは心理的に精神的に、絶望・諦観を誘発し、意欲減退などに至る例が多く、施設症の発生過程に現われる状態である。

精神科治療技術の限界

　昔は、電気ショック、ロボトミー、持続睡眠療法、発熱療法などだったが、昭和35（1960）年頃から精神科医療の革命と言われた精神科薬物の開発・輸入、普及は、やがて日本の病院施設内で多剤・大量・長期使用による副作用（ホスピタリズム併発源）をもたらしてきた。その背景には精神科医に「主観的には善意だが客観的には患者の主体性を尊重しないパターナリスティックな裁量権」を集中させたことがあり、その根底には日本の医師教育と医師法による裁量権重視と業務独占の体質が影響しているのであろうと筆者は推測している。

　福祉的視点から見ると、大きな人権問題があることが国連機関から指摘されているにもかかわらず、それを看過してきたのは厚生労働省であり、これは行政の不作為である。ハンセン病は立法過程の違憲裁判の結果、国側が敗訴したため「らい予防法廃止」となったが、それに類似する精神科医療の検証作業は行われていない。

　アメリカのように、精神医学判断にしても人身拘束が伴う場合には司法におけるデュープロセス（適正手続き）を前提に介入すべきではないか。精神科強制入院判断は果たして精神保健指定医の裁量権でよいのか。適正手続きや順法手順（コンプライアンス）が是非必要であると考えるものである。

第6節

診断責任・治療責任のない精神医学・精神科医療

　今まで述べてきたように、現在まで続く日本の精神科入院医療の営為の多くは、実は広範囲な慢性化構造（システム）によるものである。この「不都合な真実」は精神病院の密室性ゆえに国民の眼から遠ざけられてきた。しかしながら、ここでその大きな問題を明らかにしておきたいと思う。

　過剰なパターナリステックな精神科医療は人権侵害ではないかと考えられる。医師のパターナリステックな診断・治療行為やメディア発言が、あまりにも多くの国民に影響力を及ぼしている。

[表5-6-1] 精神科病院における種別ごとの病棟数

	開放病棟数	閉鎖病棟数等	合計
1998年	2,274	4,266	6,540
1999年	2,258	4,286	6,544
2000年	2,431	4,271	6,702
2001年	2,383	4,346	6,729
2002年	2,389	4,259	6,648
2003年	2,361	4,273	6,634
2004年	2,321	4,272	6,593
2005年	2,285	4,435	6,720
2006年	2,230	4,302	6,532
2007年	2,115	4,319	6,434
2008年	2,063	4,357	6,420
2009年	2,015	4,371	6,386
2010年	1,979	4,398	6,377
2011年	1,907	4,426	6,333

出典：精神・障害保健課調べ

[図5-6-1] 開放病棟と閉鎖病棟の入院者比率

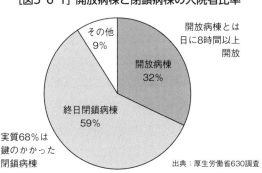

開放病棟とは日に8時間以上開放

開放病棟 32%

その他 9%

終日閉鎖病棟 59%

実質68%は鍵のかかった閉鎖病棟

出典：厚生労働省630調査

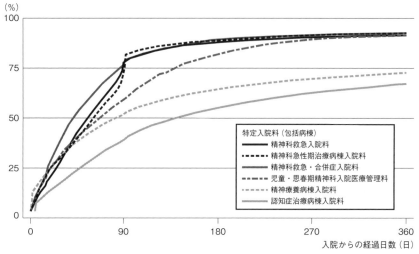

[図5-6-2] 特定入院料（包括病棟）における累積退院率

(%)

凡例：
特定入院料（包括病棟）
精神科救急入院料
精神科急性期治療病棟入院料
精神科救急・合併症入院料
児童・思春期精神科入院医療管理料
精神療養病棟入院料
認知症治療病棟入院料

入院からの経過日数（日）

出典：奥村泰之・杉山直也・野田寿恵・立森久照 "Psychiatric admissions and length of stay during fiscal years 2014 and 2015 in Japan: a retrospective cohort study using a nationwide claims database." Journal of Epidemiology. in press. https://doi.org/10.2188/jea.JE20180096

　患者と家族は医師の診断の不可侵性の下に組み敷かれて来た。民間精神科病院では、理事長が院長を兼ねるなど特有な経営環境が多く見受けられ、このような環境では看護職やコ・メディカルスタッフ達も、上下関係を含めた強力なヒエラルキー体制に組み込まれ、公平・公開の治療共同体的雰囲気は育ちえないのではないか。しばしば叫ばれる「チーム医療」などと謳っていても、実際のところ職能者たちやスタッフの多くは、患者のホスピタリズム化とともに、自らが長い間に狭い非社会的医療機関内の中のみでステータスを保持しているばかりで、これが既にホスピタリズム化の渦中にあることさえ気づかない。筆者は、こうした職業としての診断責任や治療責任が日常営為の中で次第に消滅していくことを危惧している。

第7節

多剤・大量処方について

　多剤大量処方に関しては平成25（2013）年8月Webにて以下のような報告がある。

　多剤大量処方とは、各種類の薬が複数処方され、処方量が多い処方のことである。多剤併用大量処方とも言う。一口で言えば、薬物による心身の抑制とでもいえようか。背景として日本独自の慣行が存在する。欧米では、向精神薬の登場により精神病院の病床数を減少させて行ったが、日本では反対に増大していった。欧米では薬物を地域医療を前提とすることで精神病院の脱施設化を政策的に計り、その主役が向精神薬であった。それ故薬剤の登場は精神医学の革命といわれたのであるが、我が国では対照的に病床数が昭和30（1955）年に4万4,250床、昭和35（1960）年に9万5,667床、昭和45（1970）年に17万床、平成12（2000）年には35万8,153床と増大していった。（現在は徐々に減少傾向にある。）

　その理由のひとつは、入院日数が長くなるほど、薬を使うほどに病院収入が増える社会保険診療報酬制度のシステムの中で、また入院医療のほうが地域処遇よりも相対的に社会コストが低い中で、治療効果が不十分な患者の長期入院が、治療薬の多剤併用とともに常態化していくという実態があった。精神科の薬は、精神疾患そのものと区別しにくい副作用および離脱症状が生じる可能性がある。ある1剤により、他の薬剤の作用が増強され副作用が生じたり、また別の薬剤の血中濃度が下がり離脱症状が生じている可能性がある。副作用および離脱症状が再発と誤診され、さらなる投薬がなされる可能性もある。例えば坑うつ剤薬、抗精神病薬、抗不安薬、睡眠薬をそれぞえ複数服用した場合、どの薬の効果なのか、どの薬の副作用なのかわかりづらいのであれば、不適切な処方と言えるのではないか。

・処方率

　昭和54（1979）年と平成元（1989）年の調査では、統合失調症の患者に対して、抗精神病薬1剤が約22%、2～3剤が60%前後、4剤以上というのは10%を下回っている。しかしながら、90年代には1剤が11.1%、2～3剤が63.5%、4剤以上は12.8%と増加傾向にあった。気分障害症例では、抗うつ薬のほかに、76%が複数の睡眠薬、50%が複数の抗不安薬を処方され

ているという。

東アジアの共同研究である「抗精神病薬の処方についての国際比較研究」では抗精神病薬の1日投与量の平均値をクロルプロマジン換算で比較している。これによると中国が402.7mg、台湾が472.1mg、韓国が763.4mg、日本は実に1003.8mgと飛びぬけて大量療法になっている。同時にこの研究では多剤併用の最大値が中国5剤、台湾7剤、韓国7剤、日本は15剤と突出している。

日本の30万件の診療データからの解析がある。平成21（2009）年時点で、精神科に限定されないが以下である。

抗精神病薬：1剤70.0%、2剤21.5%、3剤以上8.5％
抗 う つ 薬 ：1剤65.3%、2剤25.8%、3剤7.2%、4剤以上1.7%
抗 不 安 薬：1剤83.6％、2剤14.5%、3剤以上1.9%
睡 眠 薬：1剤72.7%、2剤21.2%、3剤以上6.1%

また精神科の薬は一般的に完治させる薬ではないという見解がある。アメリカ国立精神衛生研究所(NIMH)のトーマス・インセル博士は「不運なことに、現在の薬は快方に向かう人があまりに少なく、治る人はほとんどいない」と述べている。このように、薬が精神の症状改善に寄与する利益

[図5-7-1] 日本の精神科薬物療法の問題点　多剤大量化の傾向

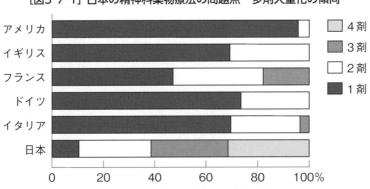

(注) アメリカ、イギリス、ドイツのグラフ白棒グラフは2剤以上を示す。
出典：稲垣中「精神分裂病治療における抗精神病薬の多剤併用に関する日本と諸外国との比較」、
『臨床精神薬理』4, p.997-1000, 2001年

[図5-7-2] 種類別向精神薬の市場規模

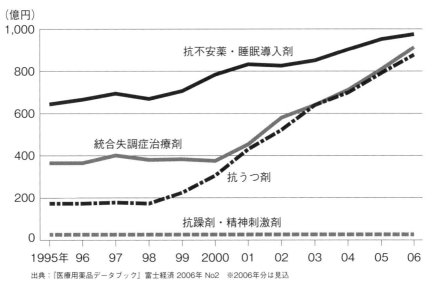

出典：『医療用薬品データブック』富士経済 2006年 No2　※2006年分は見込

が少ないのである。

・ガイドラインや証拠

　世界保健機関(WHO)は、平成8（1996）年の「ベンゾジアゼピン系の合理的な利用」という報告書において、ベンゾジアゼピン系の利用を30日までの短期間にすべきとしている。平成22（2010）年に国際麻薬統制委員会(INCB)は、日本でのベンゾジアゼピン系の消費量の多さの原因に、医師による不適切な処方があると指摘している。

　抗精神病薬の多剤大量長期投与の問題として薬物消費量の面でも、日本（その多くは精神科医療機関）が使用する睡眠・鎮静剤（主としてベンゾジアゼピン系）消費量は18億錠であるのに対し、イタリア7.2、フランス2.9、オランダ3、ハンガリー1.47億錠である。向精神薬の売り上げは年間3,660億円で、坑うつ剤の年間売り上げは1,000億円（10年前の7倍）である。坑不安薬の処方件数は1億2,000万件であり、日本より精神科医の多いアメリカ、フランス、ドイツの6倍以上の量を処方している。この現象をどう見るか？　見方によれば、日本こそ薬剤縛り（薬漬け）の精神科医療と言え

ないだろうか。この睡眠鎮静剤の効能書きを見ると、服用した人間の脳に働きかけ思考抑制・催眠、行動抑制・弛緩作用がある。この生活が月・年数単位で患者に投薬され続けられるとすると、幻覚・妄想などの症状を消すと言うための投薬であるにしてもその結果は必ず人間行動に著しく差し障りがあるものと思われる。

なお、この実態については直近の記事があり参考とされたい。平成25（2013）年8月20日の朝日新聞デジタルからの配信を見出し部のみ紹介する。

　　　統合失調症で精神科に入院している患者の4割が、3種類以上の抗精神病薬を処方されていることが、国立精神・神経医療研究センターの研究でわかった。患者の診療報酬明細書（レセプト）から実態を分析した。複数の薬物による日本の治療は国際的にみても異例で、重い副作用や死亡のリスクを高める心配が指摘されている。
（http://www.asahi.com/shimen/articles/TKY201308200008.html）

ただし、日本におけるベンゾジアゼピン受容体作動薬については、消費量の国際比較データに大きな限界があること、65歳未満では処方量の異常性を示す根拠はないこと、しかしながら精神科における処方では処方率も多剤処方率も高く「量も数も多い」という状況と言えると指摘されている。[奥村泰之（2019）「ビッグデータを活用した過量服薬のリアルワールド・エビデンス：疫学、ベンゾジアゼピン受容体作動薬への暴露と、心理社会的アセスメント」『臨床精神薬理』Vol.22，No.3]

第8節
果たして精神科社会的入院者の予後は

筆者として大変気になることがある。それは厚生労働省と国立精神・神経センター、精神保健研究所が毎年6月30日付でまとめた精神保健福祉資料調査諸統計中の「精神科病院における1ヶ月間の死亡退院者数」の統計数字である。グラフを見ると統計の始まった平成15年から平成23年まで

の精神科病院退院死亡者人員が年々増加している。1ヶ月統計であるが年に換算すれば15,000人から22,500人へと推移している。その背景に、近年高齢認知症者の精神科病院への入院が増加していると言われている。だが私達は心安らかに「認知症の入院者は高齢者だからこの数値は自然の結果である」と言えるだろうか。あるいは、「病院入院中の高齢者が自然に亡くなっている」と言われ了解すべきであろうか？　むしろ長期入院者の退院不能化の結果なのではあるまいかと想像してしまうのである。

　少子高齢化している我が国では、地域社会（在宅）で人生の終局を迎えることを望んでいる人が少なくない。しかし我が国の現実の老人福祉は、在宅で寝たきり老人や世話のやける高齢者を介護する家族が疲弊するという現実が多く、ほとんどの老人福祉施設も満杯で待機待ちだという。家族介護力の限界が社会問題となり介護保険法が成立したのであるが、筆者は、この統計表を見て昔の記憶が蘇った。

　それは昭和44年（1969）年のことである。神奈川県下で駆け出しの保健所精神衛生相談員として勤務していたある相談日、既に中年期を迎えたＡご夫妻が来所された。相談の話を要約すると、「夫の父親（65歳）が近所を歩き回ったり、時々迷子になって警察の世話になっている。妻も注意して見守っているが、見守りきれず大変困っている。老父を預かってくれる施設や精神科病院はないか？　できれば精神科病院は避けたいが、しかし老人施設がなければそれでも良いから紹介してほしい」ということであった。

　当時わが国で、先駆的ともいえる全開放病棟治療を目指した精神病院が保健所管内にあり、その院長が保健所嘱託医だったので対応を協議した。医師曰く、「入院して向精神薬を飲むと急激に老体には多分影響が大きいので、下手をすると死に至る場合がある。まず外来で少量から投薬してみて少し様子を見た方が良い」ということになった。しかし、Ａご夫妻はできれば是非入院させてください。と強く要請された。私達は「もし結果的に入院させるとしても是非ご夫妻の兄弟達を集めて親族会議を開きその合意の下に入院を考えましょう」と言ってその日は引き取ってもらった。

　約2ヵ月後にご夫妻がやってきて「ようやく家族会義を開いた。5人い

る兄弟家族の中でも意見は分かれたが、弟夫婦から我々も協力するから暫く在宅で外来通院をして様子を見ることにしました」というので筆者は嘱託医の外来日を紹介した。その約1年後「最初、保健所で私が会った先生が我が家に訪問してくれて診察してくれた。その結果私が少しの薬を貰いはじめ、半年間位、2週間に1度の外来に私の車で受診に出かけ、少量の服薬調整で何とか徘徊行動は収まり、現在は老妻の畑仕事の手伝いや近所の老友人と一緒に港の岸壁で海釣りに出かけている」との報告を受けた。

　昔の話を思い出しながら、私には本書の「はじめに」に書いたあの福島県双葉町の精神科病院と老人施設が、三浦半島の山あいの辺鄙な精神病院とダブって見えた。当時、あの全開放病棟病院は本当に辺鄙な場所であった。それでも週日の外来通院患者や家族などの面会も多く、時たまある町議会議員選挙の時など候補者の立会演説会をしたり、病院レクリエーション日などは地域住民と入通院患者・家族などが集まりごった返していた。院内での治療方法も心理劇（サイコドラマ）や集団ミーティングなどでまるで患者による院長の突き上げの如く自由闊達な雰囲気であった。40年後の今、あるＳＷから聞くとその精神科病院も半分は閉鎖病棟、半分は開放病棟だという。やはりその国の医療システムがそうさせるのであろう。い

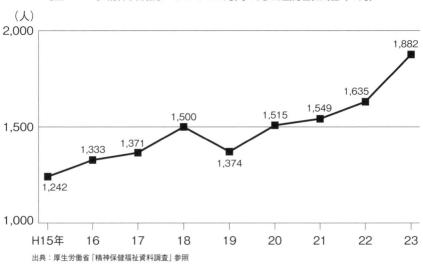

[図5-8-1] 精神科病院における1か月間の死亡退院者数（各年6月）

（人）

出典：厚生労働省「精神保健福祉資料調査」参照

ずれにしろこうしたことが精神医療の密室性の中で起こっているとしたら、
すべからく公開されなければならないだろう。

［一精神科医の述懐⑥］訪問治療の効き目とその方法

　訪問・在宅治療をする上での留意事項を、とくに「受診を拒否する分裂
病者」を念頭に、私達の経験をまとめてみることにする。

　このような患者は、訪問による信頼関係の樹立が最も困難である。した
がってこれらの人々について訪問の技術を習得しておけば、他の患者にも
比較的容易に応用がきく。これは丁度、航海技術を習得するためには、最
新鋭の船舶で訓練を受けるよりも、帆船で苦労した方が風波の影響など、
基本的で航海上筵も大切な技術を熟知、習得できるのに似ている。

　家族とも会話せず自室に閉居し続けたり、妄想の中で日常生活を送り、
家族の受診への要請にも拒否し続け、困惑しきって途方に暮れた家族が
せっぱつまって相談に来たとき、なぜ受診を嫌がるのか、とりあえずその
理由をまず検討する必要がある。理由の多くは次の通りである。

　①外に出ると人に見られ、とやかく言われるという幻覚妄想から外出を
嫌がっている場合。②小心翼々とし、極度の劣等感から人に会うのを嫌が
る場合。③家族が患者に小言を言い、叱り咎め、そのため患者は家族を信
頼せず、反発し拒否的となっている場合。④以前に強制入院の経験があり、
そのことによりいたく自尊心を傷つけられていたり、あるいは入院中の処
遇が不適切だったために、すっかり医療不信に陥り、精神医療に対して憎
しみさえもっている場合。⑤精神科のもつ暗いイメージと、何をされるの
か分からないという不安・恐怖をもつ場合。⑥精神科受診で精神病とされ、
結婚、就職はじめ人生に悪影響があると考える場合。⑦その他の場合など。

　いずれにしても、受診を嫌がるきっかけがつかめれば、それを解消する
方向で訪問すればよいのだ。しかし、既往の強制入院が患者の心に深い傷
となって残っている場合には、その傷を癒すのは相当にむずかしい。

また、実際には、家族の説明だけで、患者が受診を嫌がる理由を決めて
かかるのは危険であろう。

　訪問時の基本姿勢は、はじめから服薬など治療への導入を促そうとはせ
ず、入院を強要せず、根気よく何度も何度も訪問を繰り返しながら、他人
からの援助を拒み続けている人が心を開いてくれるのを気長に待つことで
ある。

　具体的には、心身の健康状態をみるために訪問する旨を、あらかじめ家
族から患者に説明してもらい、極力患者の了解を得るように努めておくこ
とである。患者の了解が得られぬままに、訪問を開始せざるを得ない場合
も少なくない。訪問先においても、患者が入室を拒否すれば、強引に粘り
強く時間をかけて面会を強いるのではなく、次回の訪問予定を告げるだけ
で、あっさりと帰途につく。このような訪問を、患者の同意が得られるま
で根気よく何度も繰り返す。

　私達は、この空振りの訪問こそ、受診を嫌がる分裂病者の訪問援助の鍵
と考えている。無関心を装いながらも、他人の一挙一動に神経を研ぎすま
している分裂病者に、この空振りの訪問は少なからぬ印象を与えるようで
ある。この「空振り」は、訪問者が相手の気持ちを最大限尊重していると
いう具体的な意思表示である。訪問者が彼らの心を無遠慮に傷つけたり、
彼らの心の中に土足で踏み込む闖入者ではないことを、彼らが確認できた
ときに、はじめて彼らは訪問者に面会を許すのである。

　面会に及んでからも、決して気負わず、あくまでも謙虚で控え目な態度
を貫く。そして、できる限り聞き手に回る。患者の悩みごと、仕事、金銭
面、異性関係、不安、不満など、病気と関係あろうがなかろうが、患者自
身の側に立って患者のニーズとして受け止め、善し悪しの価値判断をせず
に、時間をかけて受容し、患者の苦悩を理解する姿勢を貫き通す。それは
英語の表現を借りるならば、「メイーアイ、ヘルプーユー？」の姿勢にほ
かならない。

　総じて医者は患者の精神症状を問い、診断を下したがるものである。そ
のはやる気持ちをおさえ、通常内科医が往診するときのように、不眠、頭
痛、倦怠感、食欲、便通など身体症状を中心に、むしろ身体的診察に重点

をおきながら健康状態について相談にのる。心理的なものとしては、せいぜいストレスがあるかないか程度にとどめておく。

　患者の精神症状を探り出し、病原の追求を急ぐことは、患者の恥部をえぐることになりかねない。治療者側のこのような軽率な「問題行動」が、患者の最も嫌う「患者を精神病者扱いする」ことになりかねないのである。

　謙虚に、「メイーアイ、ヘルプーユー？」の姿勢を貫くことが訪問の要領ということである。なお、私達のこの訪問の姿勢を見ていて、多くの家族は「しまった！私達は今まで全く逆をやっていた」と言うことが多い。自分の家族の一員を何とか正常に戻そうとあせるあまり、家族は患者の非常識な言動を叱ったり、厳しく忠告してばかりいたことに気づくのである。

コラム出典：渡辺博（北海道函館、渡辺病院長）著『アマリリスは咲いても―精神科医その生と死』NOVA出版、1991年

第6章

日本の精神科医療の質と量の検証を識者はどのように考えているのか

唐突にごめんなさいを言ひし療友君だけでなく重きものを負う

（東瀬戸サダエ『風の歌を聴きながら』）

この章では、筆者の問題意識と隣接する分野の識者の見解を紹介する。精神科医療における人権侵害がさまざまな立場から指摘されていることを確かめたい。

藤井賢一郎氏による「精神障害者の生活と医療の費用に関する研究」紹介

　この章では先行して調査研究してきた方々の各方面からの分析結果を見ていく。

　藤井賢一郎*は、公共政策学的視点から「精神障害者の生活と医療の費用に関する研究」を著している。彼は、日本の精神障害者処遇の歴史的検証を踏まえつつ、精神科医療の「質」と「治療技術」の展開を時系列に沿って分析している。そして、結論として、「著しく低い医療の質」を認めるに至っているのである。彼は、まず精神科医療の歴史に一定の区分を与えて考察を進める。

　　①「医療」以前（第1期：〜 1949年まで）。この時期は、精神障害者に対する医療・生活の保障制度は極めて貧困なものであった。その理由は、a）戦前・戦後をはさみ国全体が貧しく、より弱い立場にある精神障害者は省みられなかった。b）薬物療法もまだわが国に導入されておらず「医療と呼べるサービス」が存在しえなかった。c）わが国において家族に精神障害者の生活と医療の責任を求めた精神病者監護法における私的監置制度である。精神病院法では、精神障害者は公共の責任として処遇されるべきものと規定したが公立精神病院設立はほとんど進まなかった。だが、昭和4（1929）年には精神障害者の生活を保障するため（これをその後精神病院が生活の面倒を見る範囲まで拡大してきた）の公的扶助制度として救護法において「精神の障害」が対象となっており、生活保護法（旧法昭和21（1946）年）においてもその対象になった。戦争で発症した精神病は軍人恩給の対象に

なった。また、これらの時期には精神障害者の医療処遇に係わるサービスの供給体制そのものが存在せず専ら家族内に任せる以外に方法がなかった。

　②精神衛生法と精神病院ブーム（第2期：1950年から1969年）。この時期は、精神障害者の医療と生活の保障とその費用負担のあり方が最も急速に進んだ期間であった。精神衛生法制定（昭和25（1950）年）により私的監置制度が廃止され精神病院の設置が義務付けられたが、やはり都道府県などの公立病院の整備は進まず、国は非営利法人（民間の医療法人）精神病院の設置及び運営に関する費用に対して、国庫補助の規定を設け医療金融公庫を設置し、さらに昭和42（1967）年結核病床を精神病床に転換する方針が示されて精神病院開設ブームとも言える現象が生まれた。この時点で元来結核病院であった民間精神病院は精神科専門の研修を受けていない医師の経営する精神病院（すなわち医療の質という面では不適切な医療施設）が多く出現したことである」。としている。そして「医療サービス」の整備と一体的にその費用を「社会化」する医療保険制度の整備が進み、昭和36（1961）年国民皆保険が実現した。これで、医療サービス購入の費用を障害者本人や家族だけではなく、国庫による負担と保険者負担という形で広く一般国民、企業等、政府によって負担する仕組みが確立した。また同年に精神衛生法の一部改正で措置入院国庫負担率の増加（2分の1から10分の8に）が行われるなど、国、地方公共団体が費用負担を行う「措置入院」（自傷・他害のおそれを前提とする）の増加が進められ家族の費用負担軽減が図られた。さらに通院の医療費に関しても公費負担制度が導入された。しかし通院の利便性が保たれている精神科医療機関は限られていた。

　このように精神障害者・家族の生活と制度を照らし合わせ、さらに医療技術という側面についても言及している。

①精神科医療の革命といわれる薬物療法が一般化し始め、更に精神療法、生活療法などの新しい治療法も導入された。この頃欧米では精神病院に長期入院させることの弊害が問題となりできる限り地域で精神障害者の生活を支えようとする地域精神衛生活動が始まっていた。全般的に言って日本においてはこのような医療技術の導入、進歩も、精神病床の増加という大きな流れに対しては全く無力であり、入院期間の短縮や地域の中での精神障害者の支援は推進されなかった。精神病院内の環境は不十分な上に改善されず、少ない、専門技術を持たないスタッフと貧弱な施設・設備の中で、多くの患者を処遇するための手段として薬物療法が用いられた面もある。

　②精神障害者の処遇のための財サービスが「家族内処遇」から「医療機関」へという形をとって顕在化・外在化し、また「医療サービス」という財の顕在化は、いわば「収容サービス」という財の顕在化であり、そこで負担すべき費用のかなりの部分は、狭義の医療・医療技術に関する費用だけでなく、収容や生活のための費用が多く含まれていた。

また生活の具体的支えとなる所得保障にも触れている。

　新生活保護法の成立後、世帯の縮小と家族の扶養機能の低下が進み精神障害者への生活保護の適用は拡大した。入院の場合の医療費単給は一般に認められやすく精神病床の増加が生活保護受給へ結びつけられた。昭和36（1961）年に無拠出の福祉年金が精神障害者へも対象化され、総合すると、この時期精神障害者へ現金給付による生活保障の道が開かれた。以上のようないくつかの変革は、日本の高度経済成長ならびにその歪みの顕在化と同時期に起こっており家族相互扶養機能の低下などが見られた。

　③病院外サービスの導入時期（第3期：1970年から1986年）。昭和45（1970）年当たりから精神科病院（病床）の増加が一応プラトー

に達した。その理由は、A）先進諸国で起きた地域精神衛生活動の流れや、精神医学界全体、学会レベルでの議論や精神病院での「不祥事」の多発に対する非難といった「倫理的・人道的・医学的」な観点によって見直されたこと、B）この時期病床数が先進国と同様かそれ以上の水準になったことに加え、昭和48（1973）年のオイルショックで医療費国庫負担軽減のインセンティブが政府に働いたことである。しかしながら依然として長期入院化は改善されることなく、病状が安定していても地域で患者を支援する体制がなかった。そのために、退院させることのできない「社会的入院」が問題とされるようになった。またこの時期は病床を持たない精神科診療所が増加を見せた。国も外来患者のリハビリテーションを加速させるため「作業療法」「デイケア」の診療報酬点数化（昭和49（1974）年)、「集団精神療法」「ナイトケア」「訪問看護・指導料」の点数化（昭和61（1986）年）を行った。また「精神科カウンセリング（精神療法）」の点数加算・対象範囲の拡大等を行った。

　医療以外の福祉サービス拡大も行われた。昭和48（1973）年の年金法改正により昭和49（1974）年からは無拠出の2級障害福祉年金が創設され多くの精神障害者が年金を受給できるようになり、障害年金は生活保護以上の役割を果たすようになった。

　④精神保健法施行以降（第4期：1987年〜）。精神医療・福祉界では、昭和62（1987）年から、ようやく障害者・家族などによる自助グループの作業所やグループホーム等が地域に生まれて「小規模作業所運営費補助」が開始された。国際障害者年の決議にある「精神の病者も障害者」であると言う考え方が保健医療福祉関係者間でも徐々に一般化してきた。しかしながらこの期間多少の変化はあったものの精神障害者は医療の枠組みの中での費用負担が行われるという基本構造はほとんど変更されることはなかった。医療に関しては、病床・病棟の機能分化が着手されて、精神科救急サービスに対応するものとして、昭和62（1987）年の精神保健法で応急入院が制度化し翌年「精神科救急

医療施設運営費」が予算化された。さらに精神科救急医療に関し平成
8（1996）年の診療報酬制度で「精神科急性期治療病棟入院料」「精
神科措置入院診療費」が新設され、一方で長期にわたる療養が必要な
慢性患者を対象とした「精神科療養病棟入院料」制度が平成6（1994）
年より設けられた。同時に「精神科退院前訪問指導料」を設けるほか、
入院早期の治療に対して診療報酬点数の率引き上げなど短期に集中的
な治療を行い早期に退院させるためのインセンティブが付加されたと
している。またこの時期精神障害者社会復帰事業として「精神障害者
生活訓練施設」「精神障害者授産施設」が設けられ同時に社会福祉事
業法の第2種社会事業として位置づけられ、財政的裏づけとして「精
神障害者援護寮」運営費に加えて昭和63（1988）年以降「精神障害
者福祉ホーム運営費」「精神障害者通所授産施設運営費」が予算化さ
れた。さらに平成5（1993）年に改正された新精神保健法で「精神障
害者地域生活援助事業（グループホーム）」が法制化され、次いで平
成7（1995）年の精神保健福祉法では「精神障害者社会復帰施設」の
施設として「精神障害者福祉ホーム」「精神障害者福祉工場」が制度
化された。この期間、精神障害者を制度的に「障害者福祉」の対象と
するため、所得税法上の「障害者控除及び利子等の非課税制度」が平
成元（1989）年、自動車税の免除、相続税法上の「障害者控除」な
どが平成2（1990）年よりそれぞれ適用されるようになり、その適用
の円滑化のため平成元（1989）年より「精神障害者証明書（精神障
害者保健福祉手帳）交付事業」が開始された。前述したような平成5
（1993）年の「障害者基本法」ではようやく「障害者」の範囲に精神
障害者が位置づけられることになり、それは国が「障害者基本計画」
を策定するとともに、都道府県・市町村に「障害者計画」を策定する
努力を求めて、以後「障害者対策」が保健・医療・福祉から教育・就
労等の幅広い施策が総合的に推進されるようになった。

　さらに、藤井は「我が国における精神障害者に対するサービス提供体制
の特徴」として次のような問題点を挙げている。

まず医療に偏ったサービス提供体制とその問題点として、次を挙げる。

　第1に、入院施設におけるサービスの質の低さである。第3期から第4期にかけて精神病院内の患者（障害者）への人権侵害（精神障害者に対する暴力や拘束）が問題となり改善が図られたが未だに極めて質の低い精神科病院が存在する。また平均的な精神科病院においても病院外の一般的な生活水準と比較すると、かなり低い水準の施設・設備やサービスしか存在しない。

　第2に、そのような質の低い現状にも拘らず存在する「社会的入院」の問題である。精神科病床に入院している精神障害者のうち3分の1程度は医療機関に入院する必要はなく、「受け皿（社会資源）」があれば退院可能とされている。すなわち我が国の精神障害者は、適切なサービスを受ける権利が制限されているだけでなく、不適切なサービス（すなわち行動制限の多い閉鎖病棟生活）を拒否する権利も制限されているといえる。

　多くの先進国では、我が国の第2期には精神障害者を出来る限り医療施設の外で処遇しようとする施策が展開され、ドラスティックな精神科病棟の閉鎖が行われたが。わが国においても精神障害者が住みなれた地域で生活させるために各種の費用負担制度や仕組みが導入されて来た。しかし、今尚半数近い精神障害者が医療施設内でサービスを受けており、しかも3分の1の者が医療施設外でのサービスを受けられないため入院していると言う現状は、我が国独特で極めて異例の状態であると言える

以上のように日本の精神科医療状況を論じている。評価すべき論考であると思う。

広田伊蘇夫の、『立法百年史─精神保健・医療・福祉関連法規の立法史』、古屋龍太『日本病院・地域精神医学会の50年とわが国の精神保健福祉をめぐる流れ』紹介

　精神医療行政史を紐解くと、果たしてこれが人間の心を癒す医学・医療かと疑問を持つほどの「警察行政介入の記述」を見受けることになる。広田伊蘇夫*の『立法百年史─精神保健・医療・福祉関連法規の立法史』、古屋龍太*『日本病院・地域精神医学会の50年とわが国の精神保健福祉をめぐる流れ』によると、警察からの諸所の介入の様子が法文・通知の中に如実に表れている。その「精神病者観」「精神医療処遇内容」は、まさしく「非医学」・「非医療」そのものを表している歴史であるといえないだろうか。先にあげた、「医療」・「医学」の概念からいかに逸脱しているか市民感覚・常識で読んでいただきたい。したがって以下の項目を羅列するに止めたい（精神医療行政史を通観して、意識していただきたい）。

・明治7（1874）年警視庁布達規則第172号：精神病者監護の家族の責を義務とする。

・明治8（1875）年行政警察規則公布第18条：路上狂癲人あれば、穏に之を介抱し其暴動する者は取押え其地の戸長に引渡すべし。

・上野護国寺跡地に窮民救済を目的とし設置（明治5（1872）年）されていた養育院の盲人室を改造し（明治8（1875）年）精神障害者を収容していたが、明治12（1879）年養育院の癲狂室を癲狂院として精神病者の治療を開始（都立松沢病院の前身）。

・明治16（1883）年相馬藩士の錦織剛清、藩士・相馬誠胤が精神病でないのに家令らが不当に藩士を監禁していると主張。明治17（1884）年加藤風癲病院に入院するも、明治19（1886）年藩士らが入院中の錦織を連れだす事件後、帝国大学医科大学教授榊淑の診察を受ける事件が、いわゆる「相馬事件」「お家騒動」として世間を賑わす。

・明治37（1904）年警視庁令第41号：精神病者私宅監置室・公私立精神

病院の構造設備及び管理に関する取り締まり規則を制定。

・明治44（1911）年内務省衛生局長、地方長官に通牒し、警察巡閲規則の巡閲事項に精神病に関することを追加する。

・大正9（1920）年警視庁告示：精神病院法第2条による精神病者の診断は、警視庁令第26号の規定により警察医及び警察員をして施行せしむとす。

・大正14（1925）年第24回日本神経学会総会は、精神病院法制定の主旨に鑑み精神病院を速かに全国に普及せしめ特殊の処置を要する社会的危険なる精神病者を収容するため国立精神病院を建設せられんことを切望すると決議。

・昭和3（1928）年警視庁令、精神病者指紋採取開始。警視庁令第10号、1904年の精神病者取締り規則を改正し病室構造につき医療の目的をもって収容することを強調し、開放病棟を認める主義を採用する。

・昭和7（1932）年内務省主催・第1回公立及代用病院協議会開催、昭和11（1936）年10月より協議会は日本精神病院協会（現在の日本精神科病院協会の底流）と改称された。

・昭和16（1943）年精神病者監護法と精神病院法の二法が厚生省予防課の所管となる。

・昭和21（1946）年医師インターン制度、国家試験制度を採用。

・昭和22（1947）年全日本看護人協会発足（昭和33（1958）年日本精神科看護協会・昭和51（1976）年日本精神科看護技術協会と改称）。

・昭和24（1949）年日本精神病院協会設立。金子準二会長、精神衛生法につき法制私案を作成（危険な精神障害者を収容隔離するため精神病院を増設せよとする主旨）・「身体障害者福祉法」公布。

・昭和25（1950）年第7回通常国会、金子準二私案を参考にした「精神衛生法（案）」を採択。これを制定・公布。

・昭和28（1953）年WHO顧問医来日、地域精神衛生活動の重要性を指摘し、翌年顧問医来日デイケア活動、作業治療活動地域総合病院精神科外来の重要性、精神科医のトレーニングを強調。

・昭和29（1954）年第1回精神衛生実態調査実施。

・昭和30（1955）年覚せい剤取締法改正、東沙誉子日本女子大教授、措

置入院事件で告訴。

・昭和31（1956）年厚生省に精神衛生課設置、国立肥前療養所で全面開放処遇。

・昭和32（1957）年精神病の治療指針通知（1961年に廃止）新潟精神病院ツツガムシ病人体実験、法務省人権擁護局長の非難談話。」（この年精神病院数371ヶ所、病床は64,725床）

・昭和33（1958）年社会局施設課長：緊急救護施設設立その運営に関する通知。厚生省事務次官通知：精神病院を（特殊病院）と規定し、精神科特例（一般病院での医師数は入院者16名に1名。精神病院では患者48名に医師1名で可とする）。

・昭和35（1960）年精神薄弱者福祉法（現知的障害者福祉法）身体障害者雇用促進法公布。（この年精神病床数95,000床）

・昭和36（1961）年精神科の治療指針通知（精神疾患の治療は、単に一つの器官を処理するのではなく、人間そのものを治療し、健康な社会生活が出来るように回復させることを目標とするものである）。精神科措置入院者の医療費につき国の補助を10分の5から10分の8とする。（いわゆる「経済措置」鑑定により措置入院数は対前年度比3倍。5年後は6倍に）生活保護法の入院者の日用品費に一般病院より精神病院は低くする。国民皆保険制度実現。

・昭和37（1962）年日本精神神経学会「保安処分」基礎問題調査会発足。第1回日本犯罪学会総会。

・昭和38（1963）年厚生省第2回精神衛生実態調査。公衆衛生局長通知：精神障害者の措置入院制度の強化について。

・昭和39（1964）年ライシャワー駐日大使刺傷事件。マスコミ各社、精神障害者野放し論強調し、警察庁は厚生省に法改正を申し入れ。池田首相、「精神障害者を入院させる緊急に必要な部分改正」を指示。

昭和40（1965）年第48回通常国会で精神衛生法改正。保健所による訪問指導体制の強化。措置申請・通報制度の拡大と緊急入院の手続き上の整備、通院医療費の公費負担制度新設。全国精神障害者家族会連合会発足。緊急救護施設の整備運営について社会局施設課長通知。（この年精

神病床数172,950床）

・昭和42（1967）年地域精神医学会発足、日本精神病院協会「精神科医療体系意見書作成し、病者の人格尊重、開放治療の原則、インフォームドコンセント履行、一般医療体制化促進」を文書配布。地域精神医学会発足。WHOクラーク氏来日。

昭和43（1968）年日本政府へクラーク勧告。（多くの精神病院は閉鎖的で慢性化した患者が無為な生活、社会復帰活動は困難で病院規模は拡大、社会復帰活動のため地域社会内に小規模施設設立を指摘）。医療審議会精神科必要病床数を人口1万対25と答申。

・昭和44（1969）年公衆衛生局長通知で都道府県に精神衛生センター設置を謳う。精神障害回復者社会復帰センター設置要綱案を中央精神衛生審議会が了承。日本精神神経学会理事会が「精神病院に多発する不祥事件」に関して全会員に訴える。

・昭和45（1970）年公衆衛生局長・医療局長通知：精神病院の運営管理に対する指導監督の徹底について、措置・同意入院者の病状審査の適正化と不必要な入院者の措置解除等を速やかに行うこと、入院者の人権尊重につき管理者を指導すること、患者の過剰入院・職員不足の速やかな是正、患者の不当使役なきよう管理者を指導。心身障害者対策基本法公布。（この年精神病床数247,265床、精神衛生予算360億円の内措置入院費が97％を占める）

・昭和46（1971）年日本精神神経学会にて保安処分制度に関する反対決議。法制審議会刑事特別部会保安処分案を決定。川崎市社会復帰医療センター開所。

・昭和47（1972年）年世田谷リハビリテーションセンター開所。精神科カウンセリング料新設。

・昭和48（1973）年第3回全国精神衛生実態調査、推定患者132万人在院患者26万人、通院患者40万人、更に外来通院を要する患者70万人と推定。行政管理庁、精神衛生に関する行政監察に基づく勧告、「指定病院での医療職員の不足、許可病床数を超える超過入院、厚生省は鑑定医の派遣による病状審査、これに基づく措置解除などの積極的な指導をなすべき

である」

- 昭和49（1974）年精神科作業療法、精神科デイケアが社会保険診療報酬で点数化。日本精神科診療所医会結成。
- 昭和50（1975）年日本精神神経学会「精神外科を否定する決議。作業療法点数化に反対する決議。通信及び面会の自由に関する決議」等。（この年精神病床数278,079床）
- 昭和51（1976）年公衆衛生局長通知：精神障害者措置入院制度の適正な運用について、本制度は公権力を持って強制的に病者を入院させるものだけに、精神障害者の人権と密接に関係している。措置解除の適正化は徹底すべきである。措置患者の知事審査は報告書審査に止まらず鑑定医による実地審査を計画的・積極的に実施されたい。
- 昭和53（1978）年中央精神衛生審議会：精神障害者の社会復帰施設に関し中間報告、医療と福祉の両面が必要。
- 昭和54（1979）年知的障害者福祉ホーム設置。
  昭和55（1980）年公衆衛生審議会精神衛生部会：老人精神病棟に関する意見。WHO国際障害分類試案（ICIDH）発表。障害を機能障害、能力低下、社会的不利の3レベルに区分。（この年精神病床数310,000床）
- 昭和56（1981）年国連「国際障害者年決議」採択。熊本県で「あかね荘」精神衛生社会生活適応施設開設。
- 昭和57（1982）年通院患者リハビリテーション事業実施。老人保健法公布。
- 昭和58（1983）年第四回全国精神衛生実態調査：1983年入院者334,000内74,000人は訪問指導・社会復帰施設・職親制度・共同作業所の条件整備で近い将来退院可能。
- 昭和59（1984）年宇都宮精神病院での患者撲殺事件報道。自由人権協会は精神障害者に対する日本の医療上の処遇は、国際規約B規約第9条に違反すると国連人権理事会に提訴。公衆衛生・医務・社会の3局長通知：保護室への収容、面会制限などの行動制限は医療・保護の限度を越えて行うべきではない。鑑定医による実地審査は原則として年1回実施。知事に対する調査請求権制度を周知するため病棟内に掲示すること。医療

監視を強化徹底し実地指導は原則として年1回実施。保健医療局長通知：精神衛生法第29条の精神障害者の入院措置は国の設置した精神病院・指定病院でも行うこととされているので国立病院・療養所は患者の受け入れに格段の努力を望むと通知。（この年精神病床数、333,000床）

・昭和60（1985）年国際法律家委員会（ICJ）国際医療従事者委員会（ICHP）障害者インターナショナル（DPI）調査団来日。その後日本政府に結論と勧告、在院者は法的保護が欠如し長期間の在院者が多く地域医療と社会復帰活動が乏しい。日本国憲法、批准している国際規約が規定する諸権利が精神障害者には十分保障されていない。強制入院者には年2回の再審査を行うこと。再審査申し立てに対し自治体レベルで機能しうる独立した審査機関の設置、治療基準をチェックする定期的監査条項を規定すること、入院者に関する権利を十分に告知すること、自ら選ぶ代理人と自由に連絡できるようにすることを勧告。国連差別防止及び少数者保護委員会において厚生省精神保健課長「法改正」を明言。……以下略……

精神障害者への予断に基づく警察権介入の具体的事例としては以下を挙げることができる。

⑴　警察行政（警備）遂行上と称して「精神障害者の鑑定、入院を求める」毎日新聞記事。昭和50（1975）年6月25日、沖縄県警が海洋博覧会警備の際、県内の精神障害者をリストアップして県環境保健部予防課に精神鑑定、強制入院の措置を求めていたことを報じる新聞記事である。

⑵　昭和54（1979）年、愛知県の植樹祭に天皇が参加される時に、警察が精神障害者交流会の参加者を尾行・職務質問した事件があった。

⑶　琵琶湖国体開催に際して、昭和56（1981）年に滋賀県警が保健所に精神障害者リストの提出を求めた件などについて参議院の会議録に記載がある。

⑷　国民体育大会開催を控え、群馬県太田署の警備担当者が精神病院に外出・外泊制限を電話で要請したことを昭和58（1983）年10月12日朝日新聞が報じている。

⑸　昭和58（1983）年、大阪府の警察が浮浪者実態調査を行ったという
　　事案がある。
⑹　昭和58（1983）年の沖縄県への皇太子夫妻ご訪問に際し、警察から
　　精神障害者108名に対する外出禁止あるいは強制鑑定及び強制収容措置
　　の依頼が県環境保健部にあった事案がある。

　上記のような警察からの要請文書などはほとんど明らかにされることないが、相変わらず地域に住む精神障害者に対して、警備上と称する警察権の介入は著しい人権侵害である。

第3節
金子準二氏らの影響の紹介

　第2次大戦後、日本の精神医療政策決定過程において、人間としての「精神障害者像」を著しく歪めるイメージ化に大きく影響を与えた（予断と偏見に基づく）研究がある。精神科医金子準二の手による昭和元（1926）年発行の「現代犯罪の精神病理学的研究」である。「精神病者が社会的危機の根源であることは、幾多の無政府主義者らの惑溺者が、結核病者から頻出した。」という一文によってもその影響は明瞭である。

　　　「従来「彼は結核にも拘らず主義に殉じた」との解釈に拘泥する徒
　　　まであったが、結核者の脳髄の解剖学的所見とその心理的特質から考
　　　察すれば（中略）、誰もがかかる然もその結果が重篤である疾患ほど
　　　警戒を要するものはない。「天才と精神病は紙一重である」と言うが「精
　　　神病と犯罪は同胞」であって、精神病者ほど社会的危険性の極めて高
　　　いものはなかろう。」

　と述べ、その後、金子は昭和24（1949）年に組織化された民間精神病院の団体である「日本精神病院協会」の会長に就任した。日本精神病院協会の設立趣意書には次のように記されていた。

　「終戦当時、殺人、傷害、放火などの凶悪犯罪が頻出した主因の一つに、精神障害者に対する公衆衛生施設に不備不完のあることが指摘されたが、その後8年が経過し、やや世相も安定した現在でも精神病者、精神薄弱者などの精神障害による殺人、傷害、放火等の危険犯罪や精神障害者に対する血族からの殺人、殺人未遂者等の重大犯罪が、連日の新聞記事になり不安感を漂わせ、民生安定を妨げておることは、精神障害者に対する公衆衛生施設に欠陥の多い証拠である（中略）。精神障害者の家族は勿論のこと、誰とでも言えるほど、社会人一般の生命、財産、名誉が精神障害者の病的行為の危険にさらされ、文化的最低限度の生活が到底安穏には営めず、苦悩しなくてはならぬ（中略）。それで終戦当時から同士相諮って「世相の安定は精神病院の復興から」「社会の平和は精神病院から」「日本の復興は精神病院から」との決意を持って精神病院の復興に」…後略…。

　さらに昭和28（1953）年、内村祐之日本精神衛生協会会長との連名で、厚生省に精神衛生課設置の陳情を行っている。その陳情書の内容は以下のとおりであり、これらを強く働きかけ夫々が実現したのである。

　「精神障害による惨害が結核や急性伝染病対策に比すれば如何に重大な問題であるかは今日の常識であります。それにも拘らず精神衛生に関する施策は結核や急性伝染病に比すれば雲泥の差があり極めて貧弱です。…中略…ここに左記施策の実現を強く要望し、350万人に上る患者とその家族のために福祉の道が開かれんことをお願いするものです。①、精神病床の画期的増床を図ること。②、総病床15万床確保を目標として少なくとも昭和29年度は15万床を実現されたいこと。③、精神障害者の遺伝を防止するため優生手術を促進せしむる財政措置を講じること。④、国立精神衛生研究所の拡充強化（後略）。⑤、厚生省公衆衛生局に精神衛生課を設置しこれが充実を図ること。」

この様に戦後復興期における精神科医療の専門家の意見は大きく医療政策に影響したものである。

芹沢一也氏の「ホラーハウス社会」紹介

　まずこの本の中で社会学者芹沢一也*は向精神薬が果たした歴史的役割を、欧米と日本を対比しつつ分析している。

> 「1950年代の向精神薬の登場を受けて1960年代イギリス、アメリカ、北欧などの各国が病院から地域へと精神科医療が脱入院化（病床削減化）へと変化していったが、日本では全く逆に強制入院と閉鎖病床そして向精神薬が大流行していった。欧米では患者の地域での社会復帰治療を助けた向精神薬だったが、日本では増え続ける入院する患者管理を容易にするため、また低い医療費をカバーし、少ない人件費で医療収入をあげるために患者に大量の向精神薬が使われたのである。」

　それでは日本の精神病院における実際の治療と生活はどのような形だったのだろうか。引き続き紹介する。

> 「その代表格だったのは生活療法と言われ、生活療法・作業療法・レクリエーションの3つを柱として、それらを入院者の1日の日課として設定し、慢性化しやすい統合失調症患者の自発性を高め、生活能力を回復させるための治療方法だとし、病院生活の治療の大前提として多くの病院で熱心に取り入れられたのである。例えば、入院者は朝の起床、洗顔、歯磨きから始まり食事、服薬、排泄、整理、身繕い、洗髪、爪切り、調髪、顔そり、化粧、持ち物の始末、日用品購入、居室の清潔、レクリエーション、作業、対人関係と社会性、余暇活動、就寝まで患者の入院生活全般に亘り管理指導される。
> 　日中は病棟ごとに作業療法、レクリエーションが行われるが、日本

の代表的精神病院（松沢病院）での作業療法として、荷札の針通しや小学生雑誌の付録の手内職などが行われるが治療の一環なので工賃は出ない。しかし患者は拒否できない。拒否したら看護師に叱責されたり作業場に連れ戻されたりする。レクリエーションはフォークダンス。雨が降れば手拭い落とし。散歩は白衣を着た看護者を先頭に一列縦隊になり無言で歩く。」

　このような様子を芹沢の文中で石川信義*の言を紹介し、さらに詳しく以下のように述べている。

　　「とりわけ慢性病棟での彼ら彼女らは病院生活が長くなり、すっかり病院呆けしたような顔立ちになり、皆違うのに同じような表情をして日課は如何にも習慣化しており、食事時になると一列になり食堂前に並び黙々と食器を受け取り決まった席で食べ、作業時間になると黙々と座って荷札の針通し、夕食が終わると大部屋で布団を敷き直ぐ眠る。このような病棟生活が何年も繰りかえされている。当時の地域社会での生活（高度経済成長しめまぐるしく変化しつつある日常生活）と違って病棟ごとの集団生活が看護師の指導の元に繰り返されている。生活指導、作業、レク等に参加しないと病状が悪化したのではないかと言われ医師の指示に従わなければ何時までも退院の話は出ないのである。医師や看護師にしてもこれらが一つの治療なのでありあくまでも治療するという善意と熱意の表れであるので患者管理が公然と行われたのである。鍵や鉄格子のある病棟生活を長い間繰り返されると、本人は次第と自分の希望などを表出することもなく生活に押し流されてしまう。本当に異様な別世界の雰囲気が醸し出されていたのである。」

　このような管理された様相は、後日さらに強化されることになる。昭和36（1961）年の法改正によって、従来の精神分裂病に加え、知的障害や精神病質などの患者、各種中毒性の患者なども入院するようになったから

である。一部の犯罪歴のある者などがこの病棟で問題行動を起こすようになり、次第に事故防止のために過剰な管理体制が敷かれるようになる。精神科病棟内は益々厳重な監視的雰囲気になっていったのである。

　このような病院内看護状況について、藤野*は過剰に管理された病院内での生活を、「夏冬ともゆきとどいた病院内で、何か月も何年も閉鎖病棟で過ごせば、体温調節機能が低下し夏には夏バテ冬には風邪を引き易くなる。保護という名で多くの日常生活の営為を代理行為し、かえって生活学習の機会や人間性、適応力を奪っている。したがって長期入院は人権侵害である。」と評している。
　筆者もイギリスの産業療法公社とレンプロイ公社の地域での活動を見学してきているが、これらは職業リハビリと言えるが、閉鎖的精神科病棟内での作業療法は、むしろ単なる収容施設内での労役同様であり施設症化へのプロセスに過ぎないと懸念している。

[表6-4-1] 100床あたり従事者数（常勤換算）

	精神科病院	一般病院
総数	62.0	110.6
医師	3.2	12.6
看護師	16.8	40.4
准看護師	14.2	11.5
薬剤師	1.1	2.5
作業療法士	1.3	1.0
PSW	1.6	0.1

出典：2006年病院報告（厚生労働省統計資料）

第5節
八尋光秀氏の「隔離医療の問題点とハンセン病との比較」紹介

　精神障害者の重大事件、隔離医療の問題点を浮き彫りにした資料として弁護士の八尋光秀が取材に応じた平成13（2001）年7月10日付けの新聞記事がある。

　「大阪・池田市の学校乱入殺傷事件を機に、精神障害者の犯罪をめぐる議論がわき起こっている。しかし、事件の重大さが注目されるあまり、精神障害者の人権がないがしろにされる危険性をはらむ。5月のハンセン病国家賠償訴訟の熊本地裁判決で原告弁護団代表を務め、精神医療問題にも詳しい福岡県弁護士会の八尋光秀*は「精神障害者の隔離医療は社会の偏見を助長し、生きづらくする点でハンセン病と通じる。隔離は患者を追い詰め、逆に罪を誘発している」と語り、隔離医療の全廃を訴える。」

Q　隔離医療の問題点は。
A　強制隔離政策は一見、「精神障害者」の治療を進める切り札のような顔をしているが、隔離政策が長期にわたるほど差別や偏見が社会にまん延し、人々に理由のない恐怖を与える。差別される側も、自分が社会から排除される存在だと思いこみ、委縮し、不安定な状況に置かれる。「精神障害者」には、もともと人間関係をうまく結びにくい人が多い。強制隔離でさらに生きづらくなり、閉鎖病棟に入れられることで社会におろした弱い「根」さえ引きちぎられてしまう。

Q　強制的な入院は、具体的にどんな影響があるのか。
A　社会から「嫌なもの」というレッテルを張られた特別の施設に連れて行かれることになると、「精神障害者」は、そんな所に行きたくないから病状を隠し、我慢してしまう。心の状態はどんどん悪くなる。

Q　ハンセン病政策と共通する気もする。
A　ハンセン病の患者にはもともとの生きづらさはない。だが、強制隔離の重さが社会に不合理な恐怖を植え付けた。自分から出られない場所に連れて行かれ、終生隔離によって、本来持っていた社会性を完膚なきまでに奪われた。ハンセン病の問題は強制隔離の全廃で解決に向かっているが、元患者が受けた被害は、今になっては容易に回復で

きない。

Q　福岡県には精神障害者の当番弁護士制度がある。
A　「精神障害者」の退院請求などの相談に無料で応じている。すべての入院者は、秘密に弁護士と連絡を取る権利が法律で認められている。しかし、その受け皿がなかったので、93年に全国に先駆けスタートさせた。

Q　実際に病院へ行ってどんな印象を持ったか。
A　外から鍵の掛かった重いドアを開け、閉鎖病棟の中に入ると鳥肌が立つ。患者たちは私に「誰だ」という目を向けた後、「出してくれるのか」と期待の視線を注ぐ。着替える時のプライバシーがないほど病室は狭く、たばこの煙も立ち込め、環境は極めて悪い。こんな中では心の回復ができないと思った。

Q　どんなケースを担当したのか。
A　50回ぐらい行った。98年1月、40代の男性から電話を受け2日後に出張相談に行った。入退院歴があり、働いている時に精神状態を崩し、ある民家に友達が来ると思い込んで侵入する事件を起こした。現行犯逮捕され、措置入院となった。面会で話を聞くと、不安定な状態は多少残っていたが、これぐらいなら大丈夫だと思い、1月中旬に退院請求し、3月25日に退院できた。退院請求しなかったら、半年か1年は措置入院していたはず。その中で彼が壊されるものはすごく大きかっただろう。

Q　ほかには。
A　事実上、二重三重のペナルティーを受ける例は多い。ある男性は91年に窃盗事件で懲役2年の刑を受けた。2年後に出所する時の診察で、精神病を疑われ措置入院になった。社会の空気を吸うことなく、そのまま閉鎖病棟に送られ8年になる。彼は40代半ばから50代の半ば

まで10年間、自由を奪われてきた。刑事処分を受ける前は、簡単に人から借金してしまうことはあったが、ブルドーザーのような特殊機械を運転して自活できていた時期もある。人生の大切な時期に長期間隔離されると、社会性はなかなか取り戻せない。彼は私に「一度は結婚したかったですよ」と言った。

Q　法廷で罪と向き合う機会を奪われ長期間の強制入院が事件につながったとみられるケースはあるのか。
A　97年8月、福岡県で若者が駐在所の警察官を殺傷した。91年から6年半、事件を起こす直前の29歳まで、シンナー吸引と問題行動で措置入院させられた。彼は刑事弁護を担当した私に「入院させられた時、絶望的な気分になった」と漏らした。「人間失格」というダメージを受け、周りからも「精神病院に入ったら人生終わりだ」と言われてきた。入院中、医師は彼を1日に1分も診ていない。「退院したい」と訴えてもかなわない。絶望感は深まり、さらに追い詰められ、仮退院直後の事件につながったと私は見ている。

Q　こうした事件があると世間は「病気が原因」と言う。
A　経験上、心の病気だけで事件は起きないと実感している。「精神障害者の犯罪」という見方ではなく、犯罪をした人の中に「精神障害者」がいて、その人がなぜ犯罪に駆りたてられたのかを冷静に分析しなければ、この問題は解明できない。強制隔離によって彼らの社会性の芽が摘まれ、人間関係を築く能力を奪われる。失業・失職し心の安定を欠き、社会に出た時には社会や人との対立の構図でしか自分を見られない。事件の背景には、むしろこうした隔離医療の弊害があると思う。

Q　具体的にはどう変えればいいのか。
A　強制隔離を全廃することに尽きる。一般医療の中に精神科を統合する。精神医療の原則を、入院も含めて「任意」にすべきだ。重大犯罪を起こした精神障害者を入院させる新たな施設をつくるなどもって

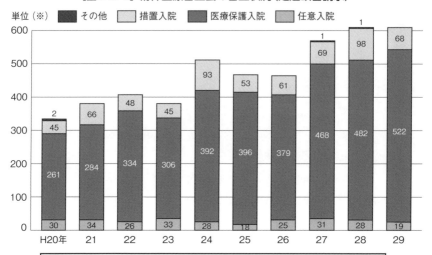

[図6-5-1] 精神医療審査会の審査状況 (処遇改善請求)

単位(※)　■その他　□措置入院　■医療保護入院　■任意入院

	H20年	21	22	23	24	25	26	27	28	29
その他	2								1	
措置入院	45	66	48	45	93	53	61	69	98	68
								1	1	
医療保護入院	261	284	334	306	392	396	379	468	482	522
任意入院	30	34	26	33	28	18	25	31	28	19

※衛生行政報告例では、件数を「1回」と「2回以上」という分類で記録。
　本グラフはその合算値であり、必ずしも「のべ件数」を表しているものではない。

資料：厚生労働省「衛生行政報告例」より作成

のほかだ。

Q　罪を犯した精神障害者が不起訴になる場合が多い。

A　刑事司法の中で、一般のルールに従い、検察官の裁量で起訴する
かどうかを決める起訴便宜主義を安易に多用してはいけない。責任能
力の有無は基本的に法廷で判断し、その前の段階で処理しない方がい
い。裁判を受ける権利は確保すべきで、外国人のために通訳がいるよ
うにそれぞれの「精神障害」に合った刑事的な手続き上の援助が必要
だ。例えば、主治医が本人の要望を受けて、法廷で「彼が言っている
ことはこういうこと」と代弁したり、裁判を受けられる状態でなけれ
ば、治療のため中断を求めることを認めることだ。彼らは裁判を受け
ないことで、自分が起こした事件の関係者と直接対面し、犯罪と向き
合う機会さえない。その機会があれば、自分の誤りに気づいて社会性
を回復する出発点になる。裁判を経たうえで、責任能力がないと判断
されれば、無罪にするべきだ。

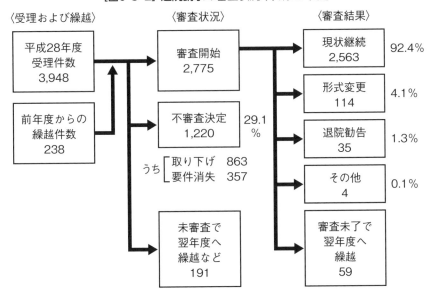

[図6-5-2] 退院請求の審査状況（平成28年度）

資料：平成29年厚生労働科学研究「精神障害者の地域生活支援を推進する政策研究」による

Q　重大犯罪を起こした精神障害者の入退院を判断するため、裁判官を含めた新しい機関をつくる国の動きがある。

A　現在は、医師や法律家、有識者でつくる精神医療審査会があるが、強制隔離医療を続けている以上、審査会の充実は不可欠だ。人権が守られているか中立公平で迅速に判断できる組織にしなければならない。そして隔離されている患者からの「退院したい」という要請にきちんと応えるシステムが必要だ。全廃に向けた過渡期として、強制隔離をやむを得ずに行うのなら、セットで考えなければならない。しかし今の精神医療審査会は機能していない。法律家委員のほとんどが、病院に行って本人の話を直接聞いていない。患者が置かれた状況も見ない。閉鎖病棟の実態も知らない。それで判断している。何もしていないのと一緒だ。裁判官を含めた新たな機関をつくるといっても、形だけで公平は保てない。病院経営者である医療委員が審査会全体の過半数を占め、医療側の意見が通りやすいのも問題だ。

Q　大阪・池田の事件では、容疑者が事件を起こす前に本気でかかわろうとした人がいなかったように思う。

A　人間には個別性があって、ビール1杯で泥酔する人もいれば、酒を5合飲んで平気な人もいる。心の耐性にはもっとばらつきがある。いろんな手立てが社会の中で準備されていなければならない。だがそんな体制はない。これだけ精神的な病気への治療や援助の需要があるのに、戦後の精神医療は基本的な役割を果たさず、閉じ込めることが主流だった。中高年の自殺が止めどもなく広がっているのも、精神医療の貧しさの表れだ。

新福尚隆氏の「触法精神障害者国際比較」紹介

精神科医の新福尚隆*は「精神医療政策、特に触法精神障害者*に対する政策形成に関する国際比較」と題して、日本とアメリカの精神科病院と刑務所を、精神医療行政と司法行政との関連性を比較して大変興味深い報告をしている。

それは「精神科医療と各種法律は大変深い関係があり、その政策が諸外国ではどうなっているか？　どういう理由で違っているか？　を明確にしたい」「違いを生み出した原因としては、そういう問題の大きさと種類。医療と他の法律に関係した資源、経済的なこと、文化の諸点が存在する」と前置きし、欧米と日本での歴史的進展とその処遇の方法の違いについて述べている。それを下記に要約する。

①アメリカと日本の人口と精神病院と刑務所を比較して、日本の場合、人口は1億2千万人。刑務所人口は4万6千人。精神科病院には35万人の入院者。一方アメリカの場合。人口は日本のほぼ倍。現在刑務所は200万人（そのうち15％は精神障害を持っている人と言われている）。精神科病院は8万人入院している。

②いわゆる触法精神医療は日本では存在せず、精神障害を持ったと思われる事件（犯罪）者（自傷・他害）あるいは周囲の人と協調できない人、迷惑をかける人等（傍線筆者）、はそのほとんどが精神科受診させられ精神病院のほうに入れられる。検察はそういう人を裁判にかけなかった。その理由は、法律の専門家が我が国では非常に少ないこと。医師と法律家では、毎年司法試験に合格する人と医師試験に合格する人は大体10倍くらいの差であり、法律の専門家が2万人に対して医師免許を持っている人の方が25、6万人という差があるかと思われる。（日本では訴訟前司法鑑定で刑法39条*心身喪失条項が拡大解釈され運用されている。）

③アメリカではいわゆる精神障害者が事件（犯罪）を犯したらそのほとんどがその事件（犯罪）に対して責任を負うべきだと判断されて拘置所ないし刑務所に送られる。例えば事件（犯罪）を犯して責任がないといって入院した人でもきちんと裁判に行けるようアメリカの精神病院では社会復帰プログラムで訓練する。何故そうなったかと言えばアメリカでは、昭和31（1956）年には州立病院が55万床以上あったが平成14（2002）年には8万床に減っている。一方では昭和31（1956）年には刑務所人口は12万位だったものが200万に増えている。これは直接関係があるのかないのかわかりませんが。

④政策の違いは精神科病床の絶対数です。アメリカでは昭和35（1960）年から精神病院を少なくしました。イギリスをはじめ欧州の国々でも大体1970年代から一つはクロールプロマジン等の向（抗）精神病薬が1960年代から導入されたこともあって地域での精神医療というものが主なる場所に移っています。しかし我が国では1960年代位から徐々に精神病床が増えて、現在では世界最大の精神病床数を誇っています。

⑤イギリス（人口等日本に近い）では触法精神障害者のための専門病院が出来たのが1863年です。現在3つの特別保安病院があって1,500床。それ

に地域の保安病院が合計2,000床。いわゆる閉鎖病棟が30,000床。それ以外はグループホームとかナーシングホームといった地域の精神医療・福祉サービスに移っています。因みにイギリスの人口は6600万人（平成29（2017）年）

⑥従って日本の司法精神医学は色々な問題を抱えています。それは精神医療の問題のみではなく、司法と精神医療の両者にまたがる問題です。ひとつは、日本の場合、検察ないし警察は、そういう問題（事件の大小を問わず）を犯したケースを出来るだけ警察官通報など防犯という目的で精神病院に送ろうとしてきた。それは社会的問題を取り除き未然に防止する一番簡単な方法でした。一方精神病院の側では、社会的責任を担うためあるいは経営を安定させるという側面もあってそういう患者さんを受け入れた。患者さんによってはちょっとした事故でもずっと長く入院させられるが、逆に何か病院の都合とかあまり問題を起こすとすぐに退院させられてしかも退院したあとで地域でのケアができない。

　以上のように、司法精神医学の重要性を述べるとともに、精神障害者問題を医療法以外の法との関係で深く論及し、精神科医療の質と内容（中身）を炙り出しているものである。

第7節
小俣和一郎氏の「危うい精神科医療・精神医学」論評紹介

　精神科医・精神医学史家小俣和一郎*は、著書の中で、精神医学の歴史における反省点として、社会に対しての精神医学、精神科医療の危うさを次のように述べている。

　とりわけドイツにおける精神医学・精神科医療の歴史認識の重要性の中で、「ナチズム期の精神医学」（ナチズムとは国家社会主義）で、特に精神障害者の"安楽死"という名目の大量殺人が実施されたことを

忘れてはならない。

　また、国家体制が「精神医学・精神科医療」を利用して国民を管理する仕組みを懸念している。「昔は原始的で今が進歩しているとか、非定型向精神病薬が出来て精神医学はどんどん科学として進歩しているという認識は、歴史意識を欠いている」と指摘する。「これらの道のりの過去に何があったのかという歴史の教訓を忘れるべきではない」と言う。そして、精神医学の歴史を顧みて、さらなる危険性が潜んでいると語る。それは「病める人間存在の歴史を無視すること」「一人ひとりの患者個人の歴史を無視すること」と、その危うさを警告しているのである。

　「精神科臨床における非歴史主義の一つは、マニュアル化した精神医学＝EBP、エビデンス・ベースト・サイカイアトリーですね。今流行のICDまたはDSMに依拠した精神医学です。それはなぜなのか？　眼の前にある横断的な症状だけしか見ない。つまりいろんな診断基準があって、何がそろえばこれだ、何が幾つそろえばこれだという診断の仕方ですね。その目の前の横断面的な事象しか見ない。もう一つは精神療法なき精神医学。精神療法だけの精神医学も心配ですが、精神療法のない精神医学とは、患者一人ひとりの千差万別な背景、生活史というものを理解しないということ。そういう精神医学は心配です。先述のDSMだけで診断して投薬をするとしたら精神科医なんかいらないということになる。精神科医が精神科医たる所以は、やはり個人の背景。個人のこころと生活の歴史に眼を向けなければ精神科医なんて存在理由はない」と述べている。

第8節
有我譲慶氏の「看護の現場からの懸念」紹介

　看護師の有我譲慶*は、現場で働く立場から次のように述べている。

　　看護の現場での立場から、最近精神科医療に関するメーリングリストでは精神医療は違憲状態にある、国家賠償請求の訴訟が必要でない

かとの論議が盛んである。私も精神科特例を精神障害者差別と虐待の温床であり諸悪の根源だと考えています。医療法の特例で精神科は一般治療より低いスタッフ数で病院と認められてきました。終戦後の医師看護師不足の中での暫定的な措置だったのですが、現在まで残されています。精神科だけが国民の受けられる医療水準以下で良いという精神障害者差別です。国民として適切な医療を受ける権利、健康的な生活を送る権利が侵害されている。

　精神科の病院、病棟だけが、患者：医師の比率が16：1でなく、48：1と3分の1。（他科ではおよそ1つの病棟に3人の医師配置、精神科では1人）。患者：看護師は3：1でなく、2005年までは他科の半分の6：1が最低基準です。（2006年以降は患者：看護師=4：1。しかし、「当面の間、5：1で看護補助者の人数を含んでもよい」）おまけに薬剤師は他科の半分以下で70：1でなく、150：1で病院と認められています。

　適正な医療のために医師も看護もそれ以上の配置をしている病院は多いのですが、診療報酬上、人件費がペイできず経営的に成り立ちにくいのが実情です。

　2001年、前の医療法の見直しの時、精神科特例の廃止の論議は高まりました。しかし、病院経営者の団体である日本精神科病院協会と日本医師会が強硬に反対し、実現しませんでした。

　現在の精神科病棟は「治外法権状態」にあると言っていいと思います。精神科で行われている隔離・拘束という行動制限は、監獄以外では、本来「逮捕監禁の罪」にあたります。それが精神科では精神保健指定医の指示で、特別に認められています。その事自体問題があるのですが、仮に人権侵害にかかわることを治療のために限定的に認めるとしても、行動制限の運用が人権侵害とならぬよう、人員配置は逆に他科より厚くしてあたり前で、少なくても良いはずはありません。精神科特例がもたらしたものは、人数も、人口比も世界最大の精神科入院者であり、膨大な社会的入院です。また、慢性的な人手不足が生みだす、医療的放置と隔離と拘束の横行であり、虐待と人権侵害です。宇都宮病院、大和川病院、箕面ヶ丘病院、その他各院の人権侵害事件はこの

精神科特例の中でも最低基準の人員配置の環境で起きています。精神科の不祥事や人権侵害は絶えず、精神病院は「こわい」という偏見の温床になっています。隔離収容政策は精神障害者を閉じこめられているべき人という偏見を生みだしています。

　精神科医療の水準の問題が指摘されています。医師はキチンと適正な医療をしようと思えば、今の人員配置ではとても足りません。大学病院以外では新人の医師を指導、育成し、カンファレンスに時間をとることや研究はおぼつかない実情があります。精神科医療の水準をあげるにも、特例の撤廃は不可欠です。

　看護の人手不足は患者さんへの被害をもたらします。手のかかる患者さんは人手が足りないために、不必要に隔離・拘束を受けやすくなります。またその病状や問題行動などへのかかわりは人手を要するので、隔離拘束は長期化しがちです。毎日最低限こなさないといけない業務や、重症者へのかかわりで人手がとられています。看護師が患者の訴えに耳を傾け、散歩や、退院へのカンファレンスに、時間を使いたいと思っても後回しとなりがちです。

　病状が落ち着いた患者さんに、退院を促進するケースワーカーの配置は病棟に必須とされておらず人手が足りません。地域生活への援助は貧困で入院期間は長期化しがちです。放置され退院する機会を失う人が多くなり社会的入院が生み出されます。

　毎日行動制限を含む、人権侵害と紙一重の行為を業務としていると、医療従事者は自らの人権感覚がマヒしやすくなります。病む人への医療、看護、福祉の提供に携わっているという誇りは、日々傷ついていきます。忙しさに追われ、次第に働く者としての自分の権利が侵害されても気づきにくくなります。精神科で働く者の労働条件も劣悪です。私は、精神医療の労働組合で作る全国精労協に参加しているが、そこで、提唱してきたスローガンは〈安心してかかれる精神医療を実現しよう！　誇りをもって働ける職場をつくろう！〉だ。精神科特例の撤廃は医療従事者の課題であり、念願でもある。

　全国精労協は、10年来厚生労働省と交渉を続けてきました。その中

心課題は、①任意入院の開放病棟処遇原則。通信面会の権利保障であり、②精神科特例の撤廃、③病院外社会復帰施策の充実である。

　精神保健福祉法では、入院者の権利擁護のため、通信面会の権利をうたい、不当な処遇を訴えられるよう、精神医療審査会を設置しているが、訴える最低限の条件である病棟の公衆電話の設置率が近年次第に低下しています。一昨年の全国精労協と厚生労働省交渉では閉鎖病棟で公衆電話が未設置の病棟は、6.6％もあり追求しました。ところが、昨年では8.7％にも跳ね上がっていた。精神保健法さえ及ばない病棟が増え放置されているのです。精神科は特例の下、違憲状態、治外法権の状態に未だ置かれている。国家賠償請求を訴えるに値する充分な現実があると思います。

第9節

故大谷藤郎氏の話

　筆者が全家連事務局長在任中、故大谷藤郎*氏は全家連の顧問であった。氏自身が厚生省の精神衛生課長であった当時からの行政について話してくれた内容を紹介する。

　昭和38年の第2回厚生省の精神衛生実態調査の折にはまだ座敷牢が多く残っており、それらの患者の生活は本当に悲惨だった。自分はやはり外国（欧米）のように精神病院をもっと増やし、清潔な生活ができるようにすべきだと考え、精神病床を増やすよう努力をした。その結果イギリスのように精神科病床は人口万対25を目標にした。しかし、直後にイギリスを含めた欧州視察旅行に出かけたとき、欧州では既に病床を削減して地域医療の方向だったが、日本ではとりわけ民間精神病院の力が強く「医療の質をコントロールする方法」が少なく、精神科に素人（非専門）の医者達が経営中心に走り始めてしまった。その後にライシャワー大使事件などが起こりメディア報道によりますます日本の精神病院は入院中心・隔離収容的になっていった。そ

の後、幾ら厚生省が障害者復帰施設などを作ろうとしても、時代の背景もあって今度は学会などが反対運動に回り社会復帰施設作りが大幅に遅れるようになってしまった。この間、身体障害者福祉や知的障害者福祉は世論も同情して社会福祉施策が大幅に伸びたが、精神障害者は強制入院医療費として増えたのみで患者福祉は理解されていなかった。その結果、患者家族はますます高・老齢化して行き、個人的には退院患者の引き受けなど無理となり社会的入院者が増える一方となった。ハンセン病にしても精神病にしても社会の偏見は、行政施策の遅れと表裏一体であると思う。

第10節
藤野ヤヨイ氏の「精神科病院の特質と入院患者の人権」の紹介

　看護師の藤野ヤヨイ*は、「精神科病院の特殊性と入院患者の人権」と題し、看護職の観点から精神科病院・人権侵害事件・精神医療政策をキーワードとしながら「精神科病院の特殊性」について論及している。(「精神科病院の特殊性と入院患者の人権」『現代社会文化研究』No.28)

　まず、宇都宮病院事件後に精神科病院内で発覚した人権侵害事件を挙げて、「全国的範囲の精神科病院では5年間で職員の水増しによる不正受給は12件。違法拘束は6件。患者への直接暴力は、エアガン乱射・患者虐待・暴行死・ゴルフクラブで殴るなどがある。発覚した事件は地域的な隔たりがあり福岡県で6件、大阪で3件、東京は2件である」。現在でも入院者への暴力事件が続いていると言わざるを得ない。

　そして藤野は「精神科病院の特殊性とその背景」について6点に分けて論述している。それを筆者なりに要約する。

　①民間病院が中心の精神科病院。「そこでは日本の精神医療政策が、心病む人を社会から危険な精神病者と見立て病院に隔離することを

家族に義務付けた社会防衛の政策で精神障害者の人権は尊重されなかった。」とし、「措置入院も同意入院も強制入院であり法治国家であれば公的手続きをして公的病院に入院させるべきものを民間病院にお任せしての「精神医療対策であった」としている。（そのため政府は医療金融公庫の融資を始め最近では建て替え資金補助などをしている）。

②少ない医師・看護師・薬剤師の精神科病院。（医療法の精神科特例で医師や看護師薬剤師などの有資格者の人員を少なくして良いことになっている）。安上がりな医療費体系である。スタッフが少ないから患者処遇の問題を惹起し、病院の不祥事件も職員の水増し請求などで不当な利益を上げている。現状でも一般科とのスタッフの格差は是正されていない。

③精神障害者は精神科病院へという国民の意識は変わらない（精神科医療・社会福祉施設の建設などに反対する姿勢も依然としては変わらない）（障害者の社会参加という共生社会意識はほとんどない）。

④産業化した精神病院（社会防衛を優先させ政府からの「社会的要請」に便乗した）、民間病院は「産業化」（人間医療を商品化・ビジネスモデル化）して増大した過去がある。北海道や九州などを中心に石炭産業に代わり精神病院が乱立し病床数の増加となった。精神科病床は35万になり世界一である。入院患者も約33万人。つまり利益追求のために空床にならないために常に満床を維持することが求められ（固定資産化）、退院抑制の傾向に働いた結果としている。一時期厚生省は1割オーバーベットを許容した。

⑤「精神科看護の専門性」確立の困難さ。社会的評価の低い精神科病院で働く職員は、自尊心を持ち得ず「精神看護の専門性」を確立できない歴史があった。日本精神科看護技術協会の調査でも「看護者

として今切実な問題は？」の問いに複数回答で質問しているが、自分に精神科看護職としての適性や能力に不安があると回答した人が29.6％あった。そして、看護職の眼からこうしたほうがよいと思うことが現場ではなかなか活かされないと回答した人が28.5％。技術や知識を習得していくのが難しい。毎日の仕事がマンネリ化しやすいことを挙げていることからも精神科看護の専門性が確立しにくい一面をうかがわせる。精神科看護学が専門領域として確立したのが1997年であるが、教員は非常勤が51.1％であり人材育成面でも重要な部分とされていない一面がある。

⑥自己決定できにくい患者。（精神科病院へ入院する患者の3割は強制入院である。）自傷他害の恐れのある措置入院や医療保護入院の場合は、入院についての本人の意思は尊重されないし治療を選択する自由は皆無である。任意入院の場合は、入退院については本人の意思であるが、治療についての自己決定権はない。薬物療法など選択の自由は皆無と言ってよい。副作用で死亡することさえある坑精神病薬を選択することはできないし拒否できないで強制的に服薬させられているのが現状である。

　最後に、「精神科病院で入院患者への人権侵害」をなくす近道はせめて一般病院並みにすることである」とし、次の6点を挙げている。

[表6-10-1] 平均在院日数の地域差（2006）

比較的短期入院の地域	東京都 262日	長野県 270日	岡山県 276日
極めて長期入院の地域	鹿児島県 552日	徳島県 446日	茨城県 432日

出典：厚生労働省資料

[表6-10-2] 精神病床数の地域差（2006）

病床の多い地域	鹿児島県 52.3床	長崎県 55.3床	宮崎県 52.4床
病床の少ない地域	神奈川県 16.2床	滋賀県 17.4床	愛知県 18.1床

全国平均27.5床／人口1万　出典：厚生労働省資料

①医療法で決められている「精神科特例」を撤廃すること。

②精神科救急の整備（何時でも入院できる入院制度の整備）。

③地域に普通の住居を精神障害者のための住居として確保すること。

④地域住民への啓発は国の責任で行うこと。

⑤病院評価の基準を決め国の責任で全病院の評価をして公表すること。

⑥行政指導の徹底。

[図6-10-1] 2014年の県別の統合失調症等 (F2) による人口10万対在院患者数

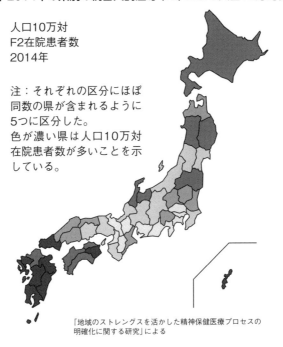

人口10万対
F2在院患者数
2014年

注：それぞれの区分にほぼ
同数の県が含まれるように
5つに区分した。
色が濃い県は人口10万対
在院患者数が多いことを示
している。

「地域のストレングスを活かした精神保健医療プロセスの
明確化に関する研究」による

第11節

秋元波留夫氏「精神科医療の人権と精神科看護の考え方」紹介

　精神科医秋元波留夫*は日本精神科看護技術協会総会講演で次のように
講演している。冒頭WHO顧問として来日したD・H・クラークの「日本に
おける地域精神衛生WHOへの報告・昭和43年」について「日本では非常
に多数の精神分裂病患者（現、統合失調症）が精神病院に入院者として溜

まっており、患者は長期収容による無欲状態に陥り、国家の経済的負担を増大させている」と紹介している。以下のように論述している。

　「慢性分裂病患者が精神病院のなかに「溜まる」のは、依然として治療技術が有効でないということのほかに、社会復帰活動や地域社会内治療を活発に行うための条件が十分整っていないためである。日本の精神病院が、クラーク博士の指摘するような慢性分裂病患者の収容所と化してしまったのも謂れのないことではない。だから精神病院を慢性分裂病者の恒久的収容所から脱皮させるためには社会復帰活動を強化するなど、精神科医療の質的転換を図ることがまず必要だが、問題はそれで尽きるのではない。考えてみると、日本の精神病院が分裂病患者強制収容所であることの結果である。

　精神病院の病床の90％近くが慢性分裂病患者で占められていれば、それ以外の精神障害の人たちの医療とケアが等閑視されてしまうのも当然の帰結である。実際、これまでの精神病院の入院統計は、分裂病以外の疾患の占める割合が分裂病に比べて段ちがいに低いことを示している。わずかにアルコール中毒の専門病棟が1、2の病院に設けられているだけで、多くの患者が適切な医務をうけることができないまま放置されている。
　……中略……

・精神科医療と看護の分裂病への偏重

　日本の精神科医療のこのような歴史と現状を背景としているためだろうか、これまでの精神科医療や看護の本を見ると、そこに書かれていることはほとんど分裂病医療と看護に関することだけである。精神科医療と看護は分裂病医療と看護しか念頭にないのではないかと思われるようなものが多い。

　ここで分裂病看護に関して一言しておきたい。分裂病とは何かについて精神医学はまだ何人をも首肯させうる解明を得ていないから、その治療方針について精神科医の間に意見の相違のあることは避けがた

い。だから分裂病の看護についてもおかしな混乱がある。精神科看護を分裂病看護だと錯覚すると精神科看護はわけの分からぬものだと思いがちである。たとえば、ある看護者は精神科看護とは患者の自主性を援助し、伸ばすことであり、その権利を守ることだと考え、それが新しい精神科看護の基本原理だと主張する。これとは対照的に患者は西も東もわからない子供に等しいのだから、こまかい身辺のことまで世話をやき、生活指導をすることが大切だと考える看護者もいる。

　……中略……

　人権に関して、さらに重要な問題がある。それは患者の人権のことである。分裂病だけに限られたことではないが、とくに分裂病の場合に医療拒否をめぐって人権問題がおこることがある。この問題について、私はかつて次のように書いた。

　「心の病人」は、勿論その全てではないが、症状によって自分が病気であることが自覚できなかったり、まわりから病気だといわれることに対して抗議する場合が稀れではない。心の病人のこのような態度はおそらく心の病気を病気とは認めないという時代精神の常識と無関係ではないだろうが、身体の病気と異なった心の病気の病気否認の態度が、心の病気への医学の接近を困難にしてきたし、そして現在でも困難にしている重要な理由である。身体の病人は医を求めるのに、心の病人は医を拒否する（これはもちろん傾向としてであるが）という事実を無視して心の病気とその医療の問題を論ずることは出来ない。

　精神医学がどんなに進歩しても、心の病気、とくに分裂病が存在する限り、このような病人の側の姿勢は変わらないだろう。自分が病気ではないといって医療を拒否したり、まわりの人たちを誤った認識に基づいて敵視したり、暴力的攻撃を加えようとする場合に、本人の意志に反して入院その他の処置を加えることが果たして個人の人権を侵害することになるのだろうか。人権とは、個人の精神が自由であること、言い換えれば権利とともに義務の遂行が可能であることを前提としている。この可能性が疾病によって侵害されていることが明らかであ

れば、それを回復させることが人権を守る道であり、逆説的ではあるが、精神病の人たちについて、ある場合にはその人権を守るために、人権をおかす（強制入院、拘束、本人の意志に反する与薬、栄養補給など）ことがあり得る。うつ病患者の自殺企図を「本人の意志に反して」防止する処置をとることが人権の侵害だと主張する者はまず存在しないだろう。他の精神疾患の場合でも事情は同じだと思う。

さらに看護士の役割について、以下のように述べている。

　歴史的に見ると看護士の先輩たち、看護夫とか看護人とか呼ばれた人たちは看護婦と比べると、言ってみればわびしい、日陰の存在であった。誰も彼らを白衣の天使とは呼ばなかったであろう。彼らはせいぜい「狂騒病棟」での用心棒としてしか評価されなかった。しかしそれは間違いである。精神科看護の知識と経験を持つ看護士を特に必要としている。日本精神科看護協会会員1万5千人のうち2千人近くが（約13％）が看護士であるという。このことはこれまで精神科看護にとって看護士が必要であったあったことを示しているが、これからその必要性は益々大きくなるだろう。精神科看護における看護士の役割はその本質において看護婦と全く同じである看護士に対する認識を精神科医も看護者自身も改める必要があるだろう。精神科看護者は一般の看護養成と分離され精神病院の中だけで養成された。制度的には確かにこのような特殊教育は行われなくなったが、我が国の実情を見ると、看護教育全体が低い状態に置かれていることも関連して、精神科看護が旧態依然だといわれても仕方がないような状態に置かれているのは残念である。

　これなどは日本の精神科医療全体を担っている看護職についての質的問題を危惧しているものである。

第12節

野田寿恵氏による「強制医療・身体拘束等最近の動向」の紹介

　精神科医の野田寿恵*によると、隔離・身体拘束施行者に関する唯一の全国調査は、精神保健福祉資料（呼称：630調査）にある毎年6月30日時点での施行者数である。それによると、平成19（2007）年において8,247人（全入院者の2.6％）が隔離下にあり、前年より320人減少し、6,786人（同2.1％）が身体拘束下にあって778人増加していた。隔離数は減ったものの、両者を合わせた数としては増加している。630調査は内容が多岐に及んでいることから、平成19（2007）年のデータ公表は3年以上経過した平成22（2010）年9月になされており、全国調査として貴重ではあるものの、今後の対策を検討するために利用するには速報性に欠く。施行者数のその後の動向は不明であるものの、平成19（2007）年に比して明らかに減少していると断言できる人はほとんどいないであろう。身体拘束者数の増加は、精神科病院の入院者の高齢化との関連が要因の1つとなるならば、現在さらに増加している可能性は十分に考えられる。（行動制限最小化には、行動制限最小化委員会、行動制限に関する院内研修会、行動制限一覧表台帳等が行われているが、施設文化の変革が隔離・身体拘束最小化のカギだという意見がある。コア戦略としては、組織改革のためのリーダーシップ、データ利用、院内スタッフ力の強化、隔離・身体拘束使用防止ツールの利用、入院施設での患者（医療消費者）の役割、デブリーフィングがある（杉山直也（2018）「行動制限最小化の仕組み・ストラテジー」日本精神科病院協会雑誌37巻12号）。

　このように、隔離・身体拘束者数が今なお増加している可能性があり、かつ国際比較において圧倒的な多さで隔離・身体拘束などを施行している日本の現状に対して、課題が山積していると言えよう。

　なお、先にあげた諸外国の報告の中で、隔離が平均16日と突出して長期に及んでいるオランダでは、施行量を10〜30％減少させることを目標にかかげプロジェクトがすすめられている。隔離・身体拘束を減少させるた

[図6-12-1] 隔離 (指示) 件数

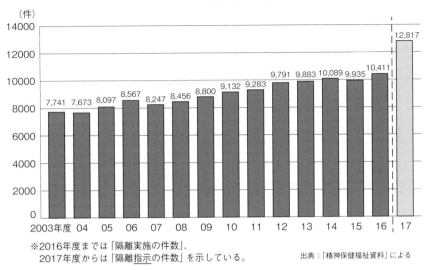

（件）

※2016年度までは「隔離実施の件数」、
　2017年度からは「隔離指示の件数」を示している。

出典：「精神保健福祉資料」による

[図6-12-2] 身体的拘束 (指示) 件数

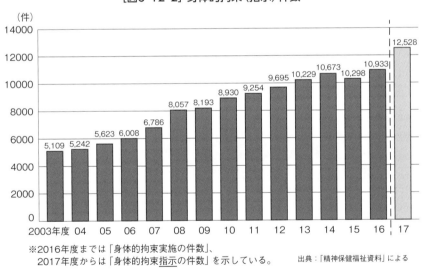

（件）

※2016年度までは「身体的拘束実施の件数」、
　2017年度からは「身体的拘束指示の件数」を示している。

出典：「精神保健福祉資料」による

めに、患者を中心に攻撃性や焦燥に対処法を事前に検討し、隔離・身体拘束の代替としてコンフォートルームを使用するという治療モデルを導入し、治療文化の変革を目指している。

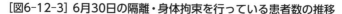

[図6-12-3] 6月30日の隔離・身体拘束を行っている患者数の推移

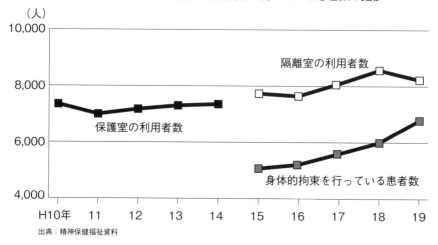

出典：精神保健福祉資料

注解説

＊藤井賢一郎　元日本社会事業大学大学院准教授、社会福祉学

＊広田伊蘇夫　元同愛記念病院、精神科医

＊古屋龍太　日本社会事業大学准教授、精神保健福祉士

＊芹沢一也　社会学者、ノンフィクションライター

＊石川信義　元三枚橋病院院長、精神科医

＊八尋光秀　日本弁護士連合会人権擁護委員

＊新福尚隆　元WHO極東アジア事務局長、精神科医

＊刑法39条　「心神喪失これを罰せず」「心神耗弱これを減刑す」

＊触法精神障害　精神障害者の行為が事故事件につながる問題

＊小俣和一郎　元上野メンタルクリニック、精神科医

＊有我譲慶　元民間精神科病院看護師、精労協役員

＊大谷藤郎　元医務局長

＊藤野ヤヨイ　元新潟県青陵大学教授、看護職

＊秋元波留夫　元東京大学教授、精神科医

＊野田寿恵　元国立精神・神経医療研究センター

■ コラム

［一精神科医の述懐⑦］在宅治療事例

　受診を嫌がる分裂病者への訪問・往診がいかに意義深いかを説明するには、症例を示すのが手っ取り早い。

・娘と二人暮らしの55歳の母親。

　一週間ほど前から無為臥床のまま緘黙状態となり、食事をせず、話しかけても返事がなくとりつく島もない。途方に暮れた23才の娘さんが病院へ相談に来た。話を聞いた私は往診を思いたち、その家へ赴いた。私は臥床した患者の前に正座し、往診医なら誰でもするように礼儀正しく挨拶し自己紹介をした。聴診と腹部触診、簡単な神経学的検査と血圧測定のあと、「何も食べていないようなので、このままでは衰弱します。クスリをのむように」と静かに話しかけた。この間、患者は終始黙ったまま一言も発しなかった。私は挨拶をしてそのまま帰った。

　異常体験の有無、無為臥床の理由も聞かない。病名診断もつかない。精神科医としては、全くもっていい加減な無責任きわまりない診察だ。

　分裂病か抑うつ状態かの鑑別さえできないままに、真面目で内気という患者の病前性格を頼りに、一応分裂病を疑い少量の抗精神病薬を与薬してみた。娘さんが週1回、病院へクスリを取りに来ては母親の服薬を介助していた。1ヶ月後に患者である母親が一人で来院し、明瞭な口調で、「お蔭様で大分元気になりました。クスリをいただきたいのですが……」と言った。

　気にしながらも、毎日の診療の忙しさに紛れて半ば忘れかけていた人だっただけに、あまりにも元気な姿を目のあたりにした私は、唖然として分裂病を疑ったのは誤診だったと反省したりもした。

　そこで相手の心を傷つけないよう気を配りながら、無為臥床当時の心境を、恐る恐る聞いてみた。

　「周りの人に責められ、いろいろ自分のことが聞こえてきた。苦しかった」

　やはり分裂病圏だった、クスリも的確だった、とホッと安堵するとともに

に、外来や入院治療に比べれば、かなりいい加減で無責任な往診・在宅医療でも患者は結構よくなるものだ、と実感した。

　この程度のことは、精神科医なら誰でも経験しているだろうが、私にとっても貴重な体験だった。私が訪問・往診を日常の精神医療の中に組み入れていったきっかけはこんな素朴な体験にもあった。日常診療の片手間とはいえ私を感動させ、訪問・往診へと駆り立てていった例を挙げればきりがない。

　30歳の独身女性。幻覚妄想状態にあり、一糸まとわず裸のまま庭へ出たり、台所から包丁を持ち出し、自殺を図ったりした。母親がいくら受診をすすめても頑なに通院を拒否し続けた。入院以外に方法がないと判断した近くの精神科診療所の医師の紹介で、母親が病院への強制入院を強く要望して来院した。そこで、訪問してみると、この娘さんは訪問者に怯え面会を拒否し、最初の訪問は「空振り」に終わった。それでも2度目の訪問時に娘さんは面会を許し身体的診察にも応じた。あえて患者の精神内界へ立ち入ろうとはせずに少量の抗精神病薬の与薬を開始した。毎週母親が病院へクスリを取りに来ては、せっせと服薬させていたところ、2ヶ月目に自分から来院した。診察室へ呼ばれるのも、もどかしそうに、「先生！しばらく」と言って、この娘さんは笑顔を見せた。身ぎれいで、礼儀正しく健康そう。自分でスーパーへ買物に行ったり、図書館へ本を借りに行ったりしているという。どこが精神病かと思われるほど元気な姿に、これといって目ぼしい治療をしなくても、病気はよくなるものかと、ここでも私は驚嘆したのである。

コラム出典：渡辺博（北海道函館、渡辺病院院長）著『アマリリスは咲いても—精神科医その生と死』NOVA出版、1991年

■コラム

［一精神科医の述懐⑧］集団画一的医療と看護師不足

　精神病院の看護力不足は深刻である。特に民間精神病院は看護婦さんが高齢化し若いナースが少ない。主として准看護婦が看護業務を担っている所がある。そのため我が国の全病院の36.8％、全ベッド数の6％が入院者4人に看護職員1人以上の基準看護を実施しているのに対し、民間精神病院では一般病院の最低基準看護と同等あるいはそれより多い看護職員配置の病院は17.5％前後であり、多くの病院では精神科特例看護といって看護職員1人に5人或いは6人の患者を抱えた薄い看護職員配置に低迷している。分かりやすく説明すれば、一般病院の最低看護職員数は、入院者4人に1人、50ベッドの病棟なら看護職員12人半、すなわち13人と言う基準がある。この人数で1日8時間ずつ3交代で週40時間の勤務とすると、日中勤務の看護職員は多く見積もっても5から6人ということになる。つまり日中でも5人で50人の看護をするわけだ。中に重症患者が一人でもいると、看護職員はかかりきりとなるから50人全体の看護が出来ない。だから一般病院は患者4人に看護職員1人と言う最低基準では不十分なため患者3人に2.5人、或いは2人に看護職員1人と言う濃い基準看護を設け医療費の看護料もナースの濃度に応じて高くなるように設定されている。ところが驚くことに、精神科の特例看護では、入院者5人から6人に看護職員1人と言う基準になっている。これでゆくと50ベッドの病棟では看護職員はわずか9から10人となる。1日3交代、週40時間の勤務とすると、日中看護の勤務職員は2から4人しか居ないことになる。これではまともな看護が出来るわけがない。（中略）

　とにかくナースが不足だから、精神病院では患者に号令をかけて集団として患者を管理する収容所方式の看護が精神科病棟では行われている。食事は患者がホールに並んでのセルフサービス。服薬もナースステーションの前に患者が並んで、一人のナースから次々と患者に薬をわたして貰うことになる。これでは本来温かく、優しい心を持ったナース達も、一人ひとりの患者に声をかけたり、ゆっくり相談に乗る時間的ゆとりがない。どの

患者の顔も同じように見えたとしても致し方あるまい。患者が言うことを聞かぬと、忙しさのあまりナースはついつい患者を叱ってしまったりする。このように少数の職員配置で看護・治療しようとする医療のあり方がほとんどの民間精神病院で行われている「集団画一的管理医療」なのだ。…中略…

　しかし、精神科病棟ではこれら集団画一的管理医療がそもそも分裂病の人は真面目で小心、劣等感が強く自我が脆弱で、自尊心を持ちながらも自分を責め続けている。画一的集団管理医療の治療環境ではこのような一人ひとりの自我の強化を目標とした分裂病治療に一番ふさわしくない。その上、集団画一管理治療環境では患者一人ひとりの個性豊かで健常な自我さえ埋没させてしまう。そのため自我の脆弱な患者ほど自分の殻の中に蟄居しやすく、それまで辛うじて保たれていた健常な部分さえ埋没させ病気の回復が遅れてしまう。…中略…

　この半世紀、我が国の精神病院の8割を占める民間精神病院の看護職不足は一向に改善されていない。昭和23年医療法と基準看護の精神科特例が定められ、精神科と結核病棟には看護職員は患者四人に一人と定められたのだ。その後薬物療法の限界に直面した現在「とにかく入院させ厳格な管理体制の中で薬を飲ませておけば何とかなる」と言う幻想は捨てざるを得ない。現に「患者のため」と大儀名分で入院させられた患者が精神病院の中で一生を終えるという悲劇も稀ではなかった。彼らの病気がそうさせたのではなく、手抜きの医療と社会、家庭の圧力によるいわば「医原病」と言っても過言ではないのである。…中略…

　この特例看護が続けられるとする根拠は（精神科の患者には集団管理で十分だ。慢性難治患者には人手をかけても無駄）と言うことに他ならず、もはやこれは医療でも福祉でもない。収容所並と言われても致し方ないのである。全ての人々は、病気で罹患した時、医療を等しく受ける権利を保障されている筈だ。ことさら重要な「マンパワー」と言う治療看護手段を最低医療以下でよしとする精神科特例は医療法にも違反しているし、明らかに精神科の患者に対する差別であり、彼らの基本的人権を侵害しているものと談じざるを得ない。

　このように純粋に医学的にみて精神病院とは果たして病院なのだろうか？　それとも病院と刑務所双方の機能を兼ね備えたものなのだろうか。私はこれまで、患者・家族・そして社会全体を配慮し仮に犯罪者と言えども病気であれば精神病院で治療を行うべきものと考えそれを実行してきた。しかし良く考えてみると、治療のためとはいえ病棟内で反治療的態度をとる覚醒剤中毒者や犯罪者などが一人でも入院していると、看護者達も次第に監視的姿勢にならざるを得ず、病棟は益々閉鎖的雰囲気になり、これが統合失調症の患者、小心で敏感な病人の治療の妨げとなってしまうことは明らかである。それがまた精神病院にとって世間のイメージを益々悪くしている。特に社会的事件として大きく報道がされる時、その事件等などのあと、容疑者の精神病院受診歴などが報道され、精神鑑定などが行われると益々精神病院は刑務所と区別が付かなくなるのである。

コラム出典：渡辺博（北海道函館、渡辺病院長）著『アマリリスは咲いても―精神科医その生と死』NOVA出版、1991年

第7章　国際機関・WHOなどからの勧告の内容と歴史

くり返し食事味はふこの齢永き入院の愉しみのひとつ

（東瀬戸サダエ『風の歌を聴きながら』）

この章では、国際機関からの勧告を参照しつつ、諸外国との比較を行うことで、日本の精神科医療に欠けているものは何かを考えたい。他国の例は、私たちの精神科医療への想像力を豊かなものにしてくれるはずだ。

日本政府へのWHOクラーク勧告の内容とその効果

昭和43（1968）年のクラーク勧告の要旨

1.　政府に対する勧告：精神病院の長期在院患者が増大しており、地域精神衛生活動が十分に発展していないので、精神医学的中央管理を強化することを勧告する。①精神衛生を公衆衛生、児童福祉などに匹敵する部局にする。②厚生省の職員に、有能な若い精神科医を配置する。当面、定年退職教授などの著名な専門家に新設の精神衛生局を指導してもらう。③国立精神衛生研究所・国立国府台病院の拡充。

2.　精神病院の改善：日本では、精神病院に非常に多数の患者がたまり、長期収容により無欲状態になり、国家財政を圧迫している。社会療法、作業療法、治療的コミュニティーが有効なので、入院者の増加を防ぐため、積極的な治療とリハビリテーションを推進すべきである。

3.　精神病院の統制：精神病院の資格を取り消す権限をもつ国家的監査官制度をつくるべきである。監査官は、常勤で高給の精神科医および他の専門職からなり、患者数などの物的基準だけでなく、医療の質の向上にも関心を払う。

4.　健康保険制度：入院治療より外来治療を刺激するものとし、精神療法は高度の技術を要するものであり、外科と同等かそれ以上の診療報酬にすることが望ましい。

5.　アフターケア：①精神科医および地域ソーシャルワーカーによる外

来クリニックを強化し、治療（投薬と精神療法）、長期のフォローアップ、地域社会にいる精神分裂病患者の生活支援に当たる。②地域の働き手であるソーシャルワーカーと保健婦に精神医学の訓練をする。③地域社会に、夜間病院、昼間病院、保護工場、治療的社交クラブの施設を整備する。

6.　リハビリテーション：精神欠陥者のために、厚生省は労働省と協議し、以下の制度を整備する。①労働省職員をリハビリテーションの専門家として任命し、訓練をする。②地域社会内に保護工場を設立する。③従事者に給料を支給し、生産物を市場に出せるように、政府がスポンサーとなる保護工場を設立する。④精神病に関する労働安全衛生法の改正を検討する。

7.　専門家の訓練：①精神科医について厚生省と日本精神神経学会は、社会精神医学の国家資格の検討を行う。②精神療法の奨励③精神科看護の資格化④作業療法の学校の増設⑤ソーシャルワークの発展の促進。

　以上のクラーク勧告を受けて日本の精神科医療がどのように変わったのかを精神科医の伊勢田堯*は次のように評価している。

　2000年を過ぎた現時点ではどうか。事態は改善されるどころか、先進諸国との格差は拡大していて日本の精神科医療は「世界の孤児」になった感がある。クラーク勧告の7項目を検証してみる。

　1.　厚生省内に「精神保健局」はできておらず、障害者基本法により身体・知的障害と同等の地位が与えられるようになり、改善されつつあるとは言え、依然として低い地位のようである。

　2.　精神病院の状態は、積極的な病院での質的前進と充実はあるものの、施設収容が著しく増大したという意味で、全体としては、むしろ著しい後退と言わざるを得ない。

3. 精神病院の統制も遅々として進まず、遅まきながら、先年の精神保健福祉法の改正で精神医療審査会の強化がうたわれたにとどまっている。

4. 医療保険制度では、かろうじて外来通院公費負担制度が発展し、治療やリハビリテーションを促すものになってきたが、全体として診療報酬上の精神科の地位は低いままで、一般科の3分の1から半分である。

5. 6. 7. アフターケア、リハビリテーション、専門家の訓練の面ではかなりの前進があり、力は蓄積されつつある。しかし、地域型サービスは草の根運動に依拠し、多くは施設型リハビリテーションの枠内のものであり、当事者・家族の要請に応えるほどには発展していない。

第2節
国連人権理事会、国際法律家委員会からの勧告の内容紹介

1985年の国際法律家委員会報告
　　昭和60（1985）年6月11日、日本における精神障害者の人権と処遇に関する国際法律家委員会（ICJ）及び国際医療従事者委員会（ICHP）合同調査団の結論と報告（厚生省精神保健課訳）

一　現在の状況
1. 現在の日本の精神保健医療システムは精神障害者の人権及びその処遇の観点から見て著しく不適当であると言わざるを得ない。この結論は、統計資料や解説資料、厚生省、精神科医、ソーシャルワーカー、看護者、作業療法士、精神医療関係者および関係団体との十分な討論及び公私立精神病院を訪問中の観察をもとにしたものである。

2. 主要問題点

A.　入院手続き中及び入院中の患者の法的保護の不十分さ

B.　長期入院処遇の優位と、地域内での処遇、地域内での社会復帰施設の相対的不足に特徴づけられるシステム。

3.　精神科入院者数は、この上昇傾向を逆転させるよう務めるという1965年以来の政策方針の表明にもかかわらずむしろ1984年に33万人と増加している。

4.　1968年のWHO顧問の報告と勧告は、必要な変化をもたらさずその勧告はほとんど実現されないままである。

5.　精神病床の80％以上が私的精神病院にあり、そのため行政コントロールが直接及ばない。病床の3分の2は施錠された閉鎖病棟内にあり、患者は非常に長期間にわたり入院している傾向が見られる。

6.　病院管理者及び患者家族の経済的要因などが入院長期化を助長している。

7.　調査団が委託された業務の中に、人権侵害または不適切な処遇が行われている可能性がある個々の事例を調査することは含まれていなかった。かかる出来事は当然ながら管轄の自治体及び政府当局並びに裁判所が関与する事柄である。

　しかしながら、今回の調査では、日本の精神保健施策の現在の構造及びその果たしている機能によって、不適当な医療形態や大規模に見られる深刻な人権侵害を助長するような前提条件が醸成されている。例えば許しがたい超過収容状況、不十分な栄養が患者の病状悪化及び高い死亡率を招いていること、患者の身体的虐待、労作業の強制、入院者が院外の友人・家族と連絡をとったり、医学的に認められる状況下で面会を禁止することなどである。

8. 調査団の最大の関心事は、個々のまたは特定の虐待事例にあるのではなく、日本における全体的システムであって、精神保健施策の新たな展開及び法的保護の創設についてである。これらの施策が行われた場合には、精神障害者の人権が完全に尊重され、人間的かつ効果的な医療が提供される条件が整備されることになる。

9. 精神障害者の処遇と精神障害者に対する身構えに関して、日本の文化的特殊性が言及されることが多い。これについては確かに当を得た重要な問題であるといえるが、人権に対する共通した人間の要求と基本的な姿勢は、文化的な諸要因を超越するものであると信じる。特に近代的な技術・管理が急速に発展し、しかもそれが成功しているのに比較して、日本の精神障害者に対するスティグマと彼らが被る社会的差別が著しく目立っていることから、同様な問題を抱える精神医療の質についても、これを検討することが適当である。

10. あらゆる社会において、精神障害者を排し、彼らのケアのための方策を不十分にしか手立てせず、罹病期間を超えてまでスティグマをおす傾向がある。各国とも様々な方法でこれらの問題に対処してきた。日本政府が研究し益することができる、包括的な精神保健医療サービスのための広範かつ多様な施策が、他の工業国には存在している。しかしながら、社会復帰や地域に根ざすサービスを行うために適当な社会資源を確保することは、必要な入院期間中に十分な水準の医療及び良質の処遇を提供するよう努めることと同様に非常に重要なことである。

11. 日本の精神衛生法改正は遅きに失している。多くの国におけるように、精神障害者の人権に対する配慮や新しい精神科的な処遇技術の出現を踏まえて、法制度の改正を徹底的に検討すべきである。日本国憲法及び日本が批准している「市民的及び政治的権利に関する国際規約（国連人権B規約）」に規定されている諸権利は、現在のところ

精神障害者には完全には保障されていない。この不十分な点は是正されなければならない。近年各国における法律を研究することは有益であるが、精神保健医療サービスの場合は、日本でとられるべき法的モデルは、日本社会の現実を考慮すると同時に、現行の法的及び行政システムを考慮しておかなければならないであろう。精神衛生法制の比較に関する情報はWHOにより入手可能となっている。強制入院となった精神障害者の権利擁護に関して欧州会議閣僚委員会が採択した勧告R（1983年2月22日）もまた研究に値し、日本の状況に適応されうるものであろう。

…中略…

二　早急にとり組まなければならない手段

1.　調査団が意見を質した人々はすべて、精神保健サービスと精神衛生法を改善する余地があると考えていた。

2.　日本のような先進的な、工業化した国にふさわしい近代的かつ効率的な精神保健医療システムを発展させていくことは、この分野において多くの先進諸外国にははっきりと遅れをとっている事実から見て時間を要するものと思われる。各種サービスの展開につれて色々な選択があろうが、この場合の選択は精神保健医療サービスや訓練の模範となるかどうかの観点および精神病者の法的保護の観点から成されなければならない。

3.　今日、日本の精神保健医療システムに見られる深刻な問題に対する対策としては最低限次のような施策が講じられなければならない。

①（現行法第33条に規定する「同意入院」を含む）強制入院事案すべてについて中立機関による審査を行うこと。なおこの審査は入院後短期日（最大限1ヶ月）のうちに、またその後少なくとも年に2回は実施されるべきである。

②都道府県レベルでの第三者審査機関の新設。この審査機関は保健医

療と法律に関する専門家、精神障害者の家族及び一般人から構成されるが、国及び地方自治体当局は、この審査機関があらゆる訴えに迅速に対応し円滑に精査が行えるように、事務当局と適切な財源の準備をすべきである。またその手続きはデュープロセスの基本的概念に適合させる必要がある。

③職員配置及び処遇方法についてチェックするとともに患者個人の苦情を受け付け調査するための全精神病院を対象とする定期調査。なお不服申し立て手続きは簡単かつ迅速な救済を可能とするものでなければならない。

④入院者に対しできる限りその権利を知らせ、上記第三者機関または患者の選任による後見人（家族・友人・第三者としての医師または弁護士）に対する信書。通信の自由の確保。

⑤中立的な有資格者による患者に対する援助と忠告。

⑥精神病院内で個人に対する傷害に至った全出来事の記録。及び必要があれば調査実施が可能な第三者団体への報告。なお精神病院内で生じたすべての死亡例の剖検を含めて、独立した手順により日常的に調査されるべきである。

三　精神保健医療サービスの改善と方向づけ

1.　厚生省及び地方行政当局は、精神障害者に対し広汎な地域ケアと社会復帰プログラムを発展させるための督励策と必要な財源を手立てすべきである。

2.　診療報酬支払い方式（保健点数制）は近代的な精神科処遇と精神障害者のニーズを考慮し修正されるべきである。早期退院に誘導する集中的な処遇形態をもって現在よりも入院期間を短縮させるためのより強力な外的要因が必要である。あらゆる形態の外来診療と地域ケアに対して、相当に高水準の診療報酬が必要である。保健センターに付設の外来診療所、共同作業所、看護者やソーシャルワーカーによる家庭訪問、危機介入サービス、継続医療の指導、患者クラブ、退院患者

に対する必要なサポートと指導に関する一切の活動は、政府及び民間
の保険基金より適切な財源を受けるべきである。

3.　現在入院中の患者にとってのニーズとして、社会復帰プログラム
もまた適切な財政援助を受けるべきである。

4.　保健行政機関は、現存する「長期在院」患者の社会復帰を促進し
新規患者が必要以上に長期にわたって入院することのないように、精
神病院の諸活動を綿密にモニターする必要がある。

5.　新規に入院した精神障害者の平均在院期間をかなりの程度縮小す
る余地は残されており、それにより入院者総数もかなりの程度縮小す
る余地は残されている。

6.　超長期間の入院をしてきた患者「特に老人」は近い将来独立して
生活することが困難であろうということを考慮すると、これらの患者
には例えば共同住居やホステルを整備し、それ相当のケアと生活環境
が提供されるべきである。

7.　精神障害回復者に対し、必要な住宅提供、社会的なサポート及び
雇用の保証を行うために、地方自治体当局、社会福祉及び企業間の協
力が必須である。また精神障害回復者の雇用に対する雇用促進計画（税
の減免措置等）が考慮されるべきである。

　この「結論と勧告」は昭和60（1985）年6月に日本国政府に送付され、
併せて同年7月31日にジュネーブで公表された。
　このような検討を踏まえ、厚生省としても昭和61（1986）年12月23日
公衆衛生審議会から審議会における法律改正についての検討結果として発
表された「精神衛生法改正の基本的な方向について（中間メモ）」の沿っ
た形で改正法案の作成を行い、そこで得られた成案を公衆衛生審議会及び

社会保障制度審議会の了承を得て「精神衛生法等の一部を改正する法律案」として62年3月13日閣議決定、16日には第108回国会に提出された。

2002年のWHOによる勧告

平成14（2002）年にはWHOから病院収容型から地域生活型の医療への転換を図ることが勧告として提出されている。

世界保健機関（WHO）は8日、日本の精神医療について、病院収容から地域医療への転換を緊急に進めることなど5項目の勧告をまとめ、サラチーノ精神保健・物質依存部長が千葉市で開かれた日本社会精神医学会で明らかにした。すでに厚生労働省幹部に伝えており、追って文書でも政府に届ける。長年の課題である隔離収容中心の精神医療体制の改革が国際的にも迫られたことになる。

サラチーノ部長は、日本の精神病床（約34万床）が人口比でも絶対数でも世界最大であることを指摘し、「人材や資金などの社会資源はあるのに、有効に使われていない」と批判。精神病院のベッドを減らし、退院後の受け皿を準備しながら外来や訪問などの地域医療へシフトするよう求め、「これは緊急の課題だ。10年かかるかも知れないが、すぐ始める必要がある」と強調した。さらに、▽当事者や家族、非政府組織、市民が患者の権利擁護活動などに参画するようにし、医療をオープンにする　▽生物学的な精神医学だけでなく、社会的分野の研究を重視する　▽心理専門職の位置づけを明確にする　▽アジア諸国の精神保健への協力を求めた。

WHOが昨年初めてまとめた世界の精神保健統計では、日本の精神病床は世界全体（185万床）の18%を占め、すでに地域医療へ転換した欧米諸国はもちろん、ロシア（17万床）や中国（13万床）よりも多い。
〈平成14（2002）年3月9日読売新聞大阪版〉

国際法律家委員会報告から28年後の再度の要請

平成25（2013）年6月7日、国連人権理事会、拷問等禁止条約委員会は

日本政府に対しいくつかの「要請」を行った。「精神保健ケア」に関し以下の内容である。

　・精神保健ケアについて
　（日本の）精神保健施設に対して運用上の制限を確立している精神保健福祉法にもかかわらず、また条約国代表の提供した追加情報にもかかわらず、委員会は非常に多数の精神障害者と知的障害者が非常に長期間精神保健ケア（病院）施設内に、非自発的に留められていることに懸念を持たざるを得ない。非人道的で品位を汚す程度に及びうる行為である。独居拘禁、身体拘束そして強制医療が頻繁に行われていることを委員会は更に懸念する。精神保健ケアに関する計画についての対話の間に得られた情報を考慮しても、委員会は精神障害者の入院に対するオルタナテイブ（代案）に焦点を当てたものに懸念を持たざるを得ない。最後に、拘束的な方法が過剰に使用されていることへの効果的で公平な調査がしばしば欠けていること、同様に関連する統計的データが欠けていることに懸念を表明する（2、11、13、16条）

委員会は条約国（日本）に対して以下を確保するよう要請する。
a.　非自発的医療と収容に対して効果的な法的コントロールを確立すること。同様に効果的な不服申し立てのメカニズムを確立すること。

b.　外来と地域でのサービスを開発し、収容されている患者数を減らすこと。

c.　精神医療及び社会的ケア施設を含む自由の拘束が行われているすべての場において効果的な法的なセーフガードが守られること。

d.　効果的な不服申し立ての機関へのアクセスを強化すること。

e.　身体拘束と独居拘禁が避けられ、あるいはコントロールのための

すべての代替手段がつきた時に、最後の手段として可能な限り最小限の期間、厳しい医療的監督下でいかなるこうした行為も適切に記録された上で適用されること。

f.　こうした拘束的な方法が過剰に使用された患者を傷つける結果をもたらした場合には、効果的で公平な調査が行われること。

g.　被害者に対して救済と賠償が提供されること。
h.　独立した監視機関がすべての精神医療施設に対して定期的訪問を行うことを確保すること。

第3節
欧米と日本の精神科医療・福祉の内容とシステムの違い

　筆者は、長いソーシャルワーカー経験の中で抱いていた大きな疑問を確認するため、昭和54（1979）年夏に、２ヶ月間間程イギリス・ベルギー・ドイツ、スエーデンを訪れた。（その後の20年、更に順次先進十数カ国（カナダ・ニュージーランド・フランス・オランダ・アメリカ・イタリア・フィンランド等）の地域精神科医療・福祉施設を見聞して回ったが）そこで見たものは以下のようなものである。

1.　精神科医・看護師・SW・OT・CPなどの個人的（診断）治療技術のレベルは日本とほぼ同程度であると確認した。ではどこが違うかと言うと、日本では、病院内でしか活動が展開しないため医師の指示がほぼ絶対的に看護師等およびコ・メディカルスタッフに出されるが、欧米では地域社会内で医師と看護師・コ・メディカルの活動はほぼ横並びで役割分担（カンファレンス重視とチーム医療）をしている。

2.　また使用している薬剤の成分・効能などもほとんど同じだが、日本では服作用止めなどを同時に処方し、精神科病院内にて多剤、大量、長期投

与になりがちで、時に重い副作用が散見される。西欧では地域内診療所等において単剤で効果を確かめて量を調整して投薬がなされている。またデポ剤の注射（2、3週間効能）が患者に説明と同意の下に地域のクリニックで使われていてスタッフ（医師・看護師・SW・OT）の家庭訪問活動が積極的に行われていた。

3.　職業リハビリテーションの内容も、現在では日本でも多数増えた地域作業所や知的障害者等授産施設内は福祉系職員主導で行われる軽作業中心だが、彼の地では一部機械・工具の導入による共同受注作業などが企業就労経験者主導で行われている。（日本では病院内・施設内でOTや福祉スタッフ主導で本人は全体的に服従的で選択の余地は狭く、集団的管理プログラムが多くデイケアや作業療法などが行われている）。またイギリスでは企業、組合、教会などが社会貢献活動（CSR）と第3セクター的に位置づけられて運営されているなどの特徴があった。私の見聞では日本では、医療行為として行われている院内作業療法などに近年変化するIT技術活用などは実際的場面でほとんど生かされていない。

4.　欧米の障害者は、個人単位で年金保障が確実に出来ていて就労から得た収入は高くなれば労働者賃金として課税されるが、これは別の意味で彼らに誇りと自信を持たせる意味合いが大きい。

5.　病院外の地域社会内に多くのグループホーム、一般のアパートや共同住居などがあり、多少の家事援助（夕食等賄い）サービスを受けながら療友ら（ピアサポーター）と共に生活している。これらの支え手の多くは市民のボランテイア活動によるもので、むしろ専門家からではない市民連帯の自信と誇りと勇気にもとづくものであった。

6.　基本的な大きな違いは、日本は長い病院入院生活を強いられる人が圧倒的に多い。欧米はほとんどが通院で、長期入院やナーシングホームの多くは老人が占めている。だから精神科でもほとんどの患者は、まず一般科

受診をし、外来通院が必要なら精神科外来に紹介を受け、急性期の一時期のみ入院治療を受け、以後は地域社会に個人単位で自立生活や社会参加計画が練られる。退院した患者のグループホームへソーシャルワーカー・看護師等が訪問するのが普通である（すなわち地域医療・地域福祉が中心である）。

7.　また日中活動として回復者のソーシャルクラブやピアサポート活動拠点（サロン）などが点在していて、そこに精神保健市民ボランテイアが数多く参加している。社会復帰、社会参加支援はあくまでも本人（個人）中心であり、当事者の市民的権利が保障されると同時に市民的義務も課せられ、家族に保護義務などは存在しない。だから成人の患者・障害者は、個人単位で必要な医療や福祉サービスが受けられ、特に本人に「家族に20歳を過ぎて世話になるという負い目を感じないでいられる。そのことが更に自立心と自信を与えている。治療や入院に際しても保護者による手続きは必要なく、日本のように家族などに強制入院させられたという恨みや葛藤が生ずることはない。」と聞いた。

8.　とりわけ欧米先進諸国では、個人の自立生活を支える社会制度として特に生活保障制度が出来ていて、「人は誰でも自立する個人として自分の行動や行為の結果には自分が責任をとる。」という自己責任性が徹底しており、人間としての権利と義務が全て個人に平等にあるという考え方であった。それでいて、日本の刑法39条にある「心神喪失者の行為はこれを罰しない。心神耗弱者の行為はこれを減刑す」との条文は先進国モデルとして日本が取り入れた制度なのである。だから、刑事司法において心神喪失状態の認定は公的な立場にある精神科医により厳密に行われると同時に、新福が言う「裁判を受ける権利」「罪を償う義務」も保障されるのである。

9.　少し余談になるが西欧諸国に比べて日本では、弁護士や検事などが依頼する大小の刑事事件などの精神鑑定結果や治療方針が各「精神保健指定医」による診断結果があまりにも一致せず恣意的である。それとともに家

族や市民が医師や法律家など専門家に対して受身的になりすぎて、出来ない扶養や保護義務などを果たそうとして永い間煩悶して無理を重ねている。それから家族であるが故の限界の一つに、家族内での心的・精神的交流の言語表現に感情がこもりがちになり、理性的なやり取りが成立しにくいところにさらに大きな問題を孕む。私事で恐縮だが、兄は11歳年上だったので、私が成長して大人になり専門職として心理的訓練を受け、兄に冷静な態度で振舞えば振舞うほど兄は次第・次第に、自分が末弟に世話になるのが口惜しいとか情けないとか悔しい等の心理的葛藤の状態になることを抑えきれない状態だった。これは肉親であるが故の本質的限界だった。近年、日本でも老人介護など、嫁や娘などの家族の心理的、体力的、経済的限界を考慮して、社会的、公的介護システムに転換してきている。

10.　私が昭和53（1978）年にイギリスの地域精神医療と福祉活動のドキュメンタリー映画を撮影したときケンブリッジでお会いしたクラーク博士（WHO顧問医で昭和42（1967）年来日。クラーク勧告の日本政府への提言者）は、「イギリスでも慢性化しつつあった統合失調症の患者をまず最初に社会参加させることが重要な政策である。」と明言していた。そして「精神医学はこの中核的な病気の患者を社会復帰させられなければ多くの国民から信頼されない。」という危機感があったことを表明していた。その背景にはイギリスでも時に精神科病院の不祥事がマスコミによって大きく報道されたことがあるそうで、イングランド、スコットランド、ウエールズでも社会復帰支援活動の展開には差があるが、基本的には医療そのものは精神医療も公営であるとのことだった。いわゆる頑丈な石とレンガ作りで鉄格子の装着された大きな精神病院は、今では開放的で「丈夫な住宅」然として使われており歴史的遺産か高級マンションすら思い起こされた。だから一部には精神症状により度々事件を起こしてしまう重篤な患者には特別保安病院（触法精神障害者施設）がある一方、地域にはグループホームやデイケア、デポクリニック（2、3週間効能が効く注射できる診療所）、あるいはワークショップやレンプロイ公社（身体・知的・精神障害者の雇用保障のための全国的保護工場）などが沢山用意されていた。入院期間も

平均3ヶ月程度。民間病院と公立病院の比率は日本と逆で、1対9であった。こうした背景には地域精神医療システム作りに長年模索してきたイギリス政府の姿勢がある。

11.　また地域精神医療で有名なカナダのバンクーバーではアメリカで地域精神医療を計画的に実行してきた実績を買われたカニンガム博士や、国際的にも有名な台湾の林宗義博士（東大出身で世界精神保健連盟終身総裁 平成22（2010）年死去）らを招いて、1960年代から計画的に地域精神保健活動を展開して成し遂げたのである。

12.　フランスでは1960年代にパリ13区をパイロット地域として、セクトリザチオン（地区割り制度）と呼ばれる地域精神保健システムを構築し、今ではフランス全土に拡大している。

13.　イタリアでは1970年代にアドリア海に面した街トリエステを中心に精神病院を解体して地域に住まわせ、協同組合などの活動で社会生活支援や就労支援を行い、さらに新規の精神病院入院を法律によって禁止するなどして、個人個人が地域社会で生活樹立の試みがなされているのである。もちろん、地域精神医療やリハビリテーションにおける先進国とてもその国全体で均一に上手く展開されているとは言えないにしても、少なくとも社会的入院などという言葉そのものがない。

14.　他方いわゆる開発途上国（後進国）とは言えないにしても、台湾、中国、メキシコ、エジプトの精神病院や地域でそれぞれ数箇所ずつ見聞する機会があったが、日本の数十年前の精神病院という印象であり、概して低所得階層の人たちは入院こそ生活保障という感じであった。我が国は経済大国と言われている割合にこうした医療・福祉は未だ後進の状態である。

第4節

日本の先行モデルである欧米の潮流に逆行した
精神科医療政策と医療内容

　何度も欧米との病床数入院期間の比較をして恐縮だが、かなり以前から日本と諸外国との精神科病床数の比較（人口1万人あたり病床数）では、OECD諸国の中で日本が28床と絶対的に多く、フランス10床、韓国8床、イギリス7床、イタリアにいたっては1床である。また日本と諸外国の平均在院日数の比較では、日本が298.4日と断然長く、ドイツ22日。オーストラリア14.9日、フランス6.5日、イタリア1.33日である。日本以外の国の平均は18.1日であり、日本は飛びぬけた長期在院である。また日本国内の地域でも、東京の262日、長野県270日、岡山県276日であるが超長期入院は鹿児島県552日、徳島県446日、茨城県432日である。長期入院をしている県の患者はことさら治りにくいのであろうか？　また日本国内の精神病床数の地域差では、全国平均27.5床（人口1万人あたり・単位・床）に対

［表7-4-1］都道府県ごとの360日以内退院率
［精神病床への新規入院患者における在院日数に関する研究（奥村泰之ほか、2018）］

都道府県	退院率（%）	順位	都道府県	退院率（%）	順位	都道府県	退院率（%）	順位
北海道	84.8	29	石川県	87.5	9	岡山県	86.1	17
青森県	87.9	7	福井県	87.3	11	広島県	83.0	40
岩手県	85.4	25	山梨県	88.6	4	山口県	78.0	47
宮城県	84.1	34	長野県	87.4	10	徳島県	85.5	23
秋田県	85.2	27	岐阜県	87.3	12	香川県	82.3	42
山形県	86.2	16	静岡県	88.4	5	愛媛県	85.0	28
福島県	84.8	31	愛知県	89.2	2	高知県	87.0	13
茨城県	83.4	39	三重県	85.8	20	福岡県	84.2	33
栃木県	86.0	18	滋賀県	85.6	21	佐賀県	83.8	36
群馬県	85.2	26	京都府	83.8	35	長崎県	82.0	43
埼玉県	83.7	37	大阪府	87.8	8	熊本県	85.6	22
千葉県	86.7	14	兵庫県	85.9	19	大分県	80.9	44
東京都	90.5	1	奈良県	86.5	15	宮崎県	79.6	46
神奈川県	88.0	6	和歌山県	88.8	3	鹿児島県	79.9	45
新潟県	82.9	41	鳥取県	84.8	30	沖縄県	85.5	24
富山県	84.2	32	島根県	83.4	38			

し長崎県、鹿児島県、宮崎県は50床台。一方神奈川県は16.2床、滋賀県は17.4床、愛知県18.1床と格差が大きい。病床数が少ない県は患者発生率が少ないのであろうか？　身体医学ではこれほどまでの較差が二十数年間放置されることはないだろう。

　入院期間の地域差については、360日以内の退院率からも見ておこう（表7-4-1参照）。最も退院率が高いのは東京都の90.5%、最も低いのは山口県の78%である。

　次いで、精神科医療従事者数を比較してみよう。まず国内の一般科病院の職員総数を見てみると、一般科の111名に対し精神科は62名と約2分の1。医師の数は一般科13名に対し精神科は4分の1の3名である。これは昭和25

[表7-4-2] 外国における精神病床と居住施設入居者数と日本の比較

	アメリカ	カナダ (ブリティッシュ・コロンビア州)	イギリス (イングランド・ウェールズ)	日本
精神病床 (1万人対)	州立及び郡立精神科病院 　　　　　　　3.7床 私立精神科病院　1.7床 総合病院精神科　2.1床 その他　　　　　3.3床 司法精神科病院　2.2床	総合病院 （含む精神科救急）7.0床 リハビュー州立 　精神科病院　　7.6床 司法精神科病院　1.8床	NHS(National Health Service) メインの精神科病院　4.9床 総合病院等の精神病床 　　　　　　　　4.5床 私的精神科病院　3.4床 司法精神科病院　2.1床	国立精神病院　　0.7床 都道府県立精神科病院 　　　　　　　1.4床 公的精神病院　　1.1床 民間精神病院　25.6床
	13床	16.4床	14.9床	28.8床
社会復帰施設 類型 (居住施設)	●スキルド・ 　ナーシングホーム ●ナーシングホーム ●ボードアンド 　ケアホーム ●ハーフウェイハウス ●共同アパート	●ホステル ●ボーティングホーム ●ナーシングホーム ●コーストファウンデーション ●アパートメント ●グループホーム ●ベンチャー 　（ショートステイ施設）	●ホステル ●ナーシングホーム ●福祉ホーム ●グループホーム ●ウォード・イン・ハウス	●生活訓練施設 ●福祉ホーム ●グループホーム ●入所授産施設 ●共同住居
居住施設数 (1万人対)	15床	11床	4.7床	0.6床
合計 (1万人対)	28床 ('97)	27.4床 ('97)	19.6床 ('93)	29.4床 ('97)
備考	●急性期の短期治療施設 　を整備	●精神科救急医療の充実 ●居住施設は不足 ●コミュニティケアチー 　ムが地域ケアに重要な 　役割	●地域ケアは、プライマリ 　ケア、デイケア、居住施 　設が3本柱 ●コミュニティケアチーム 　が地域ケアに重要な役 　割	●司法精神医療専門病院・ 　病床はない

出典：浅井邦彦：わが国および諸外国の精神科リハビリテーションの現状、精神科リハビリテーション学、精神保健福祉士セミナー第3巻、pp.25-27、ヘルス出版、東京、2001

年に出した医療法精神科特例（厚生事務次官通知）のなせる結果である。因みにアメリカでは一人の医師が担当する病床数は5.6床だが、日本では30.2床、カナダ16.1床、ドイツ6.4床、オーストラリアは2.8床である。精神科は医師と患者の人間関係が重要だと言いながら一人の医師がこれほど多くの病床（患者）数を担当するのではあまりにも悪い治療環境「低密度医療」としか言えない。

　日本の外来患者数は先進国で一番多い。平成19（2007）年の日本の医師1人当たりの年間患者総数は8,421人で、OECDの平均2,400人の3.5倍である。また精神保健福祉法以来「任意入院」（欧米では開放病棟が原則）が増えたと言われているが未だに隔離病棟の患者数は1日7,161名（平成12（2000）年）から8,097名（平成17（2005）年）に増加している。身体拘束数は5,629名（平成17（2005）年）であり、終日閉鎖されている病棟に入院している患者数は18,485名である。また近年徐々に多数の任意入院者が隔離病棟で治療（？）を受けているとのことであるがこれでは「国際障害者年決議の障害者の完全平等と社会参加（誰でも地域で医療を受ける権利）」の決議からはほど遠い現実である。医療費の面では諸外国と比較するとコストも総額も確かに少ない。例えば平成12（2000）年度から平成18（2006）年度までの6年間で、日本の1人当たりの医療費のGDP比では欧州諸国やカナダオーストラリアなどに抜かれ、今ではイタリア・スペイン・ギリシャといったEUの貧しい国に属する国にも抜かれ21位である。とりわけ精神科の医療費についても、我が国の精神科病床数が国内総数の22%であるのに精神科入院医療費は12%であり、また日本の精神科の1日あたりの入院医療費は一般病床の2分の1から3分の1である。

　国連決議の国際障害者年（昭和57（1982）年）には、日本でも、精神障害者は、精神疾患と障害の両方を併せ持つ人とし、厚生労働省は、「受療患者調査数」を元に、即「精神障害者数」と言い改められて、障害者基本法に精神障害者も対象化されて法改正となった。また障害者雇用促進法にも対象化されたり、障害者自立支援法の成立などが図られ、地域支援・介護の対象にもなってきた。しかし現実の精神障害者の社会的入院者の退院促進など処遇改善は内閣府の発表した「障害者ノーマライゼーションプ

ラン」でも10年間に僅か1年に2,000余名などである。ちなみに知的障害者の社会的入所は主として更生施設において相当数減少している。

第5節

何故欧米などとの比較をするのか？─グローバル社会の中で

　先述したとおり、筆者が日本の精神科医療とかけ離れた状況にある欧米諸国のそれと比較するのは以下の理由による。

①日本の精神科医療・精神医学は、文明開化以来第2次大戦後も通し、欧米の精神科医療・精神医学をいつも先行モデルとしてきた。

②国民や市民及びこころの病を患う当事者やその家族達も、欧米諸国からの精神医療・精神医学の情報を得ており、それが日本の文化的基準になっている。

③他の医学分野などにおいては著しい医療被害などを被る問題が起こると必ず国内の関係学会や行政が改善勧告を出すなどすることにより、新しく医療被害が出ないよう医学・医療技術や政策などの改善が図られる。しかし我が国における精神精神科医療・精神医学の業界および政策においては、施設症化や人権軽視の虐待などが放置されている現状にあると言える。それらに対し関係学会があまり関与しない。

④日本は国連加盟国であるが、その代表する機関、国連人権委員会（ICJ）などからの勧告を受けていながらその改善が遅々としている。

　さて、欧米との比較を行ってみると、4つの側面から見ることが出来る。

①一つ目は経済学的側面であり、いわゆる医療そのものの費用が多くかかり、長期入院は負担する側から見ても大変な負担である。従って「患者の（身体的）生命に係わる治療行為」が優先されて治療し続けられる。

②二つ目は人権的側面であり、市民生活と引き比べて、著しく患者の生活環境レベルが劣っている場合や人権侵害事故などが報道されると、医療関係者や行政が処遇や環境改善する動機付けとなる。

③三つ目はその国の文化的側面レベルであり、対外的にもステータスを保つためにも国内の医療対象者の処遇レベルの改善や行政施策変更する場合がある（いわゆる外圧を意識してであろう）。精神科医療界の世界の状況変化は、アメリカ、イギリス、カナダ、イタリアなどの例がメディアを通してここ三十年ほどの間、情報が入ってきていたが、各国はどんな動機付だったか色々と意見が分かれるところであろう。しかし、各国とも地域医療化など現実的対応がなされたことだけは確かなことである。

④四つ目はメディア報道などに影響され医療界や行政が改善する契機などが最近多く見られるようになった。

社会的入院が問題化したのもこれらいくつかの理由によるものと思われる。

注解説

＊伊勢田堯、元東京都中部総合精神保健センター長、精神科医

コラム

［一精神科医の述懐⑨］在宅治療は家族の理解と協力が要

訪問時に患者から危害を加えられることがないかと、訪問時の危険性について質問を受けることがある。

訪問者が患者の心を勝手に判断したり早合点することを避け、患者の心を傷つけないよう細心の注意を払い、患者の意向をできるだけ尊重しながら面接し、訪問者が患者にとって脅威の対象とならない限り、患者から危害を加えられる心配はない。実際、これまでの訪問で私達が危険を感じたことはほとんどない。また危険な状況をつくらないことが私達の訪問の要領である。

訪問時に患者が危害を加えるのは、患者が自分から好んでそうするのではない。病院への収容を目的とした訪問者が患者の納得を得ぬままに患者を病院へ連行しようとしたり、強引に静脈麻酔をするとき、あるいは患者に乱暴な質問を繰り返して精神病者扱いするときなどに、追いつめられた

患者は、自己防衛として、興奮するのである。

　患者が「自分が殺される」などの被害妄想から正当防衛のつもりで相手に危害を加えようとするときなど、危険があれば精神保健法に基づく診察の上、強制措置入院とすればよい。

　なお、十分に患者の心を把握しないままに、患者に接近しすぎ、初対面からなれなれしい態度をとる訪問者をみることがある。やはり、お互いに気心が知れるまでは、患者との間にある程度の距離を保つべきであろう。それが患者に対する礼儀でもあり、突発的な事故を防ぐことにもなる。

　訪問を繰り返して患者との信頼関係が保てるようになっても、よほど自信がなければ、通院や入院についての話題には慎重でなければいけないと思う。やっとの思いで得た患者との信頼関係がその瞬間にくずれてしまう可能性があるからだ。それまでの努力が水泡に帰し、ご破算になることだってあるのだ。家族でもできなかった通院・入院について、患者にとって見ず知らずの訪問者が簡単に納得してもらえるわけがない。

　まず、手始めに薬物療法の導入にもってゆく。自宅での服薬は患者の不安を軽減し、睡眠を改善する。服薬によって自律神経症状などのストレス症状も改善してくると、患者の信頼感も次第に深まる。そうした状況下では、自ら通院、または入院治療を希望する患者も出てくる。

　訪問をしはじめの暗中模索の頃には、家族に薬を手渡した後、患者がどんな心境で服薬しているのかよく分からなかった。この点にも大きな関心をもっていた私は、病状の改善を待って、患者の心を傷つけぬよう配慮しながら、服薬中の患者一人ひとりに、この点について質問して歩いたものである。

　ほとんどの患者は、与薬当初、服薬の必要性を感じてはいなかったが、家族（母親のことが多い。夫や娘のこともある）に水と錠剤を渡されるまま服薬したという。そのうち、何らかの病状の改善を自覚して、患者は自発的に服薬するようになったと言う。ただし、自分で服薬するようになっても、その重要性を十分に認識しているわけではなかったらしい。

　これは、私達が厳密な意味での精神療法家ではなく、また、十分に時間をかけた精神療法的接近をしていなかったからであろうか。それにしても、

受診拒否患者の在宅治療にとって、家族の理解と協力は不可欠なのである。

コラム出典：渡辺博（北海道函館、渡辺病院院長）著『アマリリスは咲いても─精神科医その生と死』NOVA出版、1991年

■■■ コラム
［一精神科医の述懐⑩］病識、病歴の立場による認識の違い

　ここで私達が闘うべき最も大切な問題を指摘したい。それは、いわゆる「病識欠如」の問題、患者を見る視点と姿勢の問題である。かつての精神医療では、患者が精神科受診を拒否する場合、精神科医の多くは、その理由を精神病患者の病識欠如によると考えてきた。だからこそ、精神病患者の強制入院が至極当然のこととして行われてきたのだ。

　1988年7月、それまでの精神衛生法は精神保健法に改正され、精神科入院は強制入院から患者の任意入院へと、わが国の精神医療は大きく方向転換した筈だ。ところが精神医療審査会委員となって私は驚いた。強制入院である医療保護入院者の入院届け書類に目を通していた私は、強制入院を必要とした理由に、患者の「病識欠如」を安易にあげる指定医が老若を問わず、少なからずいることを知ったからである。確かに、分裂病患者の幻覚妄想などの異常体験については、その成立メカニズムからして、患者がそれに対する病識をもてぬのはやむを得ない。分裂病患者（現統合失調症）の中には、幻覚妄想や自分の信念、精神的興奮や昏迷の極地から、自ら精神科受診のできない人のいることは事実だ。だからといって、患者が精神科受診を拒否する理由のすべてを病識欠如にあると考えたとすれば、それは早合点であり、短絡思考であり、大きな誤謬である。

　彼らの中には、「精神病院」という名は、自分が精神病とされ精神病者扱いされるところ、自分を本当に分かってくれる保証のないところ、何をされるか分からないところ、そんなところには断固行きたくないと考え、精神科受診を拒否する人々が少なからずいるのだ。しかも、それは彼らの病的な心ではなく健常な心がそうさせているのだ。私はこのことを、心ある精神科医達の著書から学んではいたが、特に私自身が受療拒否患者の自

宅へ赴き、彼らと会っているうちに、私の確信となった。精神科受診を嫌がる患者に空振りを繰り返しながら、根気よく何度も往診する。幻覚妄想などの精神症状には触れず、彼らを精神病者扱いしないよう極力注意を配る。家族にも、そのことをよく言いふくめる。そして面接にこぎつけたら、顔色、血圧、食欲をはじめ真面目、清潔、心のこまやかさ、やさしさなど、彼らの健康な部分を積極的に認める。そして彼らとの信頼関係を回復する。その上で、ストレス状態にある彼らの自律神経症状を中心に身体的診察に重点をおきながら、彼らの悩みを聴き、人生相談にのる。そうしていると、彼らの中には、こちらのすすめに応じて服薬を開始する人達が少なからずいたのである。現段階での私達のこの在宅治療は、少量の抗精神病薬による薬物療法の開始をもって治療導入と考えている点で、いずれは批判されよう。しかし、受療拒否患者でも在宅治療で功を奏する場合の多い事実は、彼らの受療拒否が必ずしも彼らの病識欠如に起因するものではないことの証明の一つとはなる。

　ここに癌患者がいるとする。医者は彼に対して健常者の身体の一部を侵している癌という病気の部分を診ながら、健常者の中の癌という病気の部分を治療する。たとえ癌細胞が全身を侵蝕し尽くしていても、医者は彼に対して尊厳ある人間という姿勢を崩すことはない。

　身体障害者は身体のすべてが障害されているのではない。健常者の身体の一部が障害されているのだ。車椅子の天才科学者として世の称賛を受けている現代の理論物理学者ホーキングは、彼の身体障害が彼の一般向け著書の売り上げに貢献したとしても、彼が身体障害であるが故に称賛されているのではない。現代最高の理論物理学者、健常者ホーキングとして称賛されているのだ。彼の業績は、彼が若くして罹患した筋萎縮性側索硬化症の有無とは無関係に評価されるのだ。

　老人性痴呆患者は彼のすべてが痴呆なのではない。健常な心をもつ老人の一部が痴呆化しているのだ。その一部が大部分であったとしても同じことである。どんなに重症な老人性痴呆患者でも、余程のことがない限り、自宅で療養したいか、施設や病院を利用したいかの判断はもっているものだ。

　それに気づかずに、本人の意向を無視して処遇したとすれば、それは早合点というものだ。言葉もなく、表情も摂食能力も排泄の調節もなく、一見植物人間かと思えるほどの最重度痴呆老人でも、その胸に聴診器をあてただけで、自らのあらん限りの力をふりしぼって深呼吸しようとする姿を見て、彼が精いっぱい生きようとしている、彼の健常な心を我々は知る。

　分裂病患者についても同様のことが言える。彼らの心のすべてが病気なのではない。あくまでも尊厳ある人間としての彼らの心の一部が病んでいるのだ。我々専門医は彼らの病気の部分だけを見る目を養うことに熱中するあまり、彼らの心の大部分を占める健常な部分への配慮が希薄だったのではないか。そこに過去の精神医学の誤謬があった。精神障害者は病気である前に、健常者であり尊厳ある人間であることを私は強調したい。患者に初対面の医者はまず自分から挨拶すべきだという、世間の一般常識がいまさらのように専門医の間で強調されなければならぬ現実を私は悲しむ。

　ごく最近私は、私の敬愛する精神科医から次の話を聞いた。大学病院をまわってきた患者が大学病院での自分の担当医の名を思い出せぬことが間々あるのだという。そこには患者の抑圧ということが関係している場合もあろうが、主治医がはじめにきちんと自己紹介をしていないのではないかとは訝っていた。彼は、今の大学医学部の教育にも問題のあることを指摘したいようであった。

コラム出典：渡辺博（北海道函館、渡辺病院長）著『アマリリスは咲いても─精神科医その生と死』NOVA出版、1991年

第8章

精神障害者と家族の生活

50年間入院したる療友の逝く行事の度に背広を噂す

（東瀬戸サダエ『風の歌を聴きながら』）

精神障害者の家族は、どのような困り事や悩みを抱えているのだろうか。私自身の生活史も紹介しながら家族への支援についても考えたい。

精神障害者家族の実態調査結果

　保護義務を担せられてきたのは家族であるので、その生活実態や心情を見る必要がある。全家連では昭和60（1985）年に精神疾患（障害）者を抱える会員1万余りの家族の生活実態調査を実施した。この団体は全国の各県連の家族会員により構成されるという特徴があるが、この理由は、家族に精神衛生法以来「保護（義務）者制度」が課せられていたからであろう。本書でも繰り返し述べたようにこれは日本特有の制度で、本当に家族はそれら義務を履行できるのかどうかといった検討もなく制度化された経緯がある。精神衛生法によるこの現状に対して、実際の家族の生活実態状

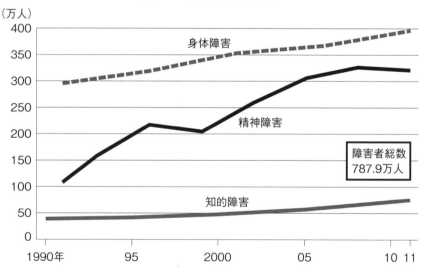

[図8-1-1] 障害者数（推計）

資料出典：身体障害者、知的障害者については厚生労働省「身体障害児・者実態調査」、厚生労働省「知的障害児（者）基礎調査」、厚生労働省「生活のしづらさなどに関する調査」、厚生労働省「社会福祉施設等調査」、精神障害者については厚生労働省「患者調査」等。なお、身体障害者数について、平成13年は「身体障害児・者実態調査」（平成13年）と「社会福祉施設等調査」（平成12年）等の数値。平成23年は「生活のしづらさなどに関する調査」（平成23年）、「社会福祉施設等調査」（平成21年）等の数値。

況はどうなのか？　を確かめてみることになった。

　厚生労働省は当時の精神障害者数を国の精神衛生実態調査で推計しなが
ら、政策を企画していたと言われている。当時、約150万人とも170万人
とも言われていた。そのうち入院者35万床の精神科病床中、統合失調症圏
の患者が7割を占め、この頃も既に全入院者の長期入院化と並行して患者
の中・高年齢化が話題になっていた。昭和58（1983）年の厚生省の実態
調査では「今回の入院5年以上」は47.8％、退院の可能性のある者は57％と
いう調査結果が出ていた。そう言いながら実際には退院促進が進まない状
況があり、調査を実施した主治医の多くから「家族が引き取らないからだ」
と家族の責任とされてきた。そうした事情もあり家族会独自にできるだけ
客観化した形で調査研究をした。

　精神障害者の実態調査は、プライバシー問題が絡んで実施が難しく、最
近では上記の厚生省が昭和58（1983）年に実施した精神衛生実態調査が
あるが、多くの民間病院の主治医によるサンプル調査の限界や大都市での
反対運動があったため極めて不十分な結果に終わったと関係者には評価さ
れた。しかし全家連会員の間では「施策を前進させるためにはまず、当事
者が何を望んでいるのか、どういう状態にあるのかを客観的に示す必要が
ある」という声が強く、組織結成20年を機に実施に踏み切った。調査は会
員家族を中心に対象にした「家族調査」と全国のデイケア、作業所、回復
者クラブ、共同住居の利用者が対象の「患者・回復者調査」の二本立てで、
昭和60（1985）年10月から翌年3月にかけて実施され、家族は9,540人、患
者・回復者は、2,355人が回答した。こうした調査そのものが過去にも現
在でもないので、古くて恐縮だがここに紹介する。詳しく調査結果を見て
みよう。

　調査で特に目立ったのは、精神障害者の入院が長期間に及びがちでほと
んどの家族が高齢化していることだ。
　家族調査によると、患者・回復者の47％が40歳以上。73％が発病から10
年以上経っている。精神障害者の3人に2人が入院中であり、そのうち「閉
鎖病棟」「半開放病棟」に入っている人が56％を占め、開放病棟は32％であっ

た。入院と在宅の割合は65%対35%。家族の年齢は、57%までが60歳以上であった。

　在宅者の生活は「勤めに出ている人」21%、「家事をしている人」28%、「作業所やデイケアに通っている人」も22%いた。精神障害者が家族にいることから生ずる家族の困難としては「将来の見通しが立たない」が71%で最も多く、ついで「病気が回復しても働く場や訓練の場所がない」55%、「心身ともに疲れる」57%など（複数回答）。また、冠婚葬祭や旅行などに出かけるのに支障がある家族も40%にのぼった。

　入院者の生活は、外泊は半年に1・2回かそれ以上の人が53%。面会は68%の家族が月1回以上出かけており、厚生省調査では43%に留まったのに比べかなり高かった。

　退院の条件として、「退院させたくない」と答えた家族は34%、「退院させたいが現実的に困難」は30%、「医師の許可があれば家に引き取りたい」というのは20%にとどまった。入院者の家族に退院が難しい理由を聞くと「まだ病気が良くなっていない」57%、「病気の管理が出来ず再発の恐れが高い」47%、「家に戻ると問題行動がでる」22%などと病状に関する問題が中心。次いで「高齢、病弱で家族が世話しきれない」20%、「患者と家族の関係が悪い」13%、更に「家が狭くて居場所がない」7%、「経済的に世話する余裕がない」11%（複数回答）。また両親の死後、兄弟が引き取りを渋っている例はより深刻だし「どんな条件がそろっても引き取れない」13%。以上の答えの裏には、社会や自分とともに偏見という重圧にたえられない家族の姿が浮かび上がっている。

　さらに続けて先の新聞記事以上に詳しく述べると、家族調査回答者の64%が患者の両親（父母）。その75%は60歳以上で、無職が42%、年金収入が主たる人が37%。世帯収入は200万円未満のものが41%を占めていた。回答者の健康状態では「非常に具合が悪い」プラス「少し具合が悪い」が39%を占めている。また入院者を持つ家族の調査結果のうち、家族が「患者への治療や生活ぶりを良く知っている」が27%、「少し知っている」が46%だが、面会に出かけるのに「遠方で時間的に負担が大きい」21%と「生活に余裕がない」という人が18%もいた。家族が面倒を見られなくなった

時の準備については「将来生活の場としては入院継続を予想する」34%が一番多く、「何かしなくてはと思いつつ何も出来ない」34%、「福祉制度を当てにしている」31%が高く、次いで「施設」も25%。退院については入院者を持つ家族の実に「64%」が患者の受け入れが難しいと答えている。これに対し家族の受け入れの可能性がある回答者別に見ると、配偶者のいる兄弟またはその配偶者の「退院が難しい（受け入れ困難）は77%と父母の59%より高く答えていた。

　一方、在宅患者の家族では、患者の日常生活活動の自立について「清潔や身だしなみに気をつける」「金銭管理が出来る」「決められたとおりの通院服薬」など基本的なものは80%が出来ているが、「将来の生活設計」「生活のはりを見つける」「友達つくり」など生活の中身を豊かにする活動が出来ているのは20％から30%であった。在宅患者は、「企業就労・勤め」以外の就労（作業所を含む）では、42%が収入を伴う仕事をしているが、就労上の困難は多く「作業能力が低く肩身が狭い」26%、「職場の人間関係が上手く行かない」22%であった。勤めに出ていない在宅患者は「働きたい」が45%で、どのような職場であれば良いか？の問いに「雇い主が理解ある人」42%、「相談援助担当者のいる職場」36%が多い回答だった。在宅患者家族は「通院服薬するよう働きかける」89%、「清潔な身だしなみ、規則的な生活を送るよう配慮する」85%。他方「将来のためお金や資産を蓄える」50%がそれぞれの努力の中身だった。やはり世話をするのは母親が多く、次いで父親、兄弟姉妹であったが、25%の人は母だけという回答だった。また医療費等経済的負担、結婚問題、服薬継続の苦労、病気の変化、一家団欒の機会、親戚付き合いなど。気苦労が多いと答えていた。

　一方「家族の外泊に支障あり」は40%となっていて、これは心身障害児（者）実態調査では31%であるのに比べ高くなっている。特に患者が家庭内で無役割の場合53%に達している。在宅患者の将来の自立や社会復帰の可能性については「世話してくれる人と同居していれば何とか暮らしていける」は32%であった。また「資産を残す」が29%であった。将来の生活の場として「家族とともに」が44%と最も多く、20%は「病院以外の適当な施設」と答え、なお家族が面倒を見られないときは「年金などに加入す

る」28%だった。また全体として兄弟姉妹が面倒を見る見込みとしては「世話をする約束をしている」プラス「多分見てくれる」が42%で、「絶対に面倒を見ない」プラス「見てくれないだろう」は26%と兄弟に期待している親が多く見られた。

　まとめとしては次の4点に要約される。

①長い病気と患者・家族の高齢化：慢性の経過をたどる統合失調症を中心として精神障害者の病歴は長く、それを反映して患者・家族の高齢化が進んでいる。

②患者・家族の自助努力：老齢化が進んでいるにも拘らず、家族は患者のために熱心に働きかけをしている。

③家族の扶養能力の低下と障害者を抱える家族の生活困難の増大：家族の自助努力にも限界があり、扶養能力も低下が認められ、そして特に入院者の場合、患者が家族を引き取るのは非常に困難になっている。

④制度的対応の立ち遅れ：以上のような現状に対して、制度的対応は著しく立ち遅れており、家族は地域の中で孤立し、なす術を知らない状態にある。この高齢の家族の余生を考える時、一刻も早い、福祉法制度をはじめとする精神障害者家族・患者に対する生活援助の施策の確立が望まれる。

第2節

家族の生計費の実態

　日本でも各種医療の費用負担を巡っては社会福祉学的視点から医療費についての本人負担や家族負担などが調査されているが、先述のようにわが国の精神衛生実態調査などが実施されないことも関係して、精神障害者家族などの医療費負担についてもほとんど明らかにされる機会がなかった。

私は、平成5（1993）年の秋、中国地方のA県精神障害者家族連合会の大会に全家連事務局長として出席していたが、記念講演のメイン講師が急病のため演題「退院・社会復帰を如何に考えるか？」の講師の代役を急遽仰せつかったので、1時間半ほど私が壇上に立った。私はメインテーマに沿ったことを中心に30分くらい本部活動の取り組みを報告したあと「この会場に集まっている家族が一番困っていることは何か？」という質問をぶつけてみた。それでも最初のうちは社会復帰に関することを発言した家族のあとに、ある一人の老母が如何にも勇気を奮って「実は病院の先生や職員さんあるいは行政の人の前では言えないのですが」と前置きして「もう毎月の医療費などの支払いが大変です」と切り出したらその途端会場全体が一瞬シーンとなってしまい、参加者全体が頭をたれ老母の話に大きく頷いたのが印象的だったので、全家連本部で家族の生計調査をしようかと打ち合わせをしていた項目を思い出して、口頭ではあったがいくつか質問して回答してもらった。参考までに報告しておこう。

　一地方の県連の総会であり、それも病院家族会員8割の構成の県連であった。その日の参加者250名のうち、患者の配偶者が2名、兄弟が3人で210人は患者の両親（その4分の3は母親）であった。入院・通院期間では、5年未満が25%。5年から10年が45%。10年以上が25%。病院デイケアの利用や作業所通所が5%であった。

　1ヶ月の家計出費からどんな使い方をするか聞いたところ、毎月支払う光熱水費、家賃などの基本的なもの以外は、2位が入院医療費でこれは食費を削っても優先して払うという。3位が最小限の食料費と日用品費であり、4位は老親自身の医療費であるとのことであった。表現を変えれば親子で精神科や内科などの医療費が最優先されて金額も大きく占めているとのこと。5位は孫達への小遣い。6位が嗜好品や文化娯楽費、7位が老人クラブの会費や近所付き合い費だという。

　一家の収入源としては、1位が年金・恩給で40%。2位が給与収入。3位は老齢年金を受けながら子供に扶養されている。回答無しが5%であった。職業を聞いてみると1位が元会社員・工場勤め。2位が公務員。3位が農業等を含む自営業であった。当日の総会参加者自身の持病を聞くと、高血圧・

心臓病・糖尿病・腎臓病・足腰の痛みその他と80%の人が何らかの疾病に罹っており、1から4週間に1度ないし2度ほど通院しているとのこと。中には1日おきに通院している人も何人かいた。毎月ある地区の家族会の定例会には年間に7・8回出席する常連組みも55人。今回の総会が初めてという人も3人いた。年齢構成では65歳以上が60%。中には85歳の老母もいてずっと耳に手を当てて再確認の必要があった。残りの人たちは55歳から65歳であって、関係者はほとんど30歳位の保健師さんなどで皆親子ほどの年齢格差であった。入院費用の区分としては国民健康保険が60%。健康保険20%。措置入院（公費負担）5%。その他（分からない等）を含んで15%であった。前2者のほとんどが高額医療費の手続きをしているがそれでも小遣いを含めて1ヶ月4万円から8万円近くを自己負担しているので毎月の家計は、大変苦しいと異口同音に言っていた。本当に医療費を支払うため、親から受け継いだ田畑を売ってしまったとの語るAさんの表情は深刻そのもので、それでいて退院などの目途は立っていない。という言葉に会場全体が静まり返っていた。「また例会の毎月の会費が500円だがこれとて軽い負担ではない」。ある家族が「若くて現役で毎月収入を得ている人にはこの気持ちは分からんだろうな」と言った時、近くにいた家族会担当者の保健師さんは黙って下を向いていたのが印象的だった。精神障害者家族の生活実態を見ればこうした経済的に困難な状況はいつでも浮き彫りになる。また、最近、福祉、福祉というけれど知的障害者には福祉年金などが支払われているが、私達の精神障害者・家族には年金も福祉手当もなく、逆に、毎月家族から医療費が支払われることを比べると、「行って帰ってくるほど」経済的負担が違うという。それもあって「私達が死んだらこの子はどうなる。残された兄弟はどうなると言う思いが益々募る」という。

　その他、しばしば退院に関して当事者・家族などが持つ数々の不安の表現を聞いたがそれらをまとめて列記しておこう。実に多くの困難感を双方が持っているのである。

◎果たして本当に1人の自活生活（食事など）ができるのか？　本人も周囲もそう思う。

◎退院して帰って生活できるスペース（心身ともに寛げる部屋）がない。

◎入院する前の家族関係で本人とうまく折り合って生活できるか双方（自分にも本人にも）に不安が強い。自信がない。

◎外泊・外出の場合はよいが退院の場合本人が言う無理難題の主張に対応できない。

◎また本人の兄弟の伴侶、甥・姪などとうまくやれるか不安。

◎服用している薬が大幅に減らなければ良くなったと言われても信じがたい。

◎退院しても日中やることがなくまた同じ繰り返しでお互いにやり取りが始まってしまう（だから作業できる、あるいは働ける居場所がほしい）

◎本人が一人で金銭管理がうまくやれるか心配だ。

◎長い入院で見かけが如何にも病人らしい姿で世間体が悪く兄弟姉妹、親戚などからも不安（嫌）がられる。

◎確かにお金がかかるけど本人が病院にいるのでそれで安心だ。自分達の生活を切り詰めてでも一生入院させ続けたい。

◎長い入院生活でもう本人のことは近所中からは忘れられているので寝た子を起こさないでほしい。

◎退院しても良いというが本当に就職や結婚できるような状態ではないではないか。

◎本人も、「もう家族にこれ以上の面倒をかけられないから自分は退院しないでよい」と言う。

◎病院の先生・看護者に昔から「この病気は完全には治らない病気だから一生ここにいなさい」と言われたため本人は本当にそうするらしい。

◎本人が「ここ病院には友達もいるし3食と風呂付だしもうここにいるから心配するな」と言う。

◎退院して家に帰ってくるとやがて「自分がこうなったのはあんな病院に強制入院させた親の責任だ」と言われるので心配で引き受けられない。

◎「自分は一生懸命色々考えてやっているのにあれが駄目。これが駄目。まだまだだと言われてどうしてよいか分からない」と言う。

◎「もう結婚も諦めたし就職も諦めた。また退院すれば何から何まで自分でやらなければならないのでシンドイよ。もうここで看護婦さんの言う

ことを聞いてゆっくり生活するよ」と言う。

第3節

患者と家族の直接の声を聴こう

　ともかく患者の声を聞こう。既刊「こころの病い―私達100人の体験」から患者と家族の声を抜粋してみた

　まず、患者の声としては、これは「病院」ではない「刑務所みたいだ」という声が多い。「退院希望を何度も言うと逆に入院が延びる傾向」「大勢の看護者が医師にあまりにも従属的で、我々の話をほとんど聞いて貰えない」「薬ばかりやけに多い」「医師との面談、診察時間が少ない」「家族が退院を歓迎してくれない」「病気を否定し治療を嫌がるとかえって病気と言われる」「まるで不定期刑に処されているみたいだ」等。

　次に家族側の声としては、「病識がないのが精神病」が診断の根拠（本人に対して丁寧な説明が少ない）、という医者の表現を家族は盲信する傾向がある。いや、盲信する以外にない。

　「入院治療を巡る退院、社会復帰のゴールが明示されない不安」を抱えている人も多い。多くの医師も退院社会参加のゴールを示せず、家族は諦めがちに「不可能視」する傾向にある。医療関係者はとりあえず病状消失軽減で治療効果があったというが、当事者、家族は生活及び就労生活（復職も含む）、経済的自立あるいは結婚など生活上のQOLを望んでいる。

　「初発、入院時のトラブル再燃を恐怖し退院、在宅ケアを受け止められない」、家族は、病院の「患者に対する行動制限の実情を知らない、理解できない、しがたい」ことで行動を制約された患者との間に齟齬・二律背反・利害相反もしくは葛藤・確執（時として反発や怨念・憎悪・亀裂）を生じているが気づきにくいことが多い。精神科病院へ強制入院させたことを患者から恨まれた経験を持つ家族が多い。本人は再入院を極端に嫌がる。本人の立場とどうしても確執が残ってしまう。

　退院の要件である「医」「職」「住」の公的福祉支援が身体障害、知的障害者福祉支援と比べるとまったく少ない。近年少しグループホーム、小規

模作業所や在宅介護訪問等がようやく始められた。障害基礎年金はほとんど入院医療費にあてている。

　入院中の当事者は、行動制限が多くやがて退院などの希望を言うことをしなくなり諦めの境地だ（ホスピタリズムの最たる現象）。病院外（社会）ではもっと色々なことをやれるのに、日常生活に制限が多く、あまりに永く入院していたので「浦島太郎」になってしまったという。

　長期入院中の当事者は、医療費負担など長く家族に世話をかけていて申し訳ないと思いつつ、家族と直接会って話し始めると冷静さが失われて直ぐ衝突してしまう（家族間では冷静に話し合えない。お互い素直になれない）。

　患者の声も家族の声も、筆者はもっともなことだと思う。

第4節

滝沢武久とその家族の生活史事例紹介

　筆者の兄の例で恐縮だが、兄との精神科受療の歩みを紹介する。

　私達兄弟は6人で戦後の「貧乏人の子沢山」として生まれた。北関東の群馬県前橋市で父親が地場産業の生糸の撚糸業（通いの職人1人）を営み、母親が家庭内従業員で8人家族。貧しいけれど賑やかな家庭だった。職人も昼食を一緒にし、戦後の復興時代になんとか8人の家族の糊口を凌ぐことが出来た。ところが末っ子の私が10歳の時、父親が生糸の荷物を自転車で運ぶ途中十字路でオートバイと出会い頭に衝突して入院し、やがて3ヶ月後に余病を併発して急逝してしまった。残された長女は旧制女学校卒業後県庁勤め8年目24歳。長男は旧制中学卒後会社員5年目21歳。次女は定時制高校4年生18歳、次男は中3で15歳、三女は小6で13歳、私は10歳で小四であった。

　父の死後、惣領の長男が会社員を辞めて家業を渋々ながらも継ぐことになる。当時の小さな家内工業とは、夜寝るとき以外はほとんど仕事の連続である。生前の父もよく夜なべをしていた。母も朝早くから仕事と家事をやっていたから、私達四人もの弟妹もいて、長兄は必死に働いたのだろ

う。しかし、2年後に家業を急にやめ「また会社員に戻りたい」と言い出した。私はまだ幼くて何故兄が仕事をやめると言い出したのか事情が分からなかった。母親と長姉および叔父たちは必死に兄に家業を継続して働くよう説得したが、兄はすっかり仕事をしなくなり昼夜逆転生活を始めてしまう。どこか身体の具合が悪いのかと検診してもらっても23歳の青年期の兄は肉体的にはすこぶる健康だった。結局その市内で有名な精神科病院に行くよう周囲が勧めてきた。

　しかし、その病院は窓ガラスに木の格子戸などが入っていたので、刑務所のように見え市民から不安がられ忌避されていた施設だった。前橋市には同様な施設が刑務所と動物園であった。兄は、「何で俺をあんな病院に行かせようとするのか！」と怒る。しかし働きながら臨床検査技師学校に通う次姉の情報や、母や長姉・叔父等周囲の必死の説得で「精神的に疲れているようだから一度相談にいってみよう」ということになり受診した。その結果、「身体が悪くないのに働かないのは神経衰弱らしいからしばらく入院したら」と言う医者の意見で本人も渋々と入院したのだった（この当時精神科外来診療所は一つもなく市内では唯一この病院だけだった）。

　3ヶ月後退院して家に帰ってきた時、兄は玄関に仁王立ちになり、いきなり「何で俺をあんな病院に入れたんだ」と大声で叫んだと聞く。小柄な母親はさらに身体を小さくして震えていた。兄は、「病院はまるでタコ部屋みたいでその上、何かあると電気ショックなどされて、ひどい目にあった」と言うのだ。母も姉も事情を飲み込めないまま兄の感情が収まるのを待つしかなかった。昭和31（1956）年、当時はまだ治療法も少なく電気ショックやインシュリンショック、持続睡眠療法などの治療技術だけで、本人が嫌がってもかなり強制的にそれを受ける羽目になったらしい。（その後4、5年して向精神薬が出てきた。）だから兄は退院後に通院などする訳もなく再び数週間後はまた昼夜逆転の生活になってしまった。母や姉が入院していた病院に相談に行くと「再発でしょうから病院から迎えに行きましょう」と言われ、今度は兄を男性数人で半ば強制的につれて行かれた。その後、しばしば我が家はトラブル続きとなった。初診から2、3年後ようやく地元の大学病院の外来に通うようになったが、兄はやはり希望の就

238

職口を見つけることは出来ず、かといって家業に就くことは相変わらず嫌がっていたのである。

　結局少し虚弱だった次兄が家業に入ったが、我が家は、兄の医療費を支払うと生活が大変だった。我が家は貧乏のどん底になり、国民健康保険制度がない時代だったので、長姉が県庁から貰う給料のほとんどが兄の入院費に充てられた。兄の何度目かの入院時ついに生活保護の申請に母と姉が福祉事務所に行くが、やはり直ぐには支給を受けられない。また、生活保護の要件の関係で三姉の普通全日制高校入学すら認められず、進学や受験に関しては大変苦労することになった。

　そんな家庭事情を抱えての私は、その後到底進学など考えられず地元の実業高校に進んだ。2年生終了前の1月になる頃、またまた兄が再入院するなどして医療費負担が生じ、ますます家計は逼迫して隣近所にお米を借りに行く有様だった。上京していた次姉はそれを見かね、私に手に職をつけることを勧めてきた。私は結局、高校2年生終了間際に中退し東京の下町のカバン製造工に徒弟入りするため次姉とアパートで共同生活をするため上京した。しかし、私はやはり高校だけは卒業しておきたいと考え、定時制高校への編入試験を受け仕事帰りに1年通い無事卒業した。やがて兄を社会復帰させる仕事に就きたいと考え医師になることを私は希望するようになった。しかし医学部進学を考えたが、商業高校中退の自分の学業成績では無理だと考え、結局、授業料も安い日本社会事業大学へ進んだ。そして、夜間は都立定時制高校の事務員（公務員）として二重生活を送ったのである。

　郷里の兄は旧制中学を卒業したとはいえ、地方社会では精神病院への入院歴は口コミで周囲の人たちにはほとんど知られてしまう。結局、いつまでたってもどこにも就職口を見つけられずイライラし、その様子がまた病気の再発を思わせ、いつも家庭内は心配事と揉め事ばかりが続いた。しばらくしてそんな実家の様子を見かねた次姉（妹）が「東京なら兄の精神科入院歴など知られることがないし、色々な仕事や職場があるかも知れないから私達のアパートへ同居して就職先探しをしたらどうか」と兄に勧めた。かくして兄は上京し私たちと同居し、次姉の知人の口利きで江戸川区役所

の清掃の仕事にありついたのだった。

　地方出身とはいえ当時、県庁所在地の旧制中学出の兄にとって区役所の清掃の仕事は不満足であったようだ。4、5ヶ月したある日、区役所の仕事用の自転車で夕方5時過ぎの仕事終了後に乗り出し、郷里まで帰ろうとした。約100キロの道程のちょうど中間地点地域の熊谷駅近く、夜の鉄道駅舎に泊まろうとして駅員に怪しまれ、結局警察に通報され身柄保護となった。夜の9時過ぎ埼玉県警からの連絡を受け、私と姉は翌朝熊谷まで出向いた。しかし、相談を重ねたがどうしても郷里に帰りたいと言う兄を、再度我々のアパートに引き取ることはできなかった。さりとて郷里の実家（母姉）宅へ帰ることもままならず、警察官から都下八王子の精神科病院受診を紹介され結局その病院へ同意入院（妹の同意による非自発入院）することとなった。とりあえず、妹による保護義務者手続きをすることとなったのである。これが兄の長期入院の始まりだった。

　兄が入院して半年後くらいに、生活保護の医療扶助申請が受理され、日用品（入院中の小遣い等）は働いている我々弟妹持ちということで、毎月小遣いを持って私と姉が交互に、都心から1時間半かかる八王子の精神科病院によく面会に行ったものだった。しかし、ちょうどその頃、次姉と三姉にほぼ同時に結婚話が持ち上がり、やがて二人の姉は結婚していってしまった。その後は、専ら私が毎月八王子の病院まで面会や外出・外泊の迎えなどに行ったが、時々は忘れたりして病院に行かれず、兄の小遣い銭が不足することもあった。「入院者の友人から借りた」との連絡を受けて私は慌てて病院へ飛んでいくことも度々だった。この間、兄は病院で落ち着いてきた時などに、狭い我が三畳一間の学生下宿部屋に外泊してきたり、伊東や熱海などにある都の公務員の保養所に一緒に外泊したりしたが、そのうち退院の許可が下りることとなった。

　さあ、今度は兄が住む地域でのアパートや就職口を見つけなければならない（当時、既に身体障害者雇用促進法などがあり身体障害者には就労のバックアップがあることも、また地域により身体障害者向け福祉住宅などがあることなども私達は知らなかった）。やがて2週間くらいして兄に面会に行くと「アパートを捜してくれたか？見つかったのか？」と問うてくる。

しかし、いざ具体的な話になると、「昼間は何をして過ごすのか」「生活費やアパート代はどうやって工面するのか」「果たして兄は一人住まいができるのか」等と色々考えざるを得なくなる。実際、具体的に探すことは夜間働く学生の身ではとても困難だったのである。アパートを探せば家賃や生活費、また保証人に関し尋ねられる。また求職に関しては履歴書に長期にわたる精神科病院の入院歴を書くべきか悩むところだ。もし正直に書けば、面接まで漕ぎ着けるのは難しくなる。私も社会福祉を勉強している身ながらも、兄のことであれこれ動き教科書に書いてあるようには上手くいかないと実感したのである。そんなことをしているうちに2週間が過ぎてしまう。何も結果を出せずに面会に臨み、兄の質問に口をもぐもぐさせながら「まだ見つからない」と言うしかなかった。その途端、兄は背を向け面会室から病室へ戻ってしまうのだった。往復3時間で面会は1分であった。

　さらに2週間後病院に面会に行ったところ、休日勤務の非常勤看護師が「今日はお兄さん調子よくないので保護室に入っている」と私を保護室まで連れて行ってくれた。四畳半一間位の空間で仕切りもなくむき出しの便器があるだけのコンクリート壁の小部屋だった。頑丈なドアを開けてもらい中に入ると上半身裸でパンツ一枚の姿をした兄がいた。話しかけても朦朧とした顔つきで目はとろんとしていて涎を垂らしている。看護者の話によれば2週間くらい前（私が前回の面会直後）から急に具合が悪くなってイライラして自分の布団を破ってしまったので薬を増量しているとのことだった。

　私はふと内心思い当たる節があったので、2週間前、兄のアパート探しの希望に応えられなかったことを話すと、看護者は「何で早くそのことを言ってくれなかったのか！」と私を叱り出した。しかし、2週間前のその看護者は別人のようで、とても忙しくしていて何も話せる雰囲気もなく、また面会後にも私に何も聞いてくれることはなかった。面会に行く家族とのやり取りを治療に生かそうという姿勢はまるでないようで、それでいて報告が遅かったことを叱るのだ。このようなことの繰り返しが何度あったことだろうか。

　やがて私は社会福祉の大学を卒業したが、4年間の学生生活の間（夜は

定時制高校の事務員）に、精神の病気についていくつかの悩みを実は解決できないままだった。それは「果たして精神の病気は遺伝するのか？（遺伝論、確かに優生保護法にもそう書いてあった）」、「治る病気なのか？（不治永患論）」「危険な行動をあの優しい兄が仕出かすのだろうか？（危険論）」「病気の原因は何なんだろうか？（原因不明論）」についての疑問だった。私の大学在学中の昭和39（1964）年に起きた「ライシャワー大使刺傷事件」（容疑者が精神科病院治療中断者とのニュース報道）の時などは、もう本当に苦しい思いで新聞報道（治療中断中の精神障害者が犯人、だからそれを取り締まれという池田首相の発言）を見たり精神医学の教科書を人知れず読み漁っていた。しかし、図書館で精神医学の教科書などを見ても病気の原因も有効な治療方法についても記載されていなかった。むしろ「原因？　治療法？　治癒？」という「？」マークの表現が目立つばかりだった。反面「慢性病とか一卵性双生児の遺伝の確率値」、マスコミが時々報道する「事故事件当事者の精神科病院通院歴」等、病者家族にとっては常に不安材料ばかりが巷に溢れているのだった。こんな悲観的で絶望的な状況下では、兄の社会復帰の仕事をするために大学に入っておきながら、卒業時になっても、とても直ぐにこの仕事に就く決心は出来なかったのである。

　学友の多くは当時盛んだった学生運動や同級生同士の恋愛、運動部の活動、あるいは就職先探しなどに頑張っていた。私は「このまま公務員として働いて生活できればこれも人生」等とひとりで考えつつ、卒業後も全国社会福祉協議会に昼間アルバイトとして入り、夜は学校事務員を続けてひたすら自分はどうして生きようか悩み続けたのである。

　6年間にわたる昼夜の二重生活をして考えあぐねた後、私は、一挙に二つの職場に退職願を提出してしまった。とにかく少し頭を冷やし自分の今後の生き方をじっくり考え煮詰めてみたいと思ったのである。高校を中退して上京し6年間、手に職（技術）はさほどつかなかったのだが、夜間働きながら4年制の福祉系の大学をとにかく卒業した。郷里に帰れば実家の母や姉・次兄も「よく頑張ったね」と労ってくれたが、しかしそれは初めのうちだけであった。地方社会では相変わらず「働かざるもの食うべからず」の雰囲気が満ちていて、片親家庭で22歳の青年が仕事もしないで日

中ぶらぶら（実際にはテニス・散歩・釣り・図書館通い等）しているのは、地域社会の中で不自然に目立ちすぎたのである。やがて、2週間も経つと周囲の目や話題が私にはきつく感じられ、まるで針の莚にいる雰囲気になっていた。母や姉・次兄も私が思春期でもあり長兄の発病年齢とダブらせて私を心配して見ていたようだ。私はそんな家庭や近所の人たちとの付き合いが嫌になり、一人で現実社会からの逃避旅行や隠遁生活を考えはじめた。暫くの生活費と旅費の入った貯金通帳と印鑑を持って、北海道最北端の地を目指し夜行列車で一人出立したのである。

　その後、私は寝袋を持って「自分探しの旅？」に出た。途中アルバイトを挟んで4ヶ月間の自転車単独日本縦断の旅をしたのである。日本列島の日本海側の地方の山の麓に自転車を置いて2、3000メートル級の山を歩いたり、九州を8の字に回ったりそのまま兵庫県まで瀬戸内海側を北上したりした。そんな旅行の果てに、ようやく大学志望の初心を確認し再度「精神科ソーシャルワーカーへの職業選択」の決心をした。自転車一人旅の中で考えつくした結果、ようやくあの「不治論・遺伝論・危険論」などが杞憂に思えるようになったのだ。自転車旅行の最終地（神戸）から新幹線で東京に帰ったのが23歳の誕生日。直ぐ母校に就職・実習先探しを相談した。郷里の実家の隣市にある精神科病院に大学の先輩がいて、そこへ今度は実習兼アルバイトとして看護助手の仕事に就いた。

　しかし、その精神科病院で出会った医師や看護婦などの患者に対する言動や対応、患者さんの病院における生活環境などは、兄に患者を持つ肉親の立場の目から見ると、単なる市民感覚とも違い、想像していた精神科病院の「医療行為・医療環境」とはとても思えず私はひどく驚いた。実習に入って、初めてわが兄が精神科病院入院を強く拒否した理由とその気持ちが良く分かるように感じたのだ。

　患者の入院生活ぶりの一例だが、当時、新規入院（急性期）患者はまず入院すると数週間から1ヶ月程度観察対象として閉鎖病棟に入れられた。興奮や妄想などが明らかに強い場合は最初に個室（保護室とも隔離室とも言われる3、4畳位のトイレ付小部屋）に強制的に入れられ鍵を掛けられる。あるいは、家庭内で家族と穏便に生活できない時、家族などの依頼で病院

の医者や男性の看護者（助手と称した体格の良い屈強な男性職員も含む）数人が患者宅へ迎えに行き腕ずくで病院へ収容する。（同意入院と言って本人には非自発的入院でもありとにかく強制的処置である。）私の兄もそんなことがあったことを思い出した。入院生活が嫌で病院から逃げ出しても、悲しいかな「一人で働いてどこか地域社会で生活することが出来ない」ので結局実家に戻ってくることになる。それを見越して職員はゆっくりと再度実家に車で「迎え収容」に行くわけだ。私もそれに同行することをたびたび経験した。

　また入院者は、一列になり行軍・散歩と称して（町の繁華街ではなく）人気のない田畑の方角に向かい歩かされる。その前後では看護者が監視の目を光らせ、まるで私が幼い頃利根川の河川敷で見た前橋市内の前橋刑務所の囚人さんのようだ。彼らは紺のジャージ姿に運動靴で堤防工事などに狩り出され労役作業に就かされる。それとまったく同じ光景だったのである。病院では午後の3時位になるとお茶の時間になるが、患者には簡単な乾菓子にぬるく薄い番茶が出て、そそくさと済される。スタッフは少し遅れて休憩時間になり、患者の老母等が職員に差し入れた和菓子や洋菓子などを緑茶などでゆっくりと看護婦室で食べたりする。その時、あからさまに覗く知的障害者と思しき患者や遠くから鋭く見入る精神分裂病（現統合失調症者）と思える患者の視線を感じると、まるで自分の兄に見られているような気分になり私はおいしそうな和菓子も食べる気持ちになれなかった。

　治療内容と言っても、看護者か看護助手による1日朝晩の検脈、血圧測定、排便排尿の確認、睡眠時間の確認。そして週1度あるかないかの主治医の診察、3度の食事（夕食は職員の勤務上の都合で午後4時半）昼間多少のレクリエーション（先述の散歩・行軍も含む）、簡単な手細工の内職作業、そして1日3、4回分の服薬確認（これはかなり厳重）などである。ゆっくりと患者の話などを聞くこともなく、毎日取り立てての仕事もなく、ただゆっくりと時間が流れていく閉鎖病棟。日中やることが無い患者は病棟の中を行ったり来たり。うろうろと歩き回る以外にない患者達（それを如何にも専門的表現でカルテに「徘徊」と記載する看護者達）であった。こ

の職場実習先は、場合によっては就職できたのだが、実習体験の印象があまりにも病院と言うより刑務所風に感じたため、そんなことは言い出せず黙ったままで終わってしまった。

　結局、私は昭和42（1967）年に、精神衛生法改正に伴う神奈川県の保健所精神衛生相談員の職を得て、三浦半島にある三崎保健所に赴任した。まだ当時の保健所の相談業務の多くは、家族が入院の相談をしに来ることばかりで、私が考えていた社会復帰の相談は当初ほとんどなかった。相談の対象者である本人の様子や本人の言い分を聞いて見たいと思っても、病院か自宅という二者択一の幅しかなく、社会復帰訓練の施設もなければこじれた家族関係に冷却期間をおく術や場もない状態だった。

　しかし、偶然にも三崎保健所管内に、日本で初めてイギリスの全開放的精神科病棟システムの展開を目指した民間の病院ができていた。院長が保健所の嘱託医であったので、「入院もさることながら地域で家庭訪問をして在宅で治療できないか」という意見が私の考えと一致し、多いに希望を持つことが出来た。その病院の治療方針は郷里で実習した病院と正反対といって良いほど違っていて「治療共同体」というものを目指すとされていた。まず医者も他のスタッフも患者・家族とも平等に付き合い、あまり白衣など着けずにGパン姿で、一寸見た限りでは誰が患者で誰がスタッフか見分けがつかないほどだった。しかも皆が思い思いに話し合うなど、いかにも平等で自由な雰囲気で明らかに患者達の顔も生きいきして見えた。しばしば行われる病棟ミーティングは、患者が誰でも参加できて自分の希望や主張を述べ合うなど、あるいは病室の環境整備（畳替え）の希望や担当医や看護職への注文など、スタッフも極力患者の意見を受け入れようとする姿勢が見えた。こんな病院なら自分の兄を転院させようかとも考えたり、もし自分が心に不安を抱いたなら自分自身がここなら入院できるところだと思ったものである。

　それと同時に、私自身の兄が病者であることがケースワーカーになった理由であることを院長にも話し、当時その病院に寄留していたアメリカのハーバード大学出身の精神分析医から、精神分析的面接（カウンセリング）を受けることにした。私の従来からの悩みの種であった、「遺伝論」「危険

論」「不治論」「自分の生き方」等を杞憂と片付けたとは言え、まだ必ずし
も克服しきっていない部分もあったからだ。毎週水曜日の午後5時過ぎ病
院の医局会、病棟・スタッフミーティングにも参加させて貰い、そのあと
約1時間半位の面接を1年半続けた。当時、日本精神神経学会では若手の
医師による従来の精神科医療のあり方や大学医局講座制を巡って突き上げ
が始まり、反精神医学などの論争があったり、また朝日新聞では急性アル
コール中毒を装って精神病院へ潜入した新聞記者の大熊一夫氏の「ルポ精
神病棟」が連載されていて大きく揺れ動いていた。この病院の院長はその
学会の精神病院問題委員長だったのだ。翌年この病院にWHO顧問のD・H・
クラーク氏が大熊一夫氏と共に視察に来て色々な刺激的情報を貰った。こ
の保健所に来たことで当時の新しい世界の精神科医療の展開やらを学んだ。
（これらの体験が約10年後そのイギリス・ベルギーの地域精神科医療・社
会復帰活動の映画を撮影する私の動機となった）。また、隣市にはアルコー
ル依存症の人たちの断酒会を指導する久里浜病院（パリ留学から帰国した
堀内医師・なだいなだ氏）があり、アルコール依存症（中毒）の人達の断
酒会活動が、かなりの治療効果をあげる体験をさせて貰ったり、また、森
田療法を基本的治療方針とするG病院でのケース検討会にもよく出席した。
とにかく兄を社会復帰させられるような知識と体験をしてみたい一心だっ
た。

　結局、私はこの保健所に3年間在職し、そろそろ社会復帰専門の仕事が
やれる所で別な経験をしてみたくなり始めた。転勤の意向調書に希望を書
き、やがて神奈川県北部の人口急増都市である相模原保健所に転勤となっ
た。この保健所ではケースワーカーは1人で保健師は本所と支所合計で12
名位いて地域分担をしていた。月・水・金は本所。火・木・土は支所に出
勤し「警察官保護」の連絡があった時には警察本署の留置所まで駆けつけ
て精神鑑定の要否を決めるための面接などをした。また予防課長や嘱託医
が2人とも地域精神衛生活動に熱心な人だったので、生活臨床と言う地域
活動の勉強会などをやったりした。またこの保健所時代には、精神障害者
や家族に、どのようにしたら患者の社会復帰をすることが出来るかとか退
院したときに患者にどう接触したら良いかなどを考えるための「家族教室」

なども実施した。しかし私自身がその家族でもあり、いささか面映い思いではあったが、一緒に勉強する機会だと考えつつ役員達と行動したものである。

　今度は兄が入院している病院のある八王子に近付いたので、兄との面会回数も増えた。行くと必ず兄は大事そうにポケットからくちゃくちゃになった求人広告の新聞紙を取り出し、「この会社に行きたいのだが資料を取り寄せてくれないか」と言うのだった。しかし、それは大企業だ。しかも、もう募集の締め切り日が過ぎている。私はほとんど兄の役に立てることはなかった。病院での治療はほとんど服薬のみで、主治医が代わるごとに対処法は変化したものの、患者家族の意見表明や希望を発言する機会はなかった。たまたま、この病院には大学の後輩の女性ケースワーカーがいた。兄の社会復帰すなわち就労や住宅・生活費確保等について協力を少し頼んだところ引き受けてくれたが、その2ヶ月後病院に行った時には彼女は都合で退職していた。落胆した私は、結局のところ「また誰も兄の社会復帰には協力をして貰えないのだ」と諦めた。昔、優しかった叔父が私の高校中退という危機状態にある時、結局何の援助もできないと断ってきた時人間不信に陥ったことなどを思い出し絶望感を持った。しかし、この病院では、大学出たての若い新任の医者との出会いもあったので、ある日この主治医と面会をしてみたら、なぜか逆に私に関心を持ってくれたようで色々と親切に接してもらえた。しかし、肝心の兄の病状（言動）は捗々しくなく結局どうにもならなかったのではあるが。

　この三崎保健所と相模原保健所時代には「地域精神医学会」が発祥し、やがて、精神科医同士の論争が原因で学会が消滅する場面にも立ち会うことになった。私にとって精神科医たちの話は大変勉強になり、家族としてソーシャルワーカーとしても参考になるので熱心に参加した。しかし、結局多くの精神科医たちも「精神病の本体も解明できていないと同時に治療技術も少なく」、「日本全体ではとりあえず収容保護と言う名目で精神科病院へ入院させている」とか、「社会体制が精神障害を作り出す」云々の論議だけに終始するのだと言うことを知った。仕事の面では残念に思うこともあったが、私の人生の転機もこの時期にあたる。相模原保健所に転勤し

て2年経った頃、仕事上で議論したり、共通の趣味やレクリエーションで相性が良いと感じる女性と出合い、兄のことを全て話したうえで結婚した。

　昭和48（1973）年、私は日本に初めてできた精神障害者の社会復帰援助専門の「川崎市社会復帰医療センター」へ転進した。さらに精神障害者のグループホームの前身である共同宿舎部分（もみの木寮）のケアワーカーと川崎市精神障害者家族連合会の事務局支援の仕事にも就いた。内心、兄の社会復帰の直接参考になる仕事についたことに私の心は奮い立った。

　川崎市には、地方の中・高校卒業後、京浜工業地帯の川崎市に金の卵としてもてはやされ上京・就職し、大・中・小企業勤務（主としてブルーカラー）の途中で発病、数回の入退院などの後失職して故郷に帰れないままになる地方出身者が大勢いた。もみの木寮は、そのような人々をケアするために用意された単身生活者用の寮だった。私は彼らの生活相談とケアワーカーの仕事を主にしながら、市内7保健所で開催される「川崎市精神障害者家族連合会」の事務局支援をも公務としてさせてもらった。このかかわりの中で実に多くの家族の方々と出会った。いくつもの家族会に参加して聞く内容は、多くの点で共通していることが分かった。それは、本人の就労（経済的生活の可能性）のことと、独り立ちのための住まいの確保のことが上手く解決できないこと。そのため自宅へ退院できない身内を抱えていること（この点は私と兄との関係上同じ悩みでもあった）とともに、家があっても親子がひとつ家庭に同居していると、どうしても双方に甘え（親から見れば過剰な心配から干渉的対応）などが生じ、やがて感情的摩擦が生じ、平穏な家族関係が崩れやすいこと。両親が高齢化して物心両面での力量不足が生じること。同一世帯で生活しているがそれが逆に親子分離ができなくてそれぞれの「自立」意識を妨げていること等などが良く話題になった。そして必ず辿りつく話題は「親が死んだらこの子達はどうなるのだろうか？」と言う不安に関してだった。

　家族会員の家庭の主たる職業は本当に千差万別だった。このことは、裏を返して言えばどんな家庭にも肉親が精神障害になる人がいる。それを裏づける証拠でもあると感じていた。また、ほとんどの場合家族会は、両親（母親の方が多い）で参加するものであり、本人の兄弟も優しい心情で心配し

協力したりするが、父親は自分の仕事や家庭生活保持で精一杯の様子だった。こうして私は自分の肉親が病気であることを語りながらソーシャルワーカーとして働くことを明らかにしてゆく決心をしたのだった。一時期私は、内心この川崎市リハビリセンターの共同住居に兄を入所利用させられないかと考えた。しかし、市外の病院入院中でしかも市民でもなく、既に大勢の利用待機者がいる中ではとても自分だけが抜け駆け的に申し込むべきではないとも考えた。また多くの共同住居利用者は、私や兄と同様にほとんど地方出身者であり、元気な頃は大・中・小の企業でそれなりに働いていたにもかかわらず、2、3回の（再）発病・休職後は退職を迫られたり自分から退職したりして、生活状況が悪化する一方だったのだ。そうすると、郷里の家族達との関係も悪化しなおさら故郷の実家に帰郷することも出来ず、大都会の片隅でひっそりと一人暮らしをしていく以外に生きる方法が見出せない状況だったのだ。これは誰も同じように共通の悩みとして抱えていたことだ。

　この時代に、九州の大分県内で車椅子の身体障害者達が「俺達も働けるんだ」と言うキャッチフレーズで大企業の工場労働者として胸を張ってテレビに映る姿は、本当に眩しく見えた。それならば精神障害者たちはどんな福祉サービスを受けられるのだと色々と制度を捜しても、「福祉政策の対象にならず専ら精神科医療のみで対応する」と言う障害者保健医療政策で、福祉的対応は対象外と言う「制度上の差別」があると感じた。結局、身体障害者雇用促進法の対象外であり、本人や家族あるいはソーシャルワーカーなどが自力で就職先探し（職場開拓）をする以外になく、運よく一応履歴書を見て貰えるだけも良い方でほとんど断られる始末だった。会社側の人が言うには、労働者安全衛生法の中に「病者の就業禁止項目もあり雇用出来ない」という理由だった。そんな時、私は神奈川県で開かれた「社会福祉大会」に県連の家族会役員と患者当事者と共に出席し、総会議事に緊急動議を発言した。それは、「精神障害者福祉を検討課題にしてほしい」というもので、会議の主催者たちはこれを真剣に受け止め「精神障害者福祉研究会で検討する」との返答を頂いた。そして翌年、研究会が我々の参加のうえで始まったのである。

一方、兄を退院・社会復帰させる計画は相変わらず私ひとりで検討する以外にはなかった。兄と面会するのにもあまり遠い病院（八王子）では大変なので、私の自宅に少しでも近い三浦半島の昔の勤務先管内の全開放型病院に転院してもらうことにした。しかし、兄にとっては従来から希望している直接の退院ではないし、まして知らない病院に転院するわけで不安があると言う。あんなに入院生活を嫌がっていながらそれまでの病院生活に慣れてしまうと、新しい環境に入り直すことに抵抗を感じるようだ。そこで、一度近くの開放型病院を本人に見学してもらってから転院し、何度か一人で外出や外泊をすることに慣れてもらうことにした。転院した開放型の病院では、自分のことは自分で決めるというルールなので、本人もかなり戸惑ったらしく病棟の看護婦に時々相談をしていたようだ。慣れれば自分で判断できるようになると説得されながらの病院生活であった。

　数ヶ月の後、私は平塚市の不動産屋さんに行き兄のアパート探しを始めた。駅から比較的近いところに手頃な物件があったので、私が保証人になり兄は初めて55歳で一人の自活生活をし始めることになった。通院・服薬に関しては、アパートから近い診療所（入院時の主治医が開業した）に通い、日中の時間は、平塚地域家族会（私自身が会長で立ち上げた）小規模地域作業所に通うことにした。周囲が心配するのは日常生活上のいくつかのことだ。たとえば食事・洗濯・風呂・身繕い、そして火の始末など身の周りの安全。そして日中の作業所通いが続くことを願ったのである。しかし、周囲の心配をよそに兄は懸案の株の購入に心が向いていた。兄にとって何十年も制限され続けた念願の事柄だったのだ。私も本人名義の持ち金なので自由にしたら良いと考え株の購入に賛成した。障害基礎年金の遡及分を弟の私が預かっていた本人名義の貯金通帳から引き出す際、兄の顔はかなり高揚していて私にはそれが強く印象的だった。商業高校出の私だが株の売買についての知識は何も持ち合わせてはいないので、兄の喜びは計り知れなかった。医者には精神病院に入院中の患者が株を買うなどというのは「非現実的言動」あるいは「妄想」等と言われ続け禁止されていたこともある。それだけに兄にとっては喜びも一入のことだったようだ。

　株を買ってからの兄はまるで人が変わったように穏やかな好々爺になっ

た。そして、弟にはこれ以上迷惑をかけられないなどと作業所の職員に話していたようだ。そんなことを伝え聞くと、かえって私はあまりにも遅くなった退院を心から悔やんだ。長い服薬の結果だろうか、凛々しかった姿は全く影をひそめ、すべての歯が長年の服薬で溶けてしまったらしく一本もなく、すっかり年寄りらしくなっていた。時々の休日には私の家に来て赤ん坊だった私の息子や娘を抱っこしたり遊んでくれたり一緒に食事をしたりした。偶に私が兄のアパートへ行くと、テーブルには経済誌や好きな刻みタバコと煙管やお茶椀や急須だけが置かれ、傍らの万年床と共にそれらがやけに目立ったことを思い出す。当時の私は全国規模の出張や仕事で多忙を極めていたが、連れ合いの協力を得て色々と助けられながら兄の生活を遠くから見守った。しかし、ようやく手に入れた兄の春は短いものに終わることになる。

　アパート生活をはじめて数ヶ月後、兄は一時自分から入院したいと言い始めた。当時は独身の初老の単身生活は、今と違って大変なものだった。洗濯機も全自動などではなく、冷暖房も団扇や炬燵の時代だ。コンビニもなく自炊生活は面倒なものだった。それまで長い間3食昼寝つきのような生活だったので、単身自立生活は兄には堪えたようだ。しかし幸いにも大した病状らしきものはなかった。自分から希望していわゆる休息入院をして1ヶ月すると、休養できたから退院したいと言って一人の生活に戻っていく。2、3年で3、4回位こんなことを繰り返しているうちに、自分ひとりで自発的に再入院するようになった。

　平成2年の春、私の東京の仕事場に電話が掛かってきた。電話に出てみると「お兄さんが病院の散歩中に倒れたので救急車で病院に運ばれた」とのことだった。私が急いで病院に向かう用意をしているうちに、二回目の電話があった。「救急車内で息を引き取りました」とのことだった。取るものもとりあえず東京の勤務先から2時間かけて病院に駆けつけてみると、兄は病院の霊安室に安置されていた。早速翌日私の地元で葬儀の用意をすることになった。私達身内だけの静かな葬儀だった。これが兄と共に歩んだ家族の記録である。

　今でも思い出す55年前のこと、兄が書いた短冊と奇妙に思えた俳句集で

ある。

　幼かった私が、当時の兄の行動で妙に印象に残ったことで、それは家業
である「撚糸業」を昼間サボっているにも拘らず、しばしばある俳句を短
冊にして筆を取っていた奇妙な行為が強く記憶に残っている。それは次の
3つの俳句である。「朝顔につるべ取られてもらい水」「やれ打つな蠅が手
をすり足をする」「やせ蛙まけるな一茶これにあり」

　当時の兄は精神科病院入退院を2、3度繰り返し、母や姉たちとも対立関
係にあった。わが家庭内では常に感情的緊張関係の空気が常に漂っていた。
そんなおり、兄は上記の3つの俳句を一見のんびりと浴衣姿で毛筆をとり
書いたりしていた。私にはその様子は奇妙で奇異に感じられた。この3つ
の俳句は、私自身も中学生時代に授業で教わっており、それなりに解釈は
してはいた。しかし、後年になって私は兄の昼行燈のような姿に強く共感
を覚えるのだ。多分兄は、自分自身の置かれた弱い立場、不本意に精神障
害者扱いをされ本心を理解してくれない家族や周囲の人間に対して、寂し
さを自嘲的に皮肉っぽく歌に託したのだろう。今になって私にはそのよう
に思えてならないのだ。

　総じて何回も退院促進をしようとしても診断名が変遷し、薬物投与に関
して本人も兄弟も結論を得られない状態が続いた。また退院後の社会生活
上のサポートも無い状態で、何度も退院の機会をつかめないまま社会的入
院状態に陥った事例と言えよう。治療のゴールが医療者と当事者や家族の
間で認識の違いがあり、食い違いが溶解されなかった例である。

■■■ コラム

［一精神科医の述懐⑪］家族と社会の偏見について

　家族に対する精神医療関係者の偏見＝精神科医療関係者の中に間違った常識として「患者に対する家族の無理解」と言う考え方がある。それは、精神病院へ入院させておきながら家族の面会の少なさ、統合失調症の患者が再発を繰り返すと退院させたがらなくなる現象、何年間も患者が長期入院してやっと病気が落ち着き、いざ退院となっても患者を家庭へ引き取ろうとしない家族の姿勢、などを総称して医療関係者は「家族の無理解」と表現した。患者に対して家族は無情かつ冷酷であると一方的に決め付けてきた。しかしこれは実は医者の権威から見る身勝手な錯覚と早合点だった。医者の立場を離れ、家族の立場に自分自身を置いてみるとこれらの家族の面会の少なさ、退院の敬遠など無理からぬことだったのである。

　病院から家族の足が遠のくのは何故なのか。これまで永い間、手塩にかけて一生懸命に育ててきた家族の一員、息子や娘が精神的に変調を来たしたとしよう。それが精神分裂病（統合失調症）とでも診断されたならば、親として生きた心地すらしない。重症神経症、自責神経症、感情交流障害症、自我神経症あるいは精神病の疑い等と多少親切な医者は家族の気持ちを配慮し色々な病名で説明することもあろう。学校や職場へ出す診断書には「神経衰弱状態」が一番ポピュラーに使われているかも知れない。この段階で病気が良くなってくれれば幸いである。病気が長引く時両親にも徐々に本当の病名が分かってくる。医者としても正しい病名を知らせておく必要がある。一生治らないかもしれない精神病（そう告げる医者もいたし、過去の医学では分裂病は治り難かった。今ではかなり良くなった。しかし分裂病を発病する人は自我の発達が緩徐で脆弱だ。患者も家族も忍耐強くその発達を待つことになる。それまでの間、5年、10年を要する人がいる）。患者を抱えてしまった家族は、一家が地獄のどん底に突き落とされた気持ちになる。いとしいわが子がこれからの一生を思うと不憫でならない。親が身代わりになれるものならなりたい。どの親も目の前が真っ暗になってしまう。

それは自分の子がガンと宣告される親の心労を上回るかもしれない。ガンの場合には、家族は必死に治療を受けさせ、看病し、近隣や世間の人々から同情や慰め、励ましなどの援護もある。患者も懸命に治療を受けるため頑張る。患者と家族と医療者はスクラムを組んで病気との闘いに挑むことになる。これら三者の間には強固な心の結びつきが出来上がる。それは不安で心細い家族の心を支えてくれる強い力であり救いである。ところが分裂病では親や家族の心配をよそに、患者は鍵や鉄格子のある「精神科受診」を極端に嫌がり「反発」し家族とはコミュニケーションが断絶（ないし対立）状態となる。患者との心の交流、共感が得られなくなる状態になる家族が多い。

　精神病の患者が出ると世間の人はその一家を白い眼で見て蔑視こそすれ、同情することはない。理解も出来ない。まさに家族も本人も四面楚歌である。周囲の人々には病気のことをひた隠しにせざるを得ない。家族が当惑し混乱するのは無理からぬことである。発病の原因が患者の成育歴にあるかもしれないとか遺伝したのかもしれないといわれると、両親の間で責任の所在をめぐって口論や夫婦喧嘩さえおきてしまう。そこで頼むは病気を診断した専門医だけになる。医者に入院が必要だと言われれば、患者が嫌がるのを押し切り実力でも心を鬼にしてでもとにかく入院させてきた。それが、かつては入院させた病棟が鍵と鉄格子の閉鎖病棟だ。行ってみれば一種の牢屋のようなところだ。何も罪を犯した訳でもないわが子を、そんなところに入れてしまわなければならない親としては申し訳ない気持ちで一杯だ。加えて発病は親の責任かもしれないと言う自責の念もある。また患者からは「こんなところに入院しているのは嫌だ。今すぐにでも出してくれ」とせっつかれる。患者の顔を見るだけでも気が重くなる。そのストレスも極限を超すと患者のことを考えまいとする心理が働く。患者のことを話すと一家全員が暗い気持ちになるので患者のことを一切話題にしないよう気を使う。とにかく精神病者を抱えた家族は一種の自閉状態になる。次第に患者への面会は減っていつの間にか病院から足が遠のいてしまうのだ。

　更に「また永い間帰宅できなかった患者を退院させるには、入院当時と

状況が違いすぎている場合も多い。両親は既に高齢となり、一家の主人の座を退いているなどの状況。患者不在中に自然発生的に成立した患者抜きでの家族間バランスは、患者の帰宅によって家族力動の上で家族間インバランスを生むことになる。老齢に達した父親や母親が、患者を家庭に迎え入れたい気持ちを抑えて、患者（障害者）を病院へ預けておこうとする気持ちの裏には、患者以外の家族の不幸を避けたいとする配慮もある。一方、長期間療養を続けていた患者がたまに帰宅してみても、兄弟やその家族が必ずしも自分を歓迎していないことを知る。生家とはいえそういう家庭へ戻るくらいなら病院で一生を過ごす方がましだと考える人も出てきてしまうのである。これを「家族の無理解」と言ってきた私達は、一体何を見、何を考えてきたのであろう。私達精神科医こそ、患者の心や家族の悩みに「無理解」だったのではなかろうか。

コラム出典：渡辺博（北海道函館、渡辺病院院長）著『アマリリスは咲いても―精神科医その生と死』NOVA出版、1991年

第9章 精神病院入院者と家族の葛藤

をちこちを眺めつつ 歩く吾はずむ 外出許可の ひさびさの街

(東瀬戸サダエ『風の歌を聴きながら』)

当事者と家族とのトラブルが起きる背景に、家族に課された負担がある。時に近すぎる関係のもつれを解きほぐすために、家族の役割について考えなおしてみたい。

家族内摩擦や対人関係トラブルの原因は何か？

～自暴自棄の果て（若しくは閉塞状態打開のための暴力行為、あるいは絶望の果ての自殺（自己破壊的行為？）～

附属池田小事件の報道の時、中央公論社にコメントを求められた。筆者は、「精神障害者に暴力などの犯罪は少ない」また「精神障害者の事件・事故は、精神の症状や障害によるものではなくその差別や葛藤の中での悲観材料によるもので、特別事件が多いと言う訳ではない」と話した。精神障害者は、ともすれば理由不明事件の当事者としてメディアで扱われ、凶悪犯罪を引き起こすなどと従来言われてきた。しかし、それは漠然とした印象や象徴的イメージであり、その事実関係をはっきり確認して伝えられた訳ではなかった。私自身も精神障害者による重大事故である「死傷事件」を詳しく検討する必要性を常々感じていた。そこで、実際に本格的な調査をしてみると、隠れた真実があることが判明してきた。極端な事例であるが次の数字に注目していただきたい。

法務省の犯罪白書などの調査データを確かめてみる。平成11（1999）年の1年間に、精神障害者が全国で起こした死傷事件により亡くなった人は101名だった。その内訳を見ると75%を「家族」や「肉親など」が占める。知人などが13%である。身近な人に88%もの高率で集中しているのである。当時その前後の数年間の統計データもほとんど同じ傾向であった。有名な附属池田小事件のような「全くの市民である他人」（児童生徒他老若男女）は12%である。また附属池田小事件の後に制定された「心神喪失医療観察法」後の法対象となった重大事故としての「死傷事件」の統計でも、明らかに身内内人間関係トラブル「家族・肉親などとの人間関係トラブルの結果としての死傷事故」に集中しているのである。昭和39（1964）年に起

きたライシャワー駐日大使刺傷事件をきっかけに、マスメディアにより「野放しの精神障害者」という大キャンペーンがおこり「精神障害者、及びその疑いのある人」の狩りこみが始まり、精神医学の大義で小さな家庭内地域内トラブル・事故でも精神科病院へ収容される人々が増加していった。

　このように「精神障害者は理由なく殺人事件などの重大犯罪を起こす率が高いから危険」という間違った俗説からは見えてこない事実があるのである。実際には犯罪率そのものも一般人事件より低く、「市民」など第三者への事故は「少ない」のである。むしろ逆に何故この親族関係がらみの事故率が高いのかという疑問がおきる。おそらくそれは日本的「強制医療」中心の「精神科医療の特質」から来る「本人と周囲の摩擦の象徴」として現われてきているのではないか。私はそのように推察している。

　私の個人的経験でしかないが、幼いころ冬の寒い時期私の足を抱いて暖めてくれた優しかった兄も一度母親に腕力を振るったことがある。そのとき母は勢い余って尻餅をつき尾てい骨を強く土間に打ちつけられしばらく立ち上がれず失神したことがある。その場面に驚いた姉の通報で、直ぐに救急車が呼ばれ病院へ運ばれ事なきを得た事件だった。嫌がる入院を強く勧める母や姉（彼女らも医師から病気だから入院させなさいと言われ他に選択肢がないと思い込んでいた）の執拗な発言に対し、兄は「うるさい」と叫び身近にいた母を勢い余って殴ってしまったのだ。そばにいた姉の話によれば、むしろ驚いたのは兄自身で、その直後「大丈夫か？」と慌てふためき何度も母を抱き起し心配したという。その後も入院にまつわる母への辛い思いは何度も繰り返されたが、いつまでもその行為を悔やんでいたという。

　このように一番身近な、家族・肉親内に事件が多いのは、とりわけ強く家族の同意入院と言う強制入院をせざるを得ないという制度に起因しているのではないかと考えた。当時の精神科病院への入院プロセスは、本人の意思に基づくものではなかった。家族や後見人などの意思を入院判断材料とする「強制入院システム」が一般的な日本の精神病院入院の方法であった。それ以外は、警察官通報による「自傷他害のおそれ」を前提とした行政処分である「措置入院制度」が、精神科治療導入のシステムだったので

ある。一般医療にある本人との契約に基づいた自発的受診による入院方法が精神科病院の入院手続きには全くなかったのである。先述したが日本の精神科医療は、患者本人の主体的意思を吟味するよりむしろ当事者の社会的迷惑行為を防止するという防犯的機能を前提に法律で位置づけられてきたのである。だから民法の「親族の扶養義務」に加えて、精神衛生法では家族などの「保護義務」を法的制度として加えていたのである。欧米では「個人主義」という背景があるとよく言われるが、それはいわゆる「利己主義」とは異なり「個人に責任と権利が保障される仕組み」であり、その国の思想や制度そしてその国民の意識に大きく広く影響している。欧米の精神科医療も同様で個人の日常の行為が判断されるのが常識である。医療と言いながら「説明や同意などが少ない強制治療」の精神科治療に当事者が強く抵抗するのはそれゆえなのである。欧米の一般市民だったらもっと強く人権侵害とか訴訟事件に発展するだろう。

　ここで改めて、日本での多くの精神科病院で採られた精神科の治療導入の歴史を再現・確認しておきたい。西欧諸国でもそうだが明治33（1900）年の「精神病者監護法」や大正8（1919）年の精神病院法、そして昭和25（1950）年の精神衛生法にも、全て入院などには医療の原則である「本人の意思に基づく自己決定を尊重する受診」の方法が採られなかったのである。精神の病気だから、話して・言って聞かない場合、腕力で強制入院でもさせて良くなれば分かるとばかり強引に精神科病院に収容してきた。昔は頑丈な木の格子の嵌った、まるで高いレンガ塀と鉄扉のある刑務所のような、頑丈な施設であった。その歴史は国民の心中に強い拘束性のイメージを浸み込ませてきた。日本の精神科への治療導入方法は精神科医たちの「パターナリズム（温情主義）」「勇み足的親切心」であり、一見善意の発想による医療勧奨行為が患者本人にとっては収容所然とした施設への強制収容に過ぎず、むしろ自分に対する「過剰な先制攻撃」と受け取られ、より多くの抵抗を生み出した。このような経緯が時に「肉体的反撃行動としての過剰な防御行動」を引き起こし、結果として「傷害・死傷事件」となると理解することも出来る。勿論こうした腕力などの暴力行動はいかなる理由でも許されるものではないが、私の兄が精神障害の疑いと診断された

後の、我が家の事故も同様だと考えられるのである。

　先述した日本の上記三法の「自傷他害のおそれのある精神障害者の治療は強制入院を旨とする」と言う原則は、医療というより刑事司法界の考え方としか受け取れない。市民とりわけ発病と看做される当事者（あるいはこころに幾許かの不全感、病感・病識を感じている当事者本人や周囲の家族）は大きな社会的脅威と見做されてきた。私達は幼い頃、「頭がおかしくなったら、ああいう病院に入れられるよ」と強く教え込まれてきた。かつて「脳病院」と呼ばれた精神科病院は、市民感覚では「病院」ではなく実質「収容所」「刑務所」としか思えないものであった。だから「自分はなにも悪いことなどしていないのに何故入院を勧められるのか？」と言う疑問を抱くことになる。これは、筆者が保健所に勤めていた頃家庭訪問でしばしば聞かされた話だ。しかも多くの市民（当事者）にも、もし、こころの病いと言われて、他の市民との調和的・協同的社会生活が出来ず、いささか逸脱生活気味（不登校・不就業・ひきこもりあるいは感情的行き違いなどによる人間関係摩擦）が生じてきていたとしても、なんらの肉体的痛覚あるいは怪我や外傷などのように眼に見える状態ではない。そのためとても自分が精神（こころ）の病気であると認識しないし、できないのである。それを専門家が「精神病患者は病識がないのが病気の証拠」とし精神医学界の診断基準の常識としてインフォームドコンセントなしで医師の権力を行使することになる。そして、「精神科病院に入院したら行動制限付の病棟に入れられる」という図式が、患者側と医療者側の立場の違いによる認識の齟齬を生じせしめてきたのである。

　また、日本の現代精神医学・精神科医療の中で「退院」とか「治癒」と言う治療のゴールが曖昧なことも市民や患者そして家族にも大きな問題を起こしている。精神医学の教科書には、「治癒」と言う言葉や概念はなく「寛解」と言う言葉と概念がある。しかしこれは極めて一般市民には理解しにくいものである。一定の治療後に完了もしくは通院に切り替えるのが一般科の病気の常識であるのに、精神科医は多くの場合再発防止のため一生薬を飲むよう指導することが多い。私の兄の場合も30年余に亘る長期間服薬遵守した結果その後に心筋梗塞で急死（享年59歳）した。その理由を主治

医は長期服薬による心身衰弱死と言った。それまでは就労・自立生活をゴール設定していた主治医である。

このように、精神科医師とりわけ精神科病院の主治医が言うところの治療継続、服薬継続などは、患者家族にとって絶対的な響きを持ち、強く生活を拘束するのである。現代社会の中で、医学・精神医学、精神科医の権限は限りなく大きく市民全般に影響を与えていることを井上は「知・生の権力」と位置づけている。しかし、このままでよいのであろうか？

ここで、いかにこの権力が強く多くの市民に影響しているか検討してみる。平成28（2016）年の「医師・歯科医師・薬剤師調査」によれば、我が国には精神科医が約1万5千人いる。精神科医師の「診断」は絶対・不可侵の力を持っているのが現状であり、たとえ他の医師・（精神科医）ましてや法律家でも異を唱えられないのである。しかも、メディア報道でもしばしば精神鑑定などで、医師によって診断名が異なる場合がある。それらの一つが結局採用されていくのであるが、その採用権は専ら司法当事者にのみ使われる。ちなみにかつて有名な事件になった「連続幼女殺人事件」の犯人が3人の医師それぞれの精神鑑定の結果、三者三様の別々な診断名であったことや、大相撲の元横綱、朝青龍関が地方巡業をさぼり母国モンゴルでサッカーに興じたテレビ報道の後、精神科医を含む4人の医師がそれぞれ「精神神経衰弱」「ストレス障害」「広汎性発達障害」「解離性障害」などと診断したことが報道されたのは有名である（朝青龍関は二場所休場したがその後カムバックしている。それと反対に日本で精神障害者との診断を受けた多くの一般市民は一旦入院すると大体長期入院を強いられている）。市民側から見ればどれかが誤診である筈なのにそれは不問に付される。ここが精神科医療における精神科医の権限が絶対的に無制限に市民に権力を及ぼしている証拠なのである。とりわけ精神科医療を受ける多くの市民の側ではその直接の影響を受けるのは国民の中の一部の市民、すなわち患者当事者本人と周辺家族である。そのほかの市民・国民にとり「精神病の発病は無関係」と思われているのである。

私はここで、一般的な身体医学に基づく身体的治療と精神医学に基づく精神科医療の「質や内容」について再度言及しておきたい。それは、本題

の「社会的入院における社会的妥当性」に関連があるからである。精神医学・精神科医療が、「こころを癒す医療」というキャッチフレーズにのりしばしば精神科医が「テレビ・新聞・ラジオ・書籍」などに登場し解説してきてもうかなりの年月が過ぎている。しかしこの間の現実の精神科病院における治療方法は、「昔ながらの精神障害者と周囲との摩擦やトラブルや犯罪を防止する」と言う観点で、「本人もしくは社会を保護するため強制的にでも入院させる」という治療導入方法が図られたのであると私は思うのである。

　入院も保護も聞こえはよいが、実質は病者と診断して「精神科病院への収容隔離」「監禁」（井上）が主な手法だったのである。それを多くの企業経営型の民間医療機関が、家族や行政権限者からの依頼に従い引き受けてきたのである。入院してからの当事者の治療・処遇はほとんど密室の状態で行われていて、その間に、今度は「ルポ精神病棟」「宇都宮病院事件」「大和川病院事件」「ライシャワー氏刺傷事件」「西鉄バスジャック事件」「附属池田小事件」等がマスメデイアに報道されれば、ますます精神科病院・診断治療を受けている患者や家族との距離は離れて確実に一般市民から敬遠・忌避される。そこに、再び専門家の登場であるからますます立場の相違による見解は隔たってもとりわけ患者・家族にとり専門家の権威性はゆるぎなく行使されてきていると思う。

　精神科の「治療」も「入院」「保護」も聞こえの良い「医療」関係用語であるが、実質、大半は「鍵と鉄格子のついた施設（病院）・重装備病院への収容隔離」施設が土地の安い地域に建てられ全国的に展開されてきた。そのピーク時は、精神科病院全国で1,600施設数、収容人数約350,000人であったのである。建築当時は、多くの精神科病院が交通不便な安い土地に建てられた。そのような土地にある、鍵や鉄格子のある刑務所然としたところに医療と言われても誰が入りたがるだろうか。家族（身内）にしても家族の偏見だと精神科専門家から批判をされたことがあるが、誰が好き好んで嫌がる可愛い我が子を入院させただろうか。家庭内人間関係摩擦が自宅内で看護できないからやむを得ず診察受診その結果による入院が必要と医師の判断により、そうせざるを得なかったのである。こうした施設（精

神科病院）へ一旦入ったら、友人知人などは交通不便なゆえ面会者少なく、結果としても面会者も治療上家族や近親者のみに制限され、院内では、多くの行動制限が物心両面（建物構造上と医師看護者からの持ち物制限や行動制限の指示（規制）等で地域社会生活と比較すると極度に制限されQOLの低い不自由な生活を強いられたのである。今は精神科病院の周りも宅地が広がってきたところも少なくないが、今なお日本国内の精神科病院における生活（治療）状況の改善は遅々としてされてはいない実態であると筆者は感じている。

強制入院・行動制限の反動としてのトラウマ

　再び筆者の兄の場合で恐縮だが、昭和30（1955）年当初の兄の発病当時の精神科医療機関内でも治療技術と言えば今のような薬物療法もなく、いわゆる電気ショック、持続睡眠療法、インシュリンショック療法、頭部前頭葉切除（ロボトミー）などであった。そうした治療がなされない時は専ら鍵と鉄格子の嵌った閉鎖病棟で5~6人部屋等での「隔離収容・三食昼寝付き」生活がほとんどだったのである。初回入院当初、電気ショックを受けた兄の言を借りれば、数人の患者を畳の上に並べて横にならせ順番に電気（電極）を頭部にかけてゆくのであった。横にされた患者は先に電気をかけられ「大ショック状態のガクガクと全身を痙攣状態に震える様子」を見て恐怖に怯えるが周囲の看護者に抑えられて自分の番を待たされたのである。だから、退院して帰宅直後に玄関で「ひどい目にあった。俺を本当の病人にするのか！」と大声で母や姉に怒鳴ったという。それがどういうことなのか私が理解したのは、駆け出しのソーシャルワーカー兼看護助手として精神科病院へ入職した十数年後のことで同様の場面を見た時である。一方いわゆる「作業療法」などが開始し始められたのは相当古く昭和20年代に、松沢病院などで病院敷地の農耕や小さな土建工事などが院長主導のもと進められたりしてはいた。しかし、それは医療としての科学的治療技法と言うより入院者の日中の時間の有効利用とも言える程度のもので

あった。医療技術として有効なものはやはり国の社会保険診療報酬制度により担保されなければ全国の病院が展開できるものではない。ちなみに作業療法が点数化されたのは昭和49（1974）年である。

　その後、私がソーシャルワーカーを志して社会福祉系大学に入学した前後の昭和35（1960）年になり、今で言う「向精神薬」が出回ったのである。私は八王子郊外にある兄の入院先のT病院によく面会に行ったがその当時（数年後）、精神科関係者を驚かせた朝日新聞記者の大熊一夫氏の「ルポ精神病棟」が大きな反響を呼んでいた。T病院に行くたびに、この記事にあるような病院かどうか心配だった私は、兄に電気ショックなどが懲罰に使われていないか、あるいは薬の量が多すぎないか、などを家族としてまだ素人ながら観察したものであった。兄の主治医にしても大学医局からの派遣期間が終わるとたびたびに変わり、薬物にしても対症療法の域を出ていないことを感じた。しかしもっと根本的なことは我が兄の診断名が何かと言う家族の質問に対し7回の返事で5つもの病名を告げられたことであった。郷里の病院に入院した時の最初の診断名は「精神神経衰弱」であったがその後地元の大学病院では「ノイローゼ」と診断されたと記憶している。上京後の八王子のT病院では、躁鬱病の疑い、分裂病の疑い。そして転院した全開放病棟中心のN病院での診断名は「非定型性精神病」と言うものだった。私は大学卒業後、地域の保健所で精神衛生相談員として精神医学の研修を受けた時、他人より熱心に勉強（情報収集）したつもりだが、常に精神医学の不確実な診断名に引っかかるものがあった。それは、当時多くの精神病患者につけられる、統合失調症（精神分裂病）の発症原因は不明とされ、ほとんどの医者が語ることだが、その診断の基準は患者に「幻覚」「妄想」「幻聴」などの症状が出た場合や、ドイツの精神医学者のクレペリンやクレッチマーなどの体型分類による「筋肉質は緊張病・ないしは精神分裂病系・肥満系は躁鬱病系」などで判断すると言う。まるで市民の中で噂される血液型による性格分類レベルのようなものに見えた。一般的に空気の綺麗な静かなところでの静養がよいとか、小難しい哲学書など読むのはいけない等と言うが、兄も主治医からこのように指導を受けたことがあると姉から聞いた。私のような当事者関係者は必死に診断病名やその

根拠、あるいは有効な治療方法を求め、精神科病院を退院することや治療のゴールとは何かと尋ねるのは当然のことである。しかし、ついに納得のいく返事はなかった。ただ何人もの主治医が替わっていったが「服薬中断は再発の元だ」というのが共通の意見であった。このように精神科の病気ではいちおうの診断名はつけられるがその治療方法はいつも不確定なものなのであった。

　昭和45（1970）年の朝日新聞「ルポ精神病棟」記事は精神科病院の医療内容の密室性が暴露され、その医療内容がマスメディアにより明らかになり人権論争に発展した。機を同じくした頃、日本精神神経学会にも激しい論争が起こった。それは他の医学界では想像もつかない「反精神医学」論争であった。「精神医学そのものを全否定する論議であり、そもそも精神医学など存在しない。単なる偏見差別によるレッテル張りであり、資本主義社会体制が矛盾を孕みその犠牲者が社会からはじかれ、その行動体系分類が精神病と名づけられて入院させられるものである」と言う論理であった。また日本における西洋医学の導入はドイツ精神医学からであったが、やがてフランス・アメリカ精神医学が導入され、日本のドイツ医学から導入された大学医局講座制への反対運動を絡めながら生物学的精神医学派と社会精神医学、力動的精神医学、心理学的精神医学派などに別れて論争していたのである。だから反精神医学の論理から言えば、病院内外で行われる作業療法なども「資本主義の悪しき低賃金労働者を作り出す営為であるので否定されるべきである。患者と言われる人々は資本主義体制の犠牲者なのである」などの論議が飛び交い、後に国の社会保険診療報酬制度外で行われていた院内作業療法や院外作業療法を熱心に取り入れていた病院もやがて院内服薬中心の療法に回帰していった。その後に作業療法が昭和49（1974）年に診療報酬制点数化され復活した経緯がある。筆者の川崎市リハビリセンターでの経験と比較すると作業療法がリハビリテーション活動として一部評価される反面、閉鎖的施設内ではやはり施設症化する作用を加速することを強く懸念する。

第3節

家族は引き受けられるか？
（家族調査および家族事例からの考察）

　社会的入院の各種の調査の中で、とりわけ各主治医からは「家族が引き取らない」と言う表現が多数聞かれた。確かに、かつて多くの「同意入院」（法改正後は医療保護入院という名の非自発的入院）患者の入院手続きは、ほぼ家族によってなされてきた。その結果「保護者規定」では家族の引取りが退院の条件となっていることも相俟って、病院医師の立場からはそう発言されるのだろう。だが、果たして長期入院した患者の退院に関する引き受けを多くの家族は本当に出来るのだろうか？　私は家族会活動を始めた当時から数々の疑問を持ち続けてきた。事例から見てもいくつか引き取り困難な理由がうかがわれる。

　私事であるが、兄の発病は父親の死後であり、弟妹がキーパーソンになっている。しかし、退院・社会参加の具体的手段、地域で住むことのできる家、日中過ごせる場所等を活用できるようになるのにあまりにも多くの年数がかかってしまった。その間、元の家族は離散し他の4人の兄弟もそれぞれ独立し始め、出身地での家庭復帰はなくなり新天地での単身生活の環境づくりが必要になった。退院後の就職・住宅の確保がままならないうちに、弟ともいくつかの葛藤が出るようになり、長期入院（5回の通算25年間）となり、ようやく全開放病院へ転院して退院・診療所受診して単身アパート自立生活が始まったが、退院後数年して長期服薬の結果による急性心筋梗塞死（享年59歳）となった。

　以上のように多くの家族は高・老齢化による心身の衰えなどから退院引受については余りにも困難（引きうけられない）のである。

[一精神科医の述懐⑫] 家族の心情

　以前私は高校時代の友人のお母さんから、貴重なご教示を受けた。私が地元の高校に入学した時、同級のA君はずば抜けた秀才で、とにかく勉強がよくできた。たいへんな博識で、誰も知らないようなことでもよく知っていて、クラスメートを驚かせていた。囲碁や将棋も好きで、その上めっぽう強かった。教師が質問すると、最初に手をあげて答えるのは、A君と決まっていた。

　私が大学へ行き、夏休みの帰省時に、道端で彼にばったり出会った。彼は私に、なつかしそうに話しかけてきた。驚いたことに彼は、私の父の病院に入院していて、今散歩中だと言った。はじめのうち私は、彼の話を信じられなかった。しかし、彼と会話しているうちに、彼が幻聴や妄想の支配下にあることを知った。私の気持ちは動揺した。その後しばらくして、受験勉強が彼にとって大きなストレスだったらしいという噂を聞いた。彼はその後も何度か入退院を繰り返したように私は記憶している。夏冬、帰省するたびに、私は彼と病院の近くの道端で、よく出会ったからである。今でも、街の中で彼に時々出会う。そんなときの彼は、息せき切って早口で、自分の言いたいことを話すと、私の返事もまたず独り立ち去るのだった。毎日碁会所へ通って碁をうっているとのことだった。仕事はしていないらしい。

　ある時、地元家族会に講演を頼まれた私は、自宅治療と家族の無理解についての話を、障害者や家族の前でちょっと得意になって話していた。全国でも往診先で治療する精神科医がまだ少なかった頃である。私の講演が終わって、いくつかの質問があった。その時である。白髪になった彼のお母さんが私に向かって、しみじみとこんなことを話したのである。

　「うちの息子が大学の受験勉強をしていて発病した時には、親としてどうしてよいか分かりませんでした。先生のところの病院に何度か入院させましたが、息子が不憫でかわいそうでなりませんでした。私は毎日、息子の入院している病棟の鉄格子のついた窓の下に行っては、息子の病気が何

とか治るようにと、両手を合わせて、祈ったものでした。でも、息子がかわいそうで、息子に会って顔を見ることが、私にはどうしてもできませんでした」。

　私は、お母さんのこの言葉を聞いて、その場で強い衝撃を受けた。面会したくても面会できない家族の気持ちを知り、自分の無知に恥じ入るばかりだった。私は檀上で絶句したまま、しばらくの間どうしてよいか分からなかった。

　当時医者は、「入院治療がすべて患者のためになる」と錯覚していた。そこで医療関係者と行政は、ひたすら入院を希望する家族の要望を満たすべく努力した。しかし、当時の精神科医の多くは神経科医であったから、患者の気持ちへの配慮を欠き、医者の善意と使命感は家族の方ばかりを向いていたのである。老人性痴呆患者でも精神病患者でも同じことであるが、ふだん愛する家族が発病すると、はじめのうち家族は患者を温かくそして必死に看病する。

　しかし、患者の異常な言動が家族の看病をはばみ、家族の困惑が限界を超すと、家族の愛情は憎しみとなることは、よく知られている。したがって、家族が患者に対して憎しみをもっていたからといって、それは決して「患者に対する無理解」からなのではない。家族の患者に対する愛情が限界を超した状況と見るべきなのである。ここにも。医療者側の一方的で身勝手な考え違いがあった。

　最後に、医者の間違った常識として、「社会の偏見」について触れたい。社会が精神障害者に対して偏見をもっているといわれても、市民一人ひとりは、何のことか分からないかもしれない。これは「精神障害者はみな危険人物だという偏見を社会全体がもっている」という意味で使われている言葉だ。確かに精神障害者イコール犯罪者と考える人がいるとしたら、その人の考えは偏見というべきだろう。しかし、国民の多くが、精神障害者は怖い、危険だと考えるには、それ相応の理由があるからなのだ。

　社会は重大犯罪に強い衝撃を受け、精神障害者という漠然とした全体に対して過度の不安をもつ。殺人、放火に障害者の比率が高ければ、市民が障害者に不安をもつのは当然だと私は思う。これを精神医療関係者が一方

的に「世間の偏見」とするのは医療者側の偏見であろう。世界中で稀に見るわが国の治安の良さが、精神障害者の犯罪を際立たせていることも皮肉である。

　近隣の人々と障害者相互の信頼関係を樹立するために、私達は障害者の中に犯罪やいさかいのある現実を直視し、彼らの犯罪の防止にも努めなければならない。それなくして、地域で生きる精神障害者の真の意味での市民権獲得はない。

コラム出典：渡辺博（北海道函館、渡辺病院長）著『アマリリスは咲いても―精神科医その生と死』NOVA出版、1991年

第10章

21世紀精神保健医療・障害者福祉改革のための政策提言

最後に、ここまでの議論をふまえて、精神障害者の人権を保護するために どのような政策が必要なのかを提言する。

医療福祉施策と刑事司法手続きの二律背反

　昭和62（1987）年、宇都宮精神病院事件を受けて「精神衛生法」が「精神保健法」に改正され、以後定期的に法改正されるようになった。1987年の改正で、ようやく「社会復帰施設」が法定化され、やっと精神障害者本人が施設入所の契約者になれるようになった。それまでは精神障害者は契約当事者にはなれない「社会的人格失格者」「人間失格者」「無能力者」扱いだったのである。

　平成13（2001）年から始まった政策策定は、そのいきさつがいかにも附属池田小事件を契機としているように報道されたので、保安処分新設が疑われるとして、精神医療の業界からも批判をする人が出た。だが現在の社会思想や医療福祉の状況は20余年前と同じではない。私は、そこのところを踏まえて運動をしないと効果が上がらないのではないかと考えていた。ここでは、この機会に政治家や行政がどう動いたか、とりわけ政治レベルの動きの経緯を紹介する。

　実は、平成12（2000）年の精神保健福祉法改正で積み残したいくつかの課題（「社会的入院者の問題」「社会的事件を引き起こす人の問題」「保護者規定の問題」の三点）を心にとめていた人物がいた。裁判官と弁護士の職業体験後に国会議員になった保岡興治衆議院議員である。彼は「前回の法改正時に積み残した精神障害者の課題で〝社会的事件・事故の問題〟は、医療・福祉の改善と並行して、法曹界に身を置いたことのある立場から一度きちんと検討しなければならない。」と国会の法改正時の付帯決議に基づくテーマに取り組もうとした。

　こうした経緯で、保岡議員と政策秘書、それに保岡議員の友人である大熊由紀子記者と私の4人で、経費も保岡議員個人で負担する私的勉強会を立ち上げ、第一回の勉強会を平成11（1999）年1月に行った。

　勉強会のメンバーは、昔の保安処分論議の経過を振り返りつつ人選を進めた。例えば、25年前には反対派だった日本精神神経学会から役員のA氏

（一度出席、以降欠席）、そしてこれも反対派だった日本弁護士連合会からB氏、C氏、この問題を研究・推進課題として取り組んでいたD氏、日本精神科病院協会からE氏、F氏、個人的にG氏、ほかに講師として有識者数人に参加してもらった。また保岡議員は法務省刑事局長や厚生労働省社会援護局障害保健福祉部長らを招き、学習会がスタートした。

　2回目の勉強会が終わった平成12（2000）年7月に保岡議員が法務大臣に就任したため、八代英太衆議院議員が自民党障害者特別委員長の立場から後を引き受け、メンバーに元文部大臣K氏とその秘書、それに病院長H氏が加わり、延べ5回の学習会を開いた。

　D氏および日本精神科病院協会出身のメンバーは、今般はなんらかの司法的措置の実現を、と論を張った。一方、A氏、B氏、C氏らは、反対もしくは慎重な姿勢であった。法務省と厚生労働省は、政権与党の議員の前であるためか、官僚の立場もあってか、全体に過去の事実経過や問題点についてのおさらい口調が多かった。両省とも相手側へ施策改善を求める姿勢を表現するものの、自分側の具体的な施策企画の対応には消極的であった。

　我々は、医療か司法かの二者択一ではなく両方が必要、あるいは第三の方法がないかとの立場から議論を進めた。保岡議員は平成12（2000）年7月4日の法務大臣の就任記者会見に臨み「精神障害者の問題にはなんらかの対応をする必要がある」と述べたが、私的勉強会の事情などを説明しなかったため、それを聞いた一部「元来反体制派的」な精神医療・保健・福祉関係者は「さて、またぞろ保安処分問題の再来」とばかりに緊張を高め、批判の声が出はじめた。

　さらに保岡議員は「本来、精神医療そのものの構造的整備が必要」との立場であるが、その充実を具体的に進めるには、法務大臣の自分のみが積極的すぎても進展しないと考え、当時の厚生労働大臣T氏に、異例とも思える「厚生労働省は精神医療、福祉の改善の検討を始めるよう」申し入れを行った。

　その経過もあってか、ようやく平成13（2001）年1月29日、厚生労働省、法務省両省による第1回の合同検討会が始まった。その後、同年3月2日には、自民党政務調査会厚生労働部会精神保健問題検討小委員会（持永和見

小委員長）で、「犯罪を犯した精神障害者の処遇について」が開かれ、厚生労働省社会援護局障害福祉部今田寛睦部長および法務省刑事局刑事法制課河村博課長が呼ばれた。次いで、有識者などからのヒアリングを続け、第5回の合同検討会が終わったころの6月8日、あの附属池田小事件が発生したのである。

附属池田小事件が政治レベルの介入に

　時の総理大臣小泉純一郎氏が「司法的対応を検討するように」と発言、またまた政治課題として精神医療の問題が論議されることになった。これほど社会的に注目されたのは、ライシャワー米国駐日大使事件以来である。

　いずれにしろ、政治課題になると進行は速い。6月9日には政権与党である自民党本部で山崎幹事長が緊急召集した「池田小学校事件対策本部」が設置されて初会合が開かれた。6月10日には自民党麻生政務調査会長主催の会合が「精神障害者の重大犯罪事件問題対策会議」として開催された。山崎幹事長主催の会では、学校の安全をどう確保するかという観点での議論で、政府側からは文部科学省スタッフが参加し学校の状況を報告した。麻生政調会長の会では、事件から2日がたち、宅間守容疑者が過去に数回精神科治療を受けていたことが判明したため、政府側からは厚生労働省社会援護局障害保健福祉部長や精神保健福祉課長らが出席して報告をした。この席で保岡議員から「保岡・八代学習会」報告書が配付、紹介されたが、とにかく自民党として新たな「プロジェクト」の立ち上げが決まった。

　6月11日の党総務会で、テーマが「精神障害者と重大犯罪云々」と設定された、との報告があった。その会合に出席した八代議員は障害者議員として「テーマを精神障害者の犯罪事件と特定した論議は障害者全体に誤解と偏見を呼ぶ結果になるから適当ではない」と発言し、議員会館に戻るやいなや「自分は先刻そう発言したが何か適当な表現はないか」と私に聞いてきた。とっさのことで妙案は浮かばなかったが「あの保岡・八代学習会で使っていた〝心神喪失者〟という表現は、精神障害者以外の事件にも現象的に共通しますし、あるいは〝触法〟という表現を用いるのはいかがですか」と答えたところ、八代議員は書き取ったメモを片手にすぐさま受話

器を取り上げ、どこかに電話をしていた。

　かくして、同年6月29日、第1回自民党「心神喪失者等の触法及び精神医療に関するプロジェクトチーム」の会合が党本部会議室で開かれた。座長は党法務部会の熊代昭彦氏であった。

　その翌日である6月30日、私は八代議員に5年弱の公設政策秘書の退職を申し出た。八代議員専任の仕事をするかぎり、ほとんど一日中、議員会館に張り付いていなければならない。議員事務所の人手不足で、毎朝開かれる党の政務調査会の諸会議に代理で出席する以外、私は部屋をあまり空けられないのだ。

　今回の一連の流れは、あのライシャワー米国駐日大使事件と同様、精神障害者の根本的構造課題に、直接政治レベルの介入がなされる事態と思えた。そして、再び昔の司法的対策論議のみが先行していくかもしれないことを懸念した。このときこそ障害者団体から政権与党の議員に向けて精神医療の根本的構造改革を要望するチャンスであり、強く働きかける必要があると考えた。私は八代議員の公設政策秘書から私設秘書になり、もう一つの肩書きである全家連参与の立場にスタンスを移して与党関係議員への働きかけをすることに決めた。

　八代議員も私の経済問題を心配しながら、引き続き午前中だけ私設秘書をやらせてくれた。私は「優生保護法」が「母体保護法」に改正される折に、また「障害者基本法」に精神障害者を加える法改正が行われる折に、政権与党の議員の動きがいかに大きく効果的であるかを体験的に知り、50歳を過ぎてから公設政策秘書の選考試験を受けた。全家連の専務理事と兼務で活動する予定であった。

　だが組織内の有力役員の反対意見もあり、兼務の専務理事を2か月で辞め、転職した。障害者福祉の代議士を標榜する当選年次20年になる八代議員の役割と影響力の大きさを考え、政権与党内部から提言ができるよう準備していた。附属池田小事件のような不幸な事件がきっかけではあるが、このときにこそ、少しでも保安処分論議を減らし、医療・保健福祉の向上に向けて活動しようと考えた。

精神医療・福祉施策と犯罪防止の峻別を

　以下、保岡・八代議員の勉強会のまとめを紹介することにしよう。

＊

「精神障害に起因する事故・事件を予防するための方策」

一　協議・検討の目的

　精神障害者の事故や事件は一般の事件に比べて発生率や実数は少ない。とはいえ、何の罪もない第三者に重大な被害を与える事例もある（他の事件も同じ）。精神障害者が幻覚や妄想等の一時的な症状に支配されて引き起こした事例を分析すると、多くは適切な医療福祉的支援が提供されていれば事件に至らなかったであろうと認められる。精神障害に起因する事件の被害を可能な限り減らすために、また重大な事件を犯した精神障害者が同様な事件を繰り返さないようにするために、法務・厚生労働両省が共同して対策を多角的に検討することが喫緊の課題である。医療と司法の両分野にかかわるこの問題の検討の過程では、専門的用語の理解の齟齬により議論に混乱を来すことも起こりがちであるが、重要なことは、精神障害に起因する不幸な事件を実質的に減らすために何ができるかを見いだすことにあると考える。（注　この発想自体が精神障害者のみを差別的に意識しすぎるという意見も考慮しておかなければならないが、残念ながらそれが日本の現状であるという認識に立っている。）

二　協議・検討の事項

　（一）　精神障害に起因する事件の発生を予防するための方策の検討

　幻覚や妄想などの精神症状に起因する重大事件は、予防可能な犯罪の一つである。これまで起きた事件の背景を詳細に分析し、改善策を実行に移すことによって、精神障害が原因の事件の発生をかなり防ぐことができよう。この方策は、精神医療の水準の向上につながり、精神を病む当事者やその家族に福音をもたらすという意味でも意義深い。

　精神障害に起因する重大事件は、その背景によって、次のように分類す

ることができる。
・精神障害と気づかず未治療ゆえの事件
・気づいていたが治療を敬遠したための事件
・治療を中断したための事件
・治療は継続中であったが、日常生活を支える福祉的支援に問題があった
　ために症状の悪化を招き起きてしまった事件
・上記とは趣を異にするが、思い余った家族による患者殺人、もしくは家
　族内トラブルによる衝突事件
　等である。
　　多くの先進国では、1970年代から次のような精神保健・医療・福祉シ
ステムを構築することによって、精神医療への信頼を高め、不幸な事件を
防ぐ努力をしてきた。例えば、
・地域に身近なクリニックがあること
・手厚く居心地のよい入院医療がかなりの量で確保されており、精神科救
　急システムや時間外診療機関が確立していること
・重大事故を繰り返し起こしてしまう人たちのための専門施設が最小限に
　存在すること
・充実した訪問看護やホームヘルプのサービスがあり、生活支援センター
　などの気軽に相談できる窓口があること
・アパートやグループホームなど、地域に住まいが確保されていること
・憩いの家、デイケア、ナイトケア、サロンなど、精神的な居場所がある
　こと
・地域に相談相手があり、自助グループの育成や当事者による相互支援が
　なされていること
・仕事の場があり、雇用促進システムが確立していること
・地域のボランティアが活動していること

　　※先進国での経験も参考にしつつ次のような方策について検討する。
・信頼され、親しまれ、受診しやすい精神医療の構築
・精神保健についての知識の普及

・早期対応が必要な事例について、保健所、病院、警察、児童相談所、学校などが通常の行政の枠組みを越えてかかわることができる新たな仕組みの構築
・通院や服薬を中断しないための仕組みや支援体制の整備
・退院後や通院中の患者を孤独にしないための地域精神保健福祉サービス
・地域における危機介入システムの構築

（二）　重大事件を犯した精神障害者の処遇の決定と処遇システムのあり方の検討
　現行法上、触法精神障害者の精神病院での処遇は、事件と無関係な患者と同様である。しかし、両者を同じ体系のもとで処遇することは、精神医療全体の水準の向上を図る上で障害となっているだけでなく、次のような問題を引き起こしている。
・他の入院者やスタッフの安全のために、重大事件を犯した入院者が保護室に長期間拘禁される例もあるという人権上の問題
・「触法精神障害者」処遇への方法論を持ち合わせていない精神科病院が早期に退院させる傾向があること
　事件を犯して精神病院に措置入院した、いわゆる「触法精神障害者」は一通りではない。薬物依存者や統合失調症患者、それに精神病質者や人格障害者、さらにそれらが重複している者もおり、それぞれ対応が異なる。しかし重大事件を犯した精神障害者の中には、一般の精神医療では対応困難と見なされる者もいる。

精神障害者のノーマライゼーションの推進に関する政策提言
　わが国の国民生活（産業・医療・生活・福祉・文化）が国際化したことに鑑み、医療・福祉施策でも精神障害者のノーマライゼーション化を目指すなら、まず過去における精神科医療の検証をする必要があると考え、特に過去100年に及ぶ精神科医療の「質的検討」を重点的にしてきた。そして具体的な精神障害者の社会復帰・社会参加達成への道筋を考えるとすれば、我が国においては、国連の「精神障害者の保護及び精神保健ケアの改

善のための原則」とともに「障害者の自立と共生の地域社会づくり」すなわち共生社会の実現を急ぐことから始めなければならない。とりわけ、日本では医療保護（同意）入院と言う当事者の非自発的入院が精神保健福祉法の中心部分を占めており、多くの市民常識から離れた「医療？その内容と質」においてであることから、そうした旧態依然とした「強制入院・隔離・拘束制度」は最小限にとどめるように改革しなければならないというのが国連の原則である。そうした視点に立ち精神保健・医療・福祉システムを再構築することによって、国民の精神科医療・障害者福祉への信頼性を高めたい。将来的には、「精神の病と精神の障害」について、医療法による一般医療化（原則として本人自由意思受療・入院）を目指し精神科医療の質的改革を促しつつ、並行して障害者基本法・障害者総合支援法との整合性を計り、障害者雇用促進法の就労促進を含めて、精神障害者福祉の底上げ（人権確保とQOLの向上等）を図り、精神保健福祉法を必要でなくすることが主眼である（従来の刑事司法政策、防犯、社会保安思想的精神科医療を分離することを目指す）。また、本書の各章には多数紹介した諸氏の「政策提言」も大変示唆に富んだものであり真剣に検討されたいものである。

地域精神科医療・保健・福祉システムの再構築に向けての基本的方向

　第一に、精神科医療を一般医療化する方向を明確にすること。精神障害者が可能な限り入院しないで外来機能を充実させ地域で受療・リハビリできるよう地域医療を構想すること（パターナリズムを廃し同時に精神病床を大幅に減らす「病床の供給は必ず需要を生む」ことを考えて政策立案すべきである。

　第二に、日本の精神医学に人権擁護と福祉の具体的方法論を組み入れること（とりわけ住居施策と職業リハビリテーションおよび自立支援保障を重視する）。個人の生存権を保障しノーマライゼーション実現には幾つかの困難な課題があるがそれを克服しなければならない。障害者差別解消法や障害者権利条約の批准を契機に国際レベルまで引き上げること。

第三に、社会的事件などに対する精神医療と刑事司法施策を峻別すること。メディア報道による一時的事故報道に伴う状況判断で施策を展開すべきではない。従来の政策策定が多くの場合一時的事故報道により大きく入院促進に傾斜した過去を検証しなければならない（近年他領域でもメディア報道により短絡的政策対応がなされる傾向が見られる）。

　第四に、精神医療・福祉及び刑事司法に絡まる情報開示を徹底すること。今般の社会的入院にいたった経過の幾つもの文献から、我が国の精神科医療の内容（質そのもの）に大きな問題点があることが分かった。それは精神科医療・福祉機関及び刑事司法機関の処遇内容があまりにも密室的なことから来るもので、これらの機関における処遇内容は、最大限公平に公開されなければならない。とりわけ医師の裁量権内にある診断及び治療方法についてのガイドライン作成や患者への十分なインフォームドコンセントが求められる。

具体的政策案（政策具体的事項）
1　精神科医療の一般医療化、及び地域医療化のための具体的方策
①非自発的入院の縮小
・一部の精神病床を有する診療所を認可し、自発的入院（短期間）を可能とすること。
※非自発的入院の縮小（病床削減・入院期間の短期化）のための方策として、訪問診療の充実などを検討する。

②精神病床の大幅削減・人員配置基準の見直し等
・精神病床の大幅削減する方策を検討する（増床してきた過去の経験を繰り返さないこと）。
・精神病患者を精神病室以外の病室に入院させることを禁止する規定の改正をする。
・医療法の特例を廃止し精神病床に係る人員配置基準の見直しを行う。
※精神病床に係る人員配置について、急性期・慢性期、病院の規模等にか

かわらず、一般病床並みとする。

③外来機能の充実

・精神科医療を二次医療圏等ごとに整備する。
・地域訪問精神科医療の整備をする。精神科診療所と訪問看護ステーションシステムの構築。
・発症間もない急性期症状への対応に訪問診療を準備すること。

④精神科各職種の地域活動研修

・入院中心主義から地域生活重視中心の医療体制への転換を図るため、医師・看護師等の医療従事者の質の向上のための精神科研修制度の新設

⑤専門家の地域移行

・病院の医師、看護職、精神保健福祉士（PSW）、作業療法士（OT）、介護職などを地域の生活支援ステーションなどに地域移行させること、外来クリニックにしても1時間待ち3分診療や投薬中心になりつつあるが地域生活支援ステーションと連携・連合させること。
※地域生活支援ステーションは障害者総合支援法第5条第26項の地域活動支援センターを指す。
※上記施策の趣旨は、地域活動支援センターとクリニックと連携し、地域活動支援センターを地域社会における精神障害者支援の核とする。

⑥認知症患者を地域で支援

・認知症患者が精神科の医療を受ける必要があると認められるとき、精神科クリニックとの連携を図れるようシステムを整備すること。
※上記施策の趣旨は、精神科医療を受ける必要がある認知症患者をかかりつけ医から精神科医につなげられるようなシステムを整備する。

2　地域生活の確保

①地域生活基盤の再構築

・地域で生活できる居住施設の確保及び小舎制自立支援型（生活介護）施設及びグループホームの増設

※障害者総合支援法の「地域移行支援」（第5条第19項）の強化、障害者入所支援施設（第5条第12項）、グループホーム（第5条第16項）、福祉ホーム（第5条第27項）等の増設をする。

・精神障害者向けの能力開発センター等を増設する。

※「能力開発センター」とは、職業能力開発促進法第15条の6第5号に規定する「障害者職業能力開発校」又は障害者雇用促進法に規定する「地域障害者職業センター」若しくは「障害者就業・生活支援センター」を精神障害者に特化したものを増設する。

・新たな救護施設を小規模化し、就労希望者は地域の就労支援センター又は障害者総合支援法就労継続支援に導き、就労を希望しない人は地域活動支援センターに導くこと。

・地域にいこいの家等の精神障害者の精神的居場所をつくること。

・自助グループの育成や当事者による相互支援体制の整備。ボランティアの育成

②リカバリーシステム、職業リハビリ、生活保障の支援制度拡充

・リカバリー（障害者人生再出発支援）システムの確立

・職業リハビリテーションプログラムの大幅拡大

・障害者雇用促進法による就労促進（精神障害者を対象にした特例子会社強化策等を検討）

※強化策は、精神障害者に特化した特例子会社の設立に係る。

3　人権保障

①入院時の適正手続保障

・保護者制度の撤廃

※法改正により、保護者制度の廃止については、措置済み。今回の改正で盛り込まれた家族等の同意による医療保護入院制度を見直し、非自発的入院の手続の際や入院後に患者の意思を伝える役割をする代弁者（弁護

士・人権擁護委員等）を設け地域の精神保健福祉士に調整させること等
を検討する。なお、弁護士の信任については、例えば法テラス各種法律
支援に非自発的入院者に対する支援を加え、同時に弁護士費用を援助す
る仕組みを作る。
・強制治療を極力廃し、それでも必要な場合は市町村長介在などの公的
　（法的）な「適正手続」を確実に経て行うよう法律改正をすること。
※強制治療を極力廃した場合の非自発的入院の制度を検討する。
※市町村長は人権確保の公的責任を持つ意味で関与する。
・警察官保護にしても軽微の問題行動に対する保護と自傷・他害のおそれ
　ありとの判断基準を厳密にするための諸法の改正
※警察官保護は精神保健福祉法第23条の警察官の通報の意味で、警職法第
　3条第1項第1号の保護の意味である。
・保護時間を確保し、本人の状態を客観的に分析し保健所や警察で協議
※通報の前提として地域の精神保健福祉士が事前に社会的判断を加え精神
　鑑定の要否を決める。その場合は精神保健福祉センターなど中立な立場
　を確保できる医師とする。
・各県の警察署等には独自の精神保健福祉士を配置して、精神鑑定を純精
　神医学的・中立的に行うよう調整すること。
・人身拘束を伴う鑑定業務は精神保健指定医であっても民間の医療機関に
　所属する医師であってはならないこと。

②行動制限の緩和
・行動制限に関する規定の見直し
※行動制限最小化のため当該病院職員以外の権利擁護のための精神保健福
　祉士や社会福祉士等を加えその内容と要否の判断をする。

4　精神科医療における診療・診断の適正化
①診断・治療のガイドライン作成、インフォームド・コンセントの徹底
・国は、向精神病薬の多剤・大量投与を改善のための単剤投与や切り替え
　の指針を含めた精神科診断・治療やケア・サービスのガイドラインを開

発作成すること。

※指針の作成主体は精神保健福祉法第41条第2項の指針で行う。

・患者へのインフォームド・コンセントの徹底

②情報公開

・向精神病薬の多剤・大量投与を改善するため、投与状況の情報公開及び
　ガイドラインの策定を進めること。

5　精神科医療の在り方についての構造的な見直し

　医療保護入院制度の撤廃を含めた非自発的入院制度の在り方の見直し、
精神病床の一般病床化を進める等精神保健福祉法を不要にする方策を検討
すること。措置鑑定入院は公的責任を明確にするため心神喪失者等医療観
察法の一部範囲で行う。

以上。

解　題

　滝沢さんに初めて会ったのは1980年であった。私は3月に自治医科大学を卒業し、そのまま国立公衆衛生院専門課程に進み、1年間東京で過ごした（滝沢さんの奥様の佐智子さんは、当時神奈川県職員で、同じく1年間の看護コースに来られていた）。

　国立公衆衛生院の指導教官であった方波見重兵衛先生の紹介で、国立精神衛生研究所に岡上和雄先生を訪ね、精神保健を生涯の仕事にしようと思った時期である。

　専門課程では、国立精神衛生研究所　加藤正明所長、神奈川県精神衛生センター　石原幸夫所長等、精神衛生の著名な先達のお話をうかがう機会があった。国立公衆衛生院には合同臨地訓練があり、私は「地域精神衛生活動における援助組織『サポートシステム』のあり方について」の一員となった。チームでヒアリングをしたときに滝沢さんと初めて会ったのか、どこかの講演会で話をうかがい、自分から訪ねて行ったのかはっきりしないが、全国精神障害者家族会連合会（全家連）の事務局が下谷の貸ビルにあり、そこに滝沢さんを訪ねた記憶がある。

　その後、高知県で保健所、精神保健センターに勤務するようになった頃、全家連は全国精神保健福祉センター（恵友記念会館）を設立した。この頃、岡上和雄先生、滝沢さん、大島巌先生等とのご縁で、全家連保健福祉研究所の研究会に参加するようになった。この本に紹介された家族ニーズ調査にも参加した。

　この時期は各地に地域家族会、共同作業所、当事者活動が広がる時代で、全家連も、地域精神保健の現場も一体となる盛り上がりがあった。今思うと、地域共同作業所づくりとは、家族や精神障害者本人を含む共感共苦（compassion）の場づくりであった。今日、地域の就労・福祉資源は多様化しているが、共感共苦の場はどうなっているのだろうか。

　さて全家連は、全家連保健福祉研究所の調査研究を通じて福祉ニーズの可視化を図り、その成果をもとにしたロビー活動と地域家族会や行政への啓発を進めていたが、全家連事務局長である滝沢さんはその先頭に立った。

その頃の全家連運動と滝沢さんの認識は本書に記されている。

　さて、本書の読み方である。本書は、滝沢さんの個人史であるとともに、1970年代から2000年頃までの精神障害者福祉にかかる社会運動史でもある。引用について具体的な出典の記載のないところが残ることや、引用と滝沢さんの意見が明確に区分されていないところがあるのは残念である。当時の精神障害者家族会活動とそれを全国組織の中で担ってきた個人の歩みと認識、その時代背景をまとめた点は大きい。

　日本社会事業大学が社会事業家を育てることをミッションとするなら、滝沢さんは、地方行政の職員、全家連事務局長、国会議員政策秘書等を務め、精神障害者福祉の実現に挑戦し続けたまさに社会事業家である。

　本書を同じ日本社会事業大学を卒業した後輩である鈴木辰義さん（川崎市精神保健福祉センター）に読んでもらった。鈴木さんはその感想を以下の2点にまとめた。

1）日本の精神保健福祉の変遷について

　本書で紹介された文献等を見ると、数十年前のものが散見されます。しかし、その文献等で触れられる精神保健福祉の現状や課題のなかには、現在の精神保健福祉にも通じる課題が多くありました。そのことから、わたしは「わたしが認識していたより、日本における精神保健福祉は、いまだ変われていない」ということに気付きました。

　もちろん以前に比べれば入院医療から地域生活へと地域移行の重要性が謳われ、新たな長期入院者を生まないよう病院、地域、行政による退院支援は行われています。また、支援対象者に関しても患者本人だけでなく、周囲の家族等も含めて心理社会的な関わりが必要であると認識されています。しかし、いまだに精神科病院に何十年と長期入院を続ける患者が存在しており、法律改正により家族等が負う義務が緩和されたといえ、家族等には支援者としての役割が求められ実質上の負担感は続いています（その他でも、自身の体験に照らせば、多剤併用大量処方が問題であると理解しながらも処方整理が不十分であること、長期入院により退院意欲が失われた患者について退院支援の対象者から埋もれがちであること、治療の場で

ある病院において手荷物確認をはじめとした厳重な監視体制が取られていること、医者や看護師等の慢性的な人手不足による低密度医療があることなど、まだまだ置き去りにされている課題はあると感じています）。

　本書における著者の発言や文献の紹介を通じて、様々な視点から日本の精神保健福祉の歴史を振り返り、以前から問題提起されながらも置き去りにされてきた課題等について、今一度認識ができました。

2）人権感覚に関する振り返りについて
　本書の冒頭から「あなたの人権感覚は本当に鈍っていないか」という問題提起をされた気持ちになり、本書を読み進めるなかで、「わたしも気付かないうちに人権侵害をしていないか」と振り返ることができました。
　わたしは前職では精神科病院において、現職では精神保健福祉センターにおいて、精神保健福祉に携わっています。前職では精神科救急病棟に所属していましたが、6割以上が非自発的入院、6割以上が自宅退院という算定要件があるなかで、「不容易に患者を非自発的入院させてはいなかったか」「3カ月を超えるからと、患者中心でない退院支援をしていなかったか」「治療のためと隔離や拘束を仕方ないものと割り切っていなかったか」等、自戒の念を込めながら振り返ることができました。また、現職では措置入院に関わるため「警察官通報等において治安維持のために措置診察をしていないか」「対象者から罪を償う権利を奪っていないか」「措置入院そのものが対象者の傷付きとなり、医療不信を助長していないか」等、今後の活動のなかで重要な視点を確認することもできました。
　本書でも触れていましたが、専門職は「支援」という名目を借りて「人権侵害」を行う可能性を秘めていると思います。今後、自身の業務に当たる際には、なにが人権擁護や人権侵害に繋がるのか、ひとつひとつ点検を続けていく必要性があることも、本書を通じて再認識できました。

　滝沢さんが本書で伝えたいことは、見事に伝わっているのだ。
　さて、本書は2013年に刊行された滝沢さんの著書『検証　日本の精神科社会的入院と家族』の改訂版である。このときの解題は水越久美子先生

である。水越先生とは、高知県精神保健センターに勤めていた頃に公衆衛生視察団でご一緒したが、奥行きのある、まっすぐな視点には学ぶことが多かった。

　さて時代は変わり、精神保健のニーズも多様化し、精神保健とは何か、社会で何に取り組むかを明確に語ることさえ難しい状況にある。この難しい時代だからこそ、歴史という長軸に身を置き、自らしっかり考えるようにしたい。

　本書はそれを支えてくれる大事な一冊になるだろう。

2019年12月吉日

竹島　正（川崎市精神保健福祉センター）

あとがき

　ゲーテの「涙と共にパンを食べたものでなければ人生の本当の意味は分からない」という、この言葉にいたく共感したのは、私自身の青春時代に、自分の心中に大きな苦渋の種である精神病への「不治説・遺伝説・危険説」に捉われながら、昼は福祉系の大学生、夜は都立夜間高校の事務職員という二重生活を東京の原宿の3畳一間の下宿生活で送った苦悶の心境の中で出会った言葉であり、そしてその偉人の言葉に心酔するかの如く、私は以後の人生を何とか「自死への誘惑」を退けつつ今日まで生き延びた。

　昨暮、私は喜寿を迎えたが、昭和17年に生を受け、「武運長久」の名前のもとの人生を振り返ってみると、幸いにも身体的には大きな病気一つしたこともなく実に色々な社会体験をした。若い時は、日本中の100か所以上の山歩き、スキーやスケート、テニス、また日本縦断自転車一人旅。あるいは十数回の海外映画撮影や国際会議出席。国内全県への複数回の出張旅行、先進国を中心に30か国位の海外旅行など。後年になって何回かのフルマラソンなど。しかし、それもこれも個人的な心境状態で幾多の前述の「精神病観」を何とか克服するために取り組んだ諸活動であったのかもしれない。そしてこの私の最後の出版は故事に例えるならば「負け犬の遠吠え」と言えるかも知れないものである。私にとっては「祈りの書」である。

　私は昭和42年に三浦半島の全病棟開放治療（初声荘病院、故福井東一院長）に出会って以来、その後地域医療・精神障害者福祉向上に邁進してきたがその理由は、今まで、こころの病いを持つ精神障害者たち、その家族たちにも自分の人生の中で多くの社会生活体験を望んだら、誰でも自己実現出来るような地域での治療環境の整備をしたいと考え精神障害者家族会の全国運動に参画してきた。しかし我が国の精神医療の現状は本書にある通り、余りにも未だ道遠しであり、せめて令和という新時代になり、是非共、彼ら彼女らが自己実現できる医療・福祉システムのある日本社会になるよう切に望みたい。今回、本書を編集するに当たり多くの関係する諸先輩の資料や論文の一部などを引用させていただいた。とりわけ各章に亘り故渡辺博先生（北海道渡辺病院長）の遺言書ともいうべき多量のコラムを

引用させて頂いたことに心から感謝しつつ、又、お許し頂いた方もいるが頂かなかったもいる。ここに紙面を借りてお詫びしつつ諸先輩に謝意を表したい。また本書の誕生で水越久美子先生。そして今般の最終仕上げでは竹島正先生と夏目裕介氏の編集協力に御礼を、そしてこうした出版発信活動も家族であるソーシャルワーカーの役割だと推奨してくれた故岡上和雄先生に、また何の縁かも知れないが本出版を引き受けてくれた「武久出版」の社長と小坂知彦氏に、最後に約50年根気強く伴走してくれた妻佐智子に感謝する。　　　　　　　　　　　　　　　　　　　　　　　　　　　合掌

2019年12月
滝沢武久

著者／滝沢武久

●略歴（履歴・職歴等）

1942年	群馬県前橋市に生まれる。1952年父の死（本人10歳）
1955年	11歳上の長兄（23歳）が精神神経衰弱と診断され入院（本人12歳）
1960年	商業高校を中退し上京。カバン製造工となり定時制高校卒業。
1961年	日本社会事業大学入学と同時に都立夜間高校事務吏員として勤務。
1965年	大学卒業後夜間高校勤務しつつ全国社会福祉協議会老人クラブ連合会勤務
1966年	退職後いわゆる浪人（夏から秋にかけ4ヶ月間日本縦断単独自転車旅行）
1967年	4ヶ月の民間精神科病院実習勤務後、神奈川県三崎保健所。相模原保健所。小田原保健所。川崎市社会復帰医療センター。中原保健所。川崎市精神衛生相談センター等13年半勤務し精神障害者の医療、社会復帰ケア活動従事。
1979年	イギリス、ベルギー、西ドイツの精神障害者地域ケアの16ミリ映画製作。
1980年	(財)全国精神障害者家族会連合会事務局長、1991年常務理事、1995年専務理事。1996年退職。この間、国際障害者年日本推進協議会（現JD）政策委員。全国社会福祉協議会心身協予算対策委員長など。また、カナダ、フランス、アメリカ、メキシコ、ニュージーランド、アイルランド、エジプト等の精神障害者医療福祉事情を視察（映画撮影）。世界精神保健会議に出席・報告。
1996年	衆議院議員公設政策秘書。（2001年退職以後私設秘書6年）
2002年	目白大学人間福祉学部教授・客員教授。2005年退職 （なお1990年から神奈川県内地元社会福祉法人理事長、特定非営利活動法人理事長、サービス管理責任者として地域作業所・グループホーム等を設立運営し現在に至る）

●著作、著書

1 『家族生活とストレス』共著、垣内出版（1985年）
2 『精神保健福祉への展開』共著、相川書房（1993年）
3 『こころの病いと家族のこころ』単著、中央法規出版（1993年）
4 『InnovationJapaneseMentalHealthServices』共著、JosseyBass社（1993）
5 『新・社会リハビリテーション』共著、誠信書房（1994年）
6 『成年後見Q&A（くらしの相談室）』共著、有斐閣（1995年）
7 『精神障害者の地域福祉』共著、相川書房（1995年）
8 『精神障害者の事件と犯罪』単著、中央法規出版（2003年）
9 『家族という視点』単著、松籟社（2010年）
10 『こころの病いときょうだいのこころ』単著、松籟社（2017年）

●論文

1 『精神障害者の特色と問題点』ジュリスト総合特集第24号（1981年）
2 『精神障害者福祉を推進するために』同上第41号（1986年）
3 『精神障害者の生活をめぐる諸問題』障害者問題研究第44号（1986年）、
4 『患者の責任能力と家族等の保護義務』法学セミナー増刊（1987年）
5 『保護義務者制度の問題点』作業療法ジャーナル別冊第26号7巻（1992年）
6 『宅間容疑者に騙された精神科医・警察・司法』中央公論（2001年）

連絡先：〒255-0002 神奈川県中郡大磯町東町1-12-39　Tel. 090-9829-5390
メールアドレス：1122takehisa@gmail.com

日本の精神科医療の
歴史的検証と政策提言

2020年2月10日　初版第1刷発行

著　者　　**滝沢武久**

発行者　　菅原秀宣

発行所　　**武久出版株式会社**
　　　　　〒169-0075　東京都新宿区高田馬場3-13-1 ノークビル3F
　　　　　電話：03-5937-1843　FAX：03-5937-3919
　　　　　https://www.bukyu.net/

装幀・DTP　木村祐一（株式会社ゼロメガ）

印刷所　　**中央精版印刷株式会社**

©Takizawa Takehisa 2020
Printed in Japan
ISBN978-4-89454-134-4